Michael Gerlach

Sexuelle Süchte erkennen und behandeln

Michael Gerlach

Sexuelle Süchte erkennen und behandeln

Grundlagen und Therapie einer Störung der Impulskontrolle

Mit Geleitworten von
Ilse Manuela Völk und Peter Brieger

Schattauer

Michael Gerlach
Psychologischer Psychotherapeut, Fachkunde der Verhaltenstherapie
Hochgrat Klinik
Wolfsried 108, 88167 Stiefenhofen bei Oberstaufen
m.gerlach@hochgrat-klinik.de

Bibliografische Information der Deutschen Nationalbibliothek
Die Deutsche Nationalbibliothek verzeichnet diese Publikation in der Deutschen Nationalbibliografie; detaillierte bibliografische Daten sind im Internet über http://dnb.d-nb.de abrufbar.

Besonderer Hinweis
Die Medizin unterliegt einem fortwährenden Entwicklungsprozess, sodass alle Angaben, insbesondere zu diagnostischen und therapeutischen Verfahren, immer nur dem Wissensstand zum Zeitpunkt der Drucklegung des Buches entsprechen können. Hinsichtlich der angegebenen Empfehlungen zur Therapie und der Auswahl sowie Dosierung von Medikamenten wurde die größtmögliche Sorgfalt beachtet. Gleichwohl werden die Benutzer aufgefordert, die Beipackzettel und Fachinformationen der Hersteller zur Kontrolle heranzuziehen und im Zweifelsfall einen Spezialisten zu konsultieren. Fragliche Unstimmigkeiten sollten bitte im allgemeinen Interesse dem Verlag mitgeteilt werden. Der Benutzer selbst bleibt verantwortlich für jede diagnostische oder therapeutische Applikation, Medikation und Dosierung.

Schattauer
www.klett-cotta.de

Printed in Germany
Cover: Franz von Stuck »Die Sünde«. Foto: Museum Villa Stuck
Gesetzt von Kösel Media GmbH, Krugzell
Gedruckt und gebunden von Kösel GmbH, Krugzell
ISBN 978-3-608-43166-7

Lektorat: Volker Drüke
Projektmanagement: Dr. Nadja Urbani

Auch als E-Book erhältlich

Für Verena, Charlotte und Marie.
Die Menschen, die mich das Lieben lehren.

Geleitwort 1

Dass in psychotherapeutischen Behandlungen das Thema »Sexualität« einen großen Stellenwert zugemessen bekommt, ist eine Überzeugung, die gemeinhin in der Allgemeinbevölkerung weit verbreitet ist. Krafft-Ebing, Hirschfeld, Sigusch und in erster Linie Freud haben da ihre Spuren hinterlassen. Die Realität ist weit davon entfernt – das ist ein offenes Geheimnis. Das Thema Sexualität bleibt gerade in der psychotherapeutischen Behandlung allzu oft ein Thema für Spezialisten, die es zu wenig gibt. Über die mehr oder weniger lieblos erhobene Sexualanamnese geht in der Versorgungsrealität die Diagnostik oder Therapie der Sexualität bzw. Sexualstörungen zumeist nicht hinaus. Die Einordnung der sozialen Medien und des Internets in die psychotherapeutische Praxis ist dann noch einmal eine Herausforderung, die schwer »in den Griff« zu bekommen ist. Wie ist Internetpornographie zu bewerten? Wie häufig ist sie? … Und dann kommt noch die ungeliebte Frage der nichtstoffgebundenen Süchte zum Tragen. Sexsucht? Internetpornosucht? Sind das wirkliche »Abhängigkeitserkrankungen«? Und überhaupt, was ist krank und was ist gesund?

Michael Gerlach ist ein eindrucksvolles Buch gelungen, das Antworten auf diese Fragen sucht. Es richtet sich sowohl an den praktisch tätigen Psychotherapeuten wie auch an den aus grundsätzlichem Interesse Lesenden. Das Buch gibt einen klaren und konzisen Überblick über die geschichtliche Entwicklung. Gerlach zeigt psychologische, physiologische, soziologische und neurobiologische Hintergründe auf. Aber was das Buch besonders macht, ist seine Grundhaltung: Als Psychotherapeut unterlegt der Autor seine Gedanken und Thesen mit Beispielen eigener Patienten/Klienten. Dabei wird eine überzeugende psychotherapeutische Grundhaltung deutlich. Er zeigt auf, wie Behandlung aussehen kann, diskutiert, was krank ist und was nicht, und formuliert Behandlungsziele. Das Thema der »Süchtigkeit« ist dabei ein zentrales. Gerlachs eigene Sichtweise ist dabei auch durch den Faktor »Spiritualität« geprägt – eine Herangehensweise, die im Bereich der Sexualmedizin nicht verbreitet ist. Die Mischung dieser verschiedenen Aspekte macht das Buch besonders.

In Zeiten des Internets mit seinen leicht verfügbaren Botschaften (auch sexuellen), der schnellen Information, des »Quick Hits« – wer liest da noch Bücher? Das vorliegende Buch verdeutlicht, warum es wertvoll ist, sich die Zeit zu nehmen, auch ein wissenschaftliches Buch als gesamtes Werk zu lesen. Die Erfahrungen, das Wissen und die Haltung von Michael Gerlach werden nämlich »als Ganzes« deutlich – und diese Fähigkeit, komplexe Zusammenhänge aus unterschiedlichen Perspektiven zu beleuchten, ist besonders.

Es wäre schön, wenn durch dieses Buch Psychotherapie, Psychiatrie, Psychosomatik und verwandte Fächer wieder mehr Interesse auf den Bereich der Sexualität legen würden.

Kempten, München

Prof. Dr. Peter Brieger,
Ärztlicher Direktor des kbo-Isar-Amper-Klinikum

Geleitwort 2

Herr Michael Gerlach, der leitende Psychologe in der Hochgrat Klinik, spannt in seinem Buch über sexuelle Süchte als Störungen der Impulskontrolle einen weiten Bogen und wendet sich mutig einem schwierigen und sonst eher mit großer Scheu behandelten Thema zu.

Er beginnt mit einem Blick in die Verhaltensbiologie und den Erkenntnissen aus der Evolutionsforschung. Er spricht über evolutionäre Psychologie und skizziert die Komplexität der menschlichen Sexualität eingebettet in Bindungs- und Intimitätserfahrungen – und lässt bereits hier anklingen, dass eben diese frühe Sicherheit spendenden Erfahrungen wesentliche Faktoren sind, die eine gesunde Sexualität entstehen lassen können.

Im zweiten Teil gibt er uns Einblicke in die verschiedenen Ebenen der sexuellen Süchtigkeit: Er lässt uns teilhaben an Erkenntnissen der Neurobiologie, den Forschungsergebnissen über Neurotransmitter und Hormonwirkungen im Körper. Nach der körperlichen Ebene führt er uns auf eine psychische Ebene, eine soziale Ebene und zuletzt auch auf eine spirituelle Ebene. All dies lässt er lebendig werden durch vielfältige Fallvignetten aus seiner langjährigen klinischen wie auch ambulanten Tätigkeit.

Der dritte und letzte Teil ist der therapeutischen Antwort gewidmet, dem »Heilungsweg«. Im ganzen Buch klingt immer wieder an, dass das Suchtmittel eine zentrale Ersatzfunktion für zwischenmenschliche Kontakte, Beziehungen, Liebes- und Näheerfahrungen liefert. So folgen wir seinem therapeutischen Ansatz, dass eine Behandlung der süchtigen Sexualität nur dann Erfolg haben kann, wenn es gelingt, die Störung der Intimität zu beheben. Dabei arbeitet er heraus, welche Behandlungsimplikationen dies für die therapeutische Begleitung und die therapeutische Haltung hat. Das Buch geht detailliert auf die einzelnen möglichen Behandlungsschritte ein und lässt uns teilhaben an einigen Verläufen, ambulant wie auch stationär.

Gerlach wagt die Definition einer gesunden Sexualität und macht Hoffnung, dass eine Behandlung sexsüchtiger Menschen gelingen kann und sie begleitet werden können – heraus aus einer leidvollen und für die gesamte Umgebung schmerzvollen Zeit hinein in eine »nüchterne«, ehrliche und auch befriedigende Beziehungsfähigkeit mit der Befähigung zu intimer und tiefgehender stabiler Partnerschaft.

Hier in unserer Klinik durfte ich vielfach miterleben, wie Herr Gerlach Männer erfolgreich auf den Weg der Abstinenz begleitete, die sich äußerst dankbar auf einen neuen, wenn auch nicht einfachen Weg machen konnten.

Ich wünsche diesem Buch eine große Leserschaft!

Dr. Ilse Manuela Völk, Chefärztin der Hochgrat Klinik Wolfsried

Vorwort

Ich weiß nicht, was in Ihnen vor sich geht, wenn Sie sich die Zeit nehmen, um das Bild von Franz von Stuck mit dem Titel »Die Sünde« auf dem Einband zu betrachten. Wenn ich auf das Bild blicke, dann sehe ich zunächst einen weiblichen Körper. Betrachtet man das Bild länger, dann hat man nach geraumer Zeit das Gefühl, als wölbe oder spanne er sich dem Betrachter entgegen. Der Körper ist hell, glatt, und die festen Brüste sind gut sichtbar. Für einen Moment verliert sich der Betrachter in dieser verführerisch dargebotenen Leiblichkeit. Als nächstes fällt der Blick auf die Augen der Gestalt, deren Kopf sehr deutlich verschattet ist. Der Blick ist erschreckend einladend und fixiert den Betrachter, so als wolle er sagen: »Komm und sieh!« Oder: »Komm näher, komm, dieser Körper soll dir gehören!« Im weiteren Hineinblicken erkennt der Betrachter unwillkürlich die dunkle Schlange, die sich um den Leib der Gestalt schlingt. Zunächst bemerkt man die Schlange gar nicht, doch dann erkennt man erschrocken, wie sich ihre mächtige Rückenpartie über die linke Schulter der Gestalt legt und wie der überaus seltsame und bedrohliche Schädel des Tieres einen unvermittelt und plötzlich anblickt. Dem Künstler Franz von Stuck gelingt es auf beeindruckende Art und Weise, mit seinem Werk die unheimliche Macht zerstörerischer Triebe zu erfassen, und der Betrachter erlebt ein obszönes Verführungsmoment, in das man über verschiedene Wahrnehmungsschichten immer tiefer hineingezogen wird.

Um Sünde wird es in diesem eher ungewöhnlich angelegten Fachbuch nicht gehen, aber um den süchtigen Gebrauch von Sexualität und sexueller Erregung. Dabei wird – wie im Gemälde von Stuck – die Lust zu einem von tatsächlicher menschlicher Beziehung befreiten Anziehungspunkt. Ein verzehrender Selbstzweck und die bisweilen völlige Ersetzung personaler Beziehung. Leib in Erregung, jedoch ohne tatsächliche Begegnung. Warum das so ist und wie es dazu kommt, das werden wir im Verlauf des Buches erfahren. Freilich ohne den Begriff der Sünde weiter zu bemühen.

Als mich mein damaliger Oberarzt Hans Esser vor einigen Jahren fragte, ob wir nicht eine Gruppe für Männer mit sexuellen Süchten und zwanghaftem und obsessivem sexuellen Verhalten einrichten sollten, zögerte ich zunächst. Der Behandlungsbedarf schien groß, aber unser Wissen darüber eher gering. Allerdings hatten mich sexualpsychologische Fragestellungen schon seit meiner Studienzeit in Heidelberg interessiert. Nicht zuletzt deshalb, da sich mein Hochschullehrer für die klinische Psychologie Peter Fiedler intensiv mit sexualpsychologischen Fragestellungen befasst hatte (Fiedler 2004). In meiner späteren Tätigkeit als psychologischer Psychotherapeut hatte ich immer wieder Männer und Frauen mit sexuellen Süchten und daraus resultierenden schweren Konflikten, mit Problemen der sexuellen Orientierung und sexuellen Identitäts- und Reifungskrisen behandelt. Schließlich sagte ich meinem Oberarzt zu, und wir begannen mit den betroffenen Patienten zu arbeiten. Bald erkannten wir, wie schwerwiegend die persönlichen, sozialen, finanziellen und gesundheitlichen Konsequenzen dieser auf Sexualität bezogenen Verhaltenssüchte sein konnten und wie dringend notwendig Behandlungswissen und eine wirksame, daran anknüpfende Behandlungsmethodik waren.

Das vorliegende Buch ist die Frucht dieser nun mehrjährigen fachlichen Tätigkeit, von der ich hoffe, dass sie vielen Kollegen hilft, sich ohne übermäßige Scheu und mit viel Neugier und Zuversicht dieser Thematik anzunehmen. Vor allem für die betroffenen Menschen kann eine störungsorientierte Psychotherapie viel leisten, um weiteren Schaden von sich selbst und ihren Liebsten abzuwenden. Die Behandlungsrate bei sexuellen Süchten liegt leider nur im Promillebereich. Das bedeutet, dass wesentlich weniger Männer und Frauen eine angemessene Behandlung ihrer Problematik erhalten, als es notwendig wäre. Leider schrecken auch viele weibliche Therapeuten vor einer Behandlung zurück. Deshalb wünsche ich mir bezüglich der Wirkung des Buches drei Dinge: Erstens, dass sich die Behandlungsrate erhöht, zweitens, dass sich mehr Kollegen dieser Thematik annehmen, und drittens, dass auch weibliche Kolleginnen den Mut finden, Menschen mit diesen Störungen zu behandeln.

Mein Dank gilt dabei besonders all den Frauen und Männern, die in ihrer Not den Mut hatten, sich an uns zu wenden und sich mit ihren sexuellen Süchten und erotischen und romantischen Obsessionen auseinanderzusetzen und neue Wege der Genesung und Reifung zu beschreiten.

Noch nie in der Geschichte der Menschheit war es leichter, romantische, erotische oder einfach nur sexuelle Kontakte zu knüpfen oder Bilder und Filme mit pornografischen Inhalten zu konsumieren. Das Zeitalter des Computers und die Entstehung des Internets haben dies möglich gemacht. Auf dem Videoportal Youtube gibt es den Vortrag eines jungen Studenten mit dem Titel »Porn, The New Tobbaco« (Pornografie, der neue Tabak). Dieser Titel ist Programm für die massenhafte Verbreitung und die Zugänglichkeit zu einer speziellen Form der sexuellen Erregung – der Pornografie – für Kinder, Jugendliche und Erwachsene. Durch neue Technologien haben wir unmittelbaren, fast kostenfreien und ungehinderten Online-Zugang zu wirklichen und fiktiven Personen und sexuellen Szenarien. Dabei stehen uns sexuelles Bild- und Filmmaterial und sexuelle Möglichkeiten in einer Menge und Unmittelbarkeit zur Verfügung, wie es bisher in der Geschichte der Menschheit nicht bekannt war.

Für viele Menschen stellt diese Entwicklung eine Fülle neuer Möglichkeiten zur Verfügung, mit Sex und Erotik umzugehen. Die Schattenseiten dieser Entwicklung beinhalten jedoch, dass sich immer mehr Menschen immer häufiger in den Netzwerken der Pornografie und Sex- und Erotikplattformen verlieren, um sexuelle und romantische Wünsche und Bedürfnisse anonym und schnell zu befriedigen. Dabei geraten betroffene Menschen – sowohl Männer als auch Frauen – in sexuelle Abhängigkeiten und in impulsives oder zwanghaftes sexuelles Verhalten und obsessive Impulsmuster hinein, aus denen sie sich nicht mehr aus eigener Kraft befreien können. Mit den Auswirkungen, die diese problematischen Verhaltensweisen haben, können sie sich selbst und den Menschen, die sie lieben, enormes Leid zufügen.

Dieses Fachbuch möchte einen Beitrag leisten zum besseren Verständnis der Sexualität ganz allgemein und ihren süchtigen, zwang- und impulshaften Ausprägungen. Vor allem möchte es Möglichkeiten der Beeinflussung und Behandlung einer aus den Fugen geratenen Sexualität, hin zu einer verantwortlichen und partnerschaftlichen Sexualität und Liebesfähigkeit aufzeigen.

Michael Gerlach

Einleitung: Der Mann, der seinen Sohn vergaß

Seit ca. fünf Stunden saß ein 10-jähriger Junge in einem roten Lieferwagen in der Seitenstraße der Hauptverkehrsachse einer Großstadt in Süddeutschland. Da es bereits 23 Uhr nachts und ein gewöhnlicher Werktag war, wurden Passanten auf den stumm im Fahrzeug sitzenden Jungen aufmerksam. Sie klopften gegen die Fensterscheibe und riefen schließlich die Polizei, die den Jungen befragte. »Mein Vater sagte, er komme gleich wieder, aber bis jetzt ist er immer noch nicht wiedergekommen. Ich weiß auch nicht, wo er ist, aber ich möchte jetzt endlich nach Hause«, sagte der Junge. Die Polizei suchte zunächst in den umliegenden Straßen nach dem Vater. Die Suche blieb jedoch erfolglos. Schließlich entschlossen sich die Beamten, in einem in unmittelbarer Nähe gelegenen Pornokino zu suchen. Nachdem sie sich Zutritt verschafft hatten, wurden sie fündig. Der Mann hatte sich die ganze Zeit über, in der sein Sohn im Auto auf ihn gewartet hatte, im Pornokino aufgehalten. Er hatte die Zeit und deshalb auch seinen Sohn einfach vergessen.

Als ich ihn fragte, wie sein Sohn sich wohl gefühlt haben mochte, meinte der Mann, der inzwischen mein Patient geworden war, er wäre doch ohnehin gleich aus dem Kino gekommen. Einigermaßen fassungslos fragte ich ihn, wann zuerst und wie oft er in der folgenden Zeit während seines Aufenthaltes diesen Gedanken gehabt habe. Kleinlaut antwortete er mir: »Schon früh und dann noch sehr häufig.« Die verzerrte Vorstellung, süchtiges Verhalten »gleich« beenden zu können, ist typisch für suchtnahes Denken. Wenn das »süchtige Gehirn« aktiviert ist, dann wird das Zeitempfinden radikal verändert. Das Denken ist eingeengt, und die Konsequenzen des eigenen Verhaltens werden oft völlig falsch eingeschätzt. Gedanken wie »Ich will nur noch schnell ...« oder »Nur noch eine Minute!« beinhalten die Fixierung auf eine scheinbar unmittelbar bevorstehende Belohnung, die zwar eintreten kann, jedoch in der Regel von kurzer Dauer, sehr flüchtig ist und zur Wiederholung zwingt. Sucht ganz allgemein bewirkt, dass wir an dem Haken unseres Belohnungssystems aufgehängt sind, wie ein Fisch an einer Angel.

Insbesondere ein Botenstoff des Gehirns spielt hier eine Schlüsselrolle: das Dopamin. Diese Substanz erzeugt starke Belohnungserwartungen und bindet das Gehirn und damit die Person außerordentlich stark an das süchtige Handeln. Die Stimulation dieses körpereigenen Stoffes ist ein zentraler Wirkmechanismus aller Verhaltenssüchte und aller Störungen der Impulskontrolle. »Gleich!« oder »Nur noch kurz!« oder »Nur noch einmal!« sind typische sprachliche Ausdrücke dieser neurobiologischen Vorgänge. Süchtige Prozesse beinhalten immer eine überstarke und erzwingende Belohnungserwartung und führen zu süchtigen, zwanghaften und impulshaften Belohnungswünschen und Belohnungshandlungen. Sie sind überaus mächtige Versprechen für unser unmittelbares Wohlbehagen und oft genug schnelle und mächtige Befreier von den Ketten qualvoller innerer Zustände.

Wie bereits erwähnt, wurde der Mann, der seinen Sohn vergaß, für einige Zeit mein Patient. Dass er seinen Sohn vergessen hatte, erfuhr ich nicht von ihm, sondern von seiner Frau. Diese bestand darauf, ihn in mindestens eine Behandlungsstunde zu begleiten. Sie wollte mir einen Eindruck seines Verhaltens aus ihrer Perspektive geben und war sehr aufgebracht und erzürnt, da sie den Eindruck hatte, ihr Mann befasse sich nicht ernsthaft genug mit seinen Problemen und werde mich über den wahrhaft katastrophalen Zustand seines Lebens hinwegtäuschen wollen. Sie hatte Recht! Sie berichtete mir, dass dies beileibe nicht die einzige Episode gewesen sei, in der er unzuverlässig gewesen war, die Zeit vergessen hatte und erst spät oder in den frühen Morgenstunden nach Hause gekommen war. Zweimal habe sie sich mit Gonorrhoe und einmal mit Feigwarzen angesteckt, nachdem er immer wieder ungeschützten Kontakt mit Prostituierten gehabt hatte. Eigentlich sei sie es leid, dieses Verhalten weiter zu dulden, wisse aber nicht, was sie tun solle. Verlassen wolle sie ihn nicht, sie hätten ja schließlich vier Kinder, im Alter von 8, 10, 13 und 15 Jahren. Sie wolle ihre Familie nicht zerstören. Allerdings fühle sie sich zunehmend entmutigt, gedemütigt, niedergeschlagen und hoffnungslos angesichts seiner sexuellen Probleme. Im Verlauf des Gesprächs mit seiner Frau wurde mir deutlich, dass mein Patient viele unangenehme Details und Episoden seiner suchtartigen Sexualität bisher vor sich selbst und anderen außerordentlich stark geleugnet, verharmlost und verschwiegen hatte. Bei allen Süchten und insbesondere bei sexuellen Süchten spielen Scham und meist tiefer lebensgeschichtlicher Schmerz, Geheimnisse, Einsamkeit und Heimlichkeit eine zentrale Rolle. Wir werden später noch auf diese Themen zu sprechen kommen.

Nach der denkwürdigen und schockierenden Stunde mit seiner Ehefrau erzählte er mir in den folgenden Stunden von seiner überaus kargen und einsamen Kindheit auf dem kleinen Hof seiner Eltern. Da waren die ewig streitenden Eltern, der Vater, der drohte, sich im Heuboden zu erhängen, und die immer traurige Mutter, die, eingegraben in sich selbst, die Familie zwar gerade noch versorgen konnte, jedoch unzugänglich war und verhärtet und immer fern wirkte. Sein einziger Freund war ein Bernhardinerhund, dessen Nähe er liebte, von dem er sich gerne ablecken ließ und der in seiner Pubertät sein erster sexueller Spielpartner wurde.

In einer anderen Stunde fragte ich ihn, was das Anziehende und Besondere für ihn sei, dort in den Pornokinos. Nach langem Schweigen sagte er, er habe an diesen Orten das Gefühl, in eine andere, bessere Welt einzutauchen. Eine Welt, die ihn von allen Mühen seines Lebens entheben würde. Das Licht abgedunkelt, einzig die flackernden und leuchtenden Monitore, angefüllt mit endlosen Abfolgen pornografischer Szenarien. Dort fühle er sich wohl und wohlig überflutet von Glücksgefühlen, verbunden mit einer lustvollen Erregung und dem Alltag völlig enthoben. Er fühle sich erhaben und leicht, könne alles auswählen, ohne auf jemanden Rücksicht nehmen zu müssen. Er beginne dann in Abständen zu masturbieren. Immer wieder unterbreche er diese Abläufe, um sich umzuschauen und die anonyme Atmosphäre zu genießen. Manchmal fühle er, dass diese Orte sein wirkliches Zuhause seien. Er fühle sich dort behütet, geborgen und umhüllt, irgendwie wie in einer Kirche. Er könne sich selbst und die Mühsal seines Lebens dann ganz und gar vergessen und in einen Zustand des Enthoben-Seins eintauchen, dies sei wunderbar und wahrhaft unwiderstehlich – »mein Himmel auf Erden …«

Wie kann ein Pornokino zur Zuflucht und »Kirche« eines Menschen werden? Um diese Frage beantworten zu können, müssen wir die frühe Lerngeschichte oder »Prägungsgeschichte« süchtiger Menschen zur Kenntnis nehmen und die Bedingungen und Beziehungen untersuchen, welche die Weichen für eine süchtige Entwicklung gestellt haben. Fast immer haben bei süchtigen Menschen zentrale zwischenmenschliche Vorgänge und fürsorglich-bindende Kontaktmuster nicht oder nur sehr unzureichend stattgefunden. Diese sind für das innere Wohlbefinden und Gleichgewicht eines Menschen jedoch unbedingt notwendig und beinhalten Berührungsbehagen, sprachliche und körperliche Tröstung, Schutz und Beruhigung, Verbundenheit, Bestätigung und Anerkennung sowie dadurch ausgelöste innere Zustände des Wohlbefindens, der Ruhe und der Sicherheit. Diese Zustände, die der Kinderarzt und Psychoanalytiker Donald Winnicott Zustände formloser Ruhe – »formless quiesence« – genannt hat, haben im zwischenmenschlichen Raum der Betroffenen meist nicht ausreichend stattgefunden (Greenberg & Mitchell 1983; Cozolino 2010). Zurück bleiben dann oft quälende und schnell auslösbare psychische Zustände innerer Unruhe, das Erleben von mangelnder Verbundenheit, Haltlosigkeit und Einsamkeit, Gefühle des Unbehagens, des Getrieben-Seins, der Verstimmung und einer schnellen Reizbarkeit; darüber hinaus ein Überforderungserleben im zwischenmenschlichen Bereich. Diese oft permanenten und meist leicht auslösbaren negativen Zustände des inneren Befindens werden später durch Süchte selbst behandelt, verändert und gelindert. Im Falle der suchtartigen Sexualität – mit Sex als Suchtmittel – werden sie »autoerotisch« oder »promiskuitiv« behandelt und führen für eine gewisse Zeit zu verschiedenen wünschenswerten Zuständen, die das Leiden an sich selbst vergessen machen.

Die Bestsellerautorin Caroline Knapp beschreibt in ihrem Buch *Drinking: A Love Story* (Knapp 1999) in erschütternder und berührender Art und Weise ihre Liebe zum Alkohol. Die Liebe zum Suchtmittel – sei es Sexualität, Alkohol oder ein anderes Rauschmittel – ist ein wichtiger Dreh- und Angelpunkt zum Verständnis jeder Sucht als ein Ersatz für die mangelnden Liebes- und Näheerfahrungen, aber auch als Ersetzung für erschreckende, traumatische oder unverhältnismäßig strafende Erfahrungen mit den frühen prägenden Bezugspersonen. In der Regel werden die Bindungspersonen – meist Mutter und Vater – geliebt, da sie eine lebensnotwendige Beziehung zur Verfügung stellen, die für das körperliche und seelische Überleben wesentlich ist. Aus diesem Grunde werden Suchtmittel aber auch geliebt, da sie eine zentrale Ersatzfunktion für zwischenmenschliches Verhalten erfüllen. Deshalb ist der Verlust einer Sucht wie der Verlust eines engen Vertrauten oder einer Bezugsperson. Sie kann zutiefst Ich-synton sein, und zwar umso mehr, je früher sie bestimmte Aufgaben im psychischen Erleben des Betroffenen übernommen hatte. Wir werden uns später mit dieser bindungsorientierten Facette von Sucht befassen und besser verstehen, warum eine intensive therapeutische Beziehung, eine intime partnerschaftliche Beziehung und die 12-Schritte-Gruppen mit ihrem Selbsthilfekonzept eine so heilsame und schützende Erfahrung bieten können.

Übrigens ist das Phänomen des Vergessens der eigenen Kinder – wie beim Eingangsbeispiel – bei Suchtprozessen nicht unüblich. Der ungarisch-kanadische Arzt und Autor Gabor Maté beschreibt in seinem Buch *In the Realm of Hungry Ghosts* (Maté 2009) – einem umfangreichen und klugen Werk über Sucht, auf das wir noch gelegentlich zu sprechen kommen werden –, dass vor den Toren der Spielcasinos im kanadischen Vancouver immer wieder Kinder in Fahrzeugen von der Polizei aufgefunden werden. Ihre Eltern haben sie dort zurückgelassen, um spielen zu gehen, und dabei die Zeit vergessen. Die Polizei kennt dieses Phänomen des Vergessens und patroulliert deshalb regelmäßig, um die vergessenen Kinder in den Fahrzeugen zu erlösen.

Wenn jeder Mensch, der Mangelerfahrungen gemacht hat, süchtig werden würde, dann würde es womöglich nur noch süchtige Menschen geben; dies ist aber nicht der Fall, obwohl fast jeder Mensch suchtnahe Erlebens- und Verhaltensweisen ausbilden kann. Wir hätten als Spezies mit Sicherheit nicht überlebt, wenn die Entstehung von Suchtprozessen die Regel wäre. Welche Faktoren Menschen vor Suchtprozessen schützen, d.h. welche sogenannten Resilienzen Menschen trotz widriger Umstände schützen, ist erforscht und soll in Bezug auf Syndrome sexueller Sucht im Verlauf der Kapitel aufgegriffen und betrachtet werden. Um es vorwegzunehmen: Der beste Schutz vor Süchten besteht in intakten zwischenmenschlichen Beziehungen und im Erleben von Selbstwirksamkeit in Bezug auf die eigenen Wünsche, Bedürfnisse und Motive. Durch gelingende Beziehungen wird eine Vielzahl unserer Grundbedürfnisse gestillt und durch das Erleben von Selbstwirksamkeit machen wir die Erfahrung, »Herr im eigenen Hause« zu sein und die Fähigkeit zu haben, unser Handeln an unseren Werten, Zielen und Absichten auszurichten.

Die Ursachen für die Entstehung von Süchten und Störungen der Impulskontrolle sind vielschichtig und biologisch, psychologisch, sozial sowie spirituell bedingt. Der Psychologe Peter Fiedler spricht von »nahen« und »fernen« Entstehungsfaktoren. Anders formuliert, gibt es sowohl ursächlich-auslösende und darüber hinaus unmittelbar aufrechterhaltende Faktoren von süchtigen Prozessen. Die unmittelbar aufrechterhaltenden Faktoren besitzen meist eine hohe funktionale Selbstständigkeit. Sie werden quasi zu Selbstläufern. Die funktionale Selbstständigkeit ist ein Begriff, der von Gordon Allport (1937), einem wichtigen psychologischen Denker des 20. Jahrhunderts, formuliert wurde. Er meinte damit, dass sich süchtige Prozesse von ihren ursprünglichen Beweggründen ablösen und ein sich selbst erhaltendes Eigenleben in sogenannten Suchtkreisläufen führen. Es ist überaus wichtig, nahe (proximale) und ferne (distale) Prozesse in ihrem Wirken zu verstehen, um süchtiges Verhalten minimieren, blockieren, beenden und letztlich verwandeln zu können.

Der Sinn dieses Buches besteht darin, die vielschichtigen Phänomene von Sexualität und Liebe zu verstehen, so wie sie sich uns durch die Linsen verschiedener empirischer Wissenschaften darstellen. Dadurch wird ein Verständnishorizont geschaffen, um abweichende, süchtige und destruktive Sexualitäten ableiten, erkennen und verändern zu können. Dazu müssen wir das grundsätzliche Wesen von sexuellen Prozessen und die Natur der Sexualität erfassen. So können wir süchtiges von nicht-süchtigem und gesundes von gestörtem sexuellen Handeln unterscheiden lernen. Dies, um eine möglichst partnerschaftliche oder beziehungsbezogene Liebesfähigkeit zu entwickeln, die eine Vielzahl unserer zwischenmenschlichen Bedürfnisse erfüllen kann, und zwar dann, wenn wir uns dies wünschen und anstreben. Dabei soll dieses Fachbuch ein Denkanstoß zum Verstehen, Erwägen und Entgegnen sein.

Der Aufbau des Buches erfolgt über drei Hauptteile, die jeweils konkrete Fragen beantworten und die aufeinander bezogen sind. Die drei Teile des Buches können relativ unabhängig voneinander, aber auch als ein verbundenes Ganzes gelesen werden und beinhalten drei große Kapitel.

Der erste Teil befasst sich mit der Frage, was Sexualität und Liebe überhaupt und grundsätzlich sind. Deshalb werde ich zunächst die überaus spannenden und vielfältigen Fragestellungen des sexuellen Erlebens und Verhaltens von Lebewesen im Bezugsrahmen der Evolutionsbiologie beschreiben. Dazu werden wir einige ihrer oft rätselhaften und manchmal seltsamen Erscheinungsformen und Verhaltensfiguren kennenlernen. Diese Erscheinungsformen werden uns weiterführen zu den Themen, die uns schließlich die Fragen zu Suchtprozessen, zu süchtiger und gestörter Sexualität öffnen können. Den Themenfeldern nähern wir uns durch den Zugang über die Evolutionstheorie und den Forschungszweig der evolutionären Psychologie an. Wir werden die Grundlagen der Sexualität und viele Spielarten sexuellen Verhaltens bei anderen Arten und bei einigen unserer nächsten Verwandten den Primaten und insbesondere den Menschenaffen kennenlernen; dies soll uns helfen, zu einem tieferen Verständnis der Sexualität und der Liebe in der Natur zu gelangen. Schließlich werden wir uns mit der Sexualität des Homo Sapiens Sapiens – des Menschen, der wir gegenwärtig sind – befassen. Nach diesem Kapitel wird es möglich sein, einige seltsame, interessante und weiterführende Fragen zu beantworten, wie:

- Warum paaren sich Präriewühlmäuse nach ihrer Bekanntschaft mehrere Hundert Mal?
- Warum bauen männliche Vögel in Neuguinea kunstvolle Häuser?
- Sind Menschen monogam oder polygam veranlagt?
- Kann Oralverkehr gut für Beziehungen sein?
- Warum masturbieren wir?
- Was sind Perversionen?
- Warum sollte ein Mann sich von seiner Frau beeinflussen lassen?
- Welche Verhaltensweisen zerstören eine Liebesbeziehung mit fast absoluter Sicherheit, wenn sie zu häufig ausgeübt werden?

Wir werden die wichtigsten modernen Vordenker der menschlichen Sexualität – die »Masters of Sex« – und ihre Ideen kennenlernen. Meistens waren das Mediziner, Psychologen, Psychoanalytiker und Biologen, die sich mit vielerlei Rätseln und Phänomenen der menschlichen Sexualität befassten und diese zu verstehen und zu erklären versuchten. Ihre Ideen werden uns helfen, herkömmliche und abweichende menschliche Sexualität zu verstehen und Fragen nach deren Aufrechterhaltung zu beantworten.

Wer Lust hat, sich mit den Grundlagen der Sexualität als Phänomen der Erhaltung des Lebendigen und lebendiger Vielfalt zu befassen, dem möchte ich dieses Kapitel nahe legen. Es stellt die Grundlage für das Verständnis der Sexualität in der Welt des Lebendigen dar.

Der zweite Teil des Buches befasst sich mit der Frage: Was ist Sucht? Zunächst betrachten wir unterschiedliche Annahmen über Sucht und die mit ihr verwobenen Prozesse ganz allgemein. Diese Betrachtung soll deutlich machen, wie verschiedene ferne, d. h. weiter zurückliegende, und nahe, d. h. unmittelbar aufrechterhaltende, Faktoren bei Suchtprozessen zusammenwirken und wie unterschiedliche Entwicklungsverläufe entstehen können. Dadurch gewinnen wir einen Eindruck von den starken Kräften, die auf Individuen einwirken und ihr Erleben und Verhalten süchtig ausformen.

Konkreter stellt sich uns die Frage: Wie können Verhaltenssysteme in Menschen entstehen, die eine so zerstörerische und gleichzeitig eine so anziehende Wirkung entfalten? Gibt es unterschiedliche Formen von süchtigem Verhalten? Wie verlaufen Suchtprozesse? Wie geraten Menschen in Süchte hinein und wie kommen sie wieder heraus? Benötigen süchtige Menschen immer Therapie oder was benötigen sie überhaupt, um ihre Sucht zu überwinden? Nach der allgemeinen Erörterung dieser Fragen wenden wir uns den sexuellen Süchten im Besonderen zu und betrachten diese unter dem Blickwinkel der nicht-stofflichen, der sogenannten Verhaltenssüchte oder der Störungen der Impulskontrolle, d. h. Störungen, die damit einhergehen, dass Impulsmuster so stark und unwiderstehlich werden, dass die Vernunft, die Willenskraft und die Selbststeuerung einer Person völlig außer Kraft gesetzt scheinen.

Nach diesem Kapitel wird es möglich sein, folgende Fragen zu beantworten:

- Warum gibt ein Mann in einem Monat 18 000 Euro für Telefonsex aus?
- Warum glaubt eine Frau, ein Mann würde sie über alles lieben, obwohl er nicht mehr mit ihr sprechen will?
- Warum will ein Mann 16-mal am Tag mit seiner Freundin schlafen?
- Wie kann es sein, dass ein junger Mann missbraucht werden will?
- Warum schläft ein Mann mit acht verschiedenen Frauen am Tag?

Der dritte Teil des Buches befasst sich mit der Frage nach der Heilung sexueller Süchte. Zum einen geht es um die Fähigkeit zum Verzicht auf süchtiges Verhalten, zum anderen um die Frage, was an die Stelle von süchtiger Sexualität treten kann. Wir verfügen heute über ein recht umfassendes Verständnis von Heilungsvorgängen bei Süchten im Allgemeinen und bei sexuellen Süchten im Besonderen. Wir werden sehen, dass die Heilung von Sucht die Heilung des Ich durch

Beziehung ist. Programmatisch und in Anlehnung an Sigmund Freud könnte man formulieren: »Wo Sucht war, sollen Ich und Du sein.« Heilung von sexueller Sucht bedeutet die Entwicklung von Liebesfähigkeit. Viele Sexsüchtige leiden an verschiedenen Formen von Störungen der Intimität und besitzen nur eingeschränkte Fähigkeiten, zwischenmenschliche Nähe als wünschenswert und belohnend zu erleben. Noch ausgeprägter sind Störungen der sexuellen Aversion. Diese Störungen sind charakterisiert durch das Erleben von Ekel, Unbehagen, Angst und einen Widerwillen vor intimen sexuellen Kontakten. Die Fähigkeiten, süchtiges Handeln zu unterlassen, sich selbst ohne süchtiges Handeln zu ertragen, sich verantwortungsvoll in Bezug auf das eigene Wertesystem zu steuern und in Beziehung zu setzen, sind die Hauptachsen der Heilung sexueller Süchte.

Nach diesem Kapitel wird es möglich sein, folgende Fragen zu beantworten:

- Welche Behandlungselemente benötigt man zur Behandlung sexueller Süchte?
- Warum ist das Verständnis von Scham bei sexuellen Süchten extrem wichtig?
- Was erhält die Erotik in einer langjährigen Partnerschaft lebendig?
- Warum muss man den »sinnlichen Fokus« kennen?
- Warum sollte man gelegentlich auf Orgasmen verzichten?
- Was ist Karezza?

Dieses Buch soll eine Inspirationsquelle sein. Für alle Betroffenen und deren Angehörige wünsche ich mir, dass sie einen Einblick in die Welt der sexuellen Süchte erhalten und Hoffnung auf Veränderung und Genesung erfahren können. Für alle behandelnden Kollegen wünsche ich mir im Besonderen, dass sie ermutigt werden und Lust bekommen, die Störungen der Impulskontrolle – insbesondere die sexuellen Süchte – zu behandeln.

Inhalt

1 Was ist Sex und was ist Liebe? ... 1

1.1 Sexualität und Evolution oder: Von Liebeswanzen und Cunnilingus ... 1

1.1.1 Die Liebeswanze: Drei Tage im Liebesrausch ... 1

1.1.2 Charles Darwin und die Entstehung der Arten ... 2

1.1.3 Sexuelle Auslese oder: Warum männliche Feuerkäfer besonders giftig sein müssen ... 3

1.1.4 Die Eintagsfliege: Sex haben und sterben ... 5

1.1.5 Wo nur Königinnen Sex haben und warum Sex mehr ist als Fortpflanzung ... 6

1.1.6 Der Krieg der Spermien ... 8

1.2 Evolutionäre Psychologie ... 9

1.2.1 Von brutalen See-Elefanten, fleißigen Hüttengärtnern und treuen Präriewühlmäusen ... 11

1.2.2 Sexualität bei Primaten ... 13

1.2.3 Von Marmosetten und Titis oder Kuscheln bis zum Umfallen ... 15

1.2.4 Von Menschenaffen und Penisgrößen oder: Warum größer besser ist ... 16

1.3 Die Sexualität des Menschen ... 17

1.3.1 Die »Masters of Sex« ... 17

1.3.2 Die sexuellen Orientierungen ... 30

1.3.3 Wie fließend ist die sexuelle Orientierung? ... 37

1.3.4 Sexualpräferenz ... 39

1.3.5 Von Zahlen und Zyklen: Im Zahlenreich von Kinsey ... 40

1.3.6 Der sexuelle Zyklus, eine Grundfigur des sexuellen Erlebens ... 41

1.3.7 Der Orgasmus ... 42

1.3.8 Romantische Verliebtheit als »partnerschaftlicher Rausch« ... 43

1.3.9 Monogamie und Polygamie – die Liebe ist monogam, der Mensch ist es nicht ... 45

1.3.10 Masturbation, Autoerotismus und solitäre Sexualität ... 48

1.3.11 Pornografie ... 50

1.3.12 Perversionen oder die Lust, ein Pony zu sein ... 53

1.4 Sexualität und Liebe 58
1.4.1 Die »Masters of Intimacy« 59
1.5 Zusammenfassung 63

2 Was ist Sucht und sexuelle Süchtigkeit? 65
2.1 Sucht als körperliche Erkrankung 66
2.1.1 Dopamin: ein Glücksversprechen 67
2.1.2 Vasopressin und Oxytocin 68
2.1.3 DeltaFosB, eine genetische Stellschraube 69
2.1.4 Testosteron, ein Männermärchen? 70
2.1.5 Das Serotonin-System 71
2.1.6 Das Noradrenalin-System 72
2.1.7 Das Opioid-System 72
2.1.8 Die Neurobiologie von Hemmung und Erregung 73
2.2 Sucht als psychische Störung 73
2.2.1 Gibt es Willensschwäche? 75
2.2.2 Primäre Störungen des sexuellen Begehrens 76
2.2.3 Wow! – Supernormale Reize 78
2.3 Sucht als soziale Störung 79
2.3.1 Der Park der Ratten und die reichhaltige Umgebung 79
2.3.2 Permission und Restriktion 80
2.3.3 PC, Tablet und Smartphone: Triple A und die Macht des Internets 80
2.4 Sucht als spirituelle Störung 82
2.4.1 Von Entheogenen, Epiphanien und Selbsthilfegruppen 82
2.5 Sexuelle Süchte als spezifische Verhaltenssüchte 85
2.5.1 Kann man sexuelle Sucht messen? 87
2.6 Über die Ursprünge sexueller Verhaltenssüchte 89
2.7 Scham, Schuld und sexuelle Süchtigkeit 91
2.8 Männliche Homosexualität und Sucht 92
2.8.1 Gaetan Dougas – der Mann, der »Patient Zero« war 92
2.8.2 Sexuelle Süchte bei schwulen Männern 93
2.9 Die Vignetten: Gestalten sexueller Süchtigkeit 94

3 Was ist Heilung? ... 121

3.1 Heilung sexueller Süchtigkeit ... 121
3.1.1 Nicht-klinische Verläufe und suchtnahe oder kritische Verdichtungen ... 121
3.1.2 Genesung bei vorliegender Abhängigkeit ... 122
3.1.3 Die Behandlungsperspektiven: nah und fern ... 123
3.1.4 Erste Sitzung: Das Suchtmuster erfassen und bewerten ... 130
3.1.5 Zweite Sitzung: Wissensvermittlung, Erhöhung der Motivation und Mitgefühl ... 134
3.1.6 Dritte Sitzung: Weiteres Erkennen und Umgang mit Auslösern ... 141
3.1.7 Vierte Sitzung: Verhaltensweisen zur Bewältigung suchtauslösender Reize aufbauen ... 143
3.1.8 Fünfte Sitzung: Andrängendes süchtiges Denken behandeln und Denkfehler erkennen ... 149
3.1.9 Sechste Sitzung: Rückfallvermeidung ... 150
3.1.10 Gruppentherapie für Männer in Genesung ... 151
3.1.11 Den Verstand einschalten und nüchtern denken ... 155
3.1.12 Die Rückfallvermeidung und Rückfallbewältigung – RUN! ... 157

3.2 Heilung der Störungen der Intimität – Arbeit an den distalen Faktoren ... 158
3.2.1 Gibt es gesunde Sexualität überhaupt? ... 158
3.2.2 Die interpersonelle Neurobiologie als Schlüssel zum anderen ... 159
3.2.3 Intimität lernen: Zustände tiefer Vertrautheit erleben ... 167
3.2.4 Heilung in der partnerschaftlichen Liebe ... 172
3.2.5 Karezza – Sex ohne Orgasmen ... 178
3.2.6 Der epikureische Hedonismus ... 180

Literatur ... 183

Sachverzeichnis ... 191

1 Was ist Sex und was ist Liebe?

»Echtes Wissen bedeutet die Ursachen zu kennen.«
Sir Francis Bacon

Alessandro Moreschi wurde wegen seiner himmlischen Stimme der »Engel von Rom« genannt. Es existieren zwei Tonaufnahmen aus den Jahren 1902 und 1904 von ihm. Moreschi war der letzte Kastratensänger. 1868 wurde er kastriert. Seine Keimdrüsen – beim Mann die Hoden – wurden entfernt. Wir wissen nicht genau, wie sich ein menschliches Leben ohne Sexualität angefühlt haben mag, haben jedoch das Gefühl, dass Männer ohne Keimdrüsen um einen ganz wesentlichen Aspekt ihrer Existenz beraubt sind. Vielleicht gestattet ihr Zustand ihnen aber auch ein Leben in »seligem Frieden« jenseits der starken Triebkräfte der Sexualität. Historiker vermuten bei Menschen Ersteres, und trotzdem stehen wir selbst unseren kastrierten Hunden und Katzen mit einer Mischung aus Bedauern und Beneiden gegenüber.

Heute wird glücklicherweise niemand mehr kastriert, und spätestens in der Pubertät, der einsetzenden Geschlechtsreife, werden wir konfrontiert mit starken Triebkräften, die unser Erleben und Verhalten tiefgreifend umformen und bestimmen. Die Sexualität, die dann zutage tritt, umfasst verschiedene Empfindun gen und Handlungen und ist weit mehr als nur Geschlechtsverkehr zum Zwecke der Fortflanzung. Dabei begleitet uns unsere Sexualität ein Leben lang und ist ein grundlegendes Bedürfnis und Teil unserer Persönlichkeit, dem wir vor allem im Rahmen von Beziehungen viel Bedeutung beimessen. Dabei beruht unsere Sexualität auf einem komplexen Zusammenspiel von biologischen, psychischen und sozialen Faktoren und kulturellen Einflüssen.

1.1 Sexualität und Evolution oder: Von Liebeswanzen und Cunnilingus

1.1.1 Die Liebeswanze: Drei Tage im Liebesrausch

In den frühen Morgenstunden schwärmen die Männchen der Liebeswanzen massenhaft aus und kreisen in einem Abstand von ca. 30 Zentimetern über der Erde. Sie warten im Flug auf die Möglichkeit, sich mit einem Weibchen zu paaren. Die weiblichen Liebenswanzen fliegen meist nicht, sie bleiben am Boden und kriechen aus der schützenden Vegetation in Richtung der fliegenden Männchen. Manchmal wird ein Weibchen von einem Männchen erwischt, bevor es selbst auffliegen kann. Oft sind die Männchen in Kämpfe verwickelt, dabei können sich bis zu zehn Männchen um ein einzelnes Weibchen drängeln. Erfolgreiche Männchen entfernen sich mit ihrem Weibchen vom Schwarm, und das Insektenpaar gleitet zur Kopulation auf den Boden. Das Männchen wird mit dem Weibchen drei ganze Tage lang kopulieren und sich vor Ablauf dieses Zeitraums kein einziges Mal von ihm lösen. Was das Insektenpaar dabei empfindet, wissen wir nicht.

Wenn wir uns das sexuelle Verhalten der Liebeswanzen anschauen, dann fragen wir uns bald: Warum tun sie das, was sie tun? Und was tun sie überhaupt? Warum tun sie es auf diese Art und Weise?

Um Sexualität zu verstehen, muss man ihre Aufgabe in der Welt des Lebendigen verstehen. Sexualität ist zunächst Verhalten und Erleben zum Zwecke der Fortpflanzung. Man kann sagen: Ihr augenscheinlicher Sinn besteht in der Entstehung neuer Generationen. Geschlechtliches Verhalten findet in der Regel zwischen Geschlechtspartnern statt und hat zusätzliche, oft komplexe Aufgaben im Sozialgefüge von Lebewesen. Im weiteren Sinne bezeichnet Sexualität die Gesamtheit der Verhaltens- und Erlebensweisen von zwei unterschiedlichen Geschlechtern, männlich und weiblich, und deren wechselseitige Bezogenheit aufeinander – meist zum Zwecke der Fortpflanzung und deshalb auch gelegentlich zum Zwecke der Bindung der Partner aneinander. Dabei ist Sexualität ein vielgestaltiges, gelegentlich auch skurril anmutendes Geschehen, mit dem Sinn der Vervielfältigung lebender Organismen, in den sie umgebenden Umwelten.

1.1.2 Charles Darwin und die Entstehung der Arten

Charles Darwin, der Begründer der Evolutionstheorie, hat uns als Erster ein umfassendes Verständnis der Entstehung der Arten und der damit verbundenen Aufgabe der Fortpflanzung gegeben. Natürlich wusste man auch schon vor Darwin, was Fortpflanzung ist, aber erst Darwin hat uns die tiefere Bedeutung der Sexualität und der sexuellen Auslese in einem umfassenden naturkundlichen Zusammenhang erschlossen. Dieser war vor ihm nur unzureichend erkannt und verstanden worden.

Am 24. November 1859 erschien sein Hauptwerk *On The Origin of Species* (Über die Entstehung der Arten) (Darwin 2012). Hier gelang es ihm, die grundlegenden Mechanismen der Entstehung und Vermehrung von Lebewesen zu beschreiben. Seine Ideen bilden die Grundlage für die moderne Biologie und haben unser Verständnis von der Natur des Lebendigen und von uns selbst als Menschen für immer verändert. Nach Darwin gehören Menschen zu einer Gruppe von menschähnlichen Affen, den Hominiden. Dazu gehören Gorillas, Schimpansen, Bonobos und Orang-Utans. Diese Affen sind zwar eng miteinander verwandt, unterscheiden sich jedoch stark hinsichtlich ihres sozialen Verhaltens, z. B. sind Orang-Utans ganz überwiegend lebenslange Einzelgänger, Bonobos dagegen ausgesprochen aufeinander bezogene Gruppentiere, bei denen die »soziale Sexualität« eine besonders wichtige Rolle spielt. Intuitiv können wir diese stammesgeschichtliche Nähe zwischen uns und den Menschenaffen spüren, wenn wir z. B. im Zoo in ihre Gesichter blicken und sie in die unsrigen. Dann erleben wir oft ein seltsames, manchmal verwirrendes Gefühl der Ähnlichkeit und Nähe.

Als Darwin 24 Jahre vor Erscheinen seines Hauptwerks, das die bis dahin gängige, biblische Weltsicht umstürzte, die Galapagosinseln bereiste, stellte er zu seiner Überraschung fest, dass es auf den 14 sehr abgelegenen Inseln jede Menge Vögel gab. Diese Vögel hielt er für Meisen, Spechte und andere typische Landvögel. Nachdem er unterschiedliche Exemplare gefangen und präpariert hatte, schickte er sie nach England, um sie von dem Vogelexperten des Museums der Zoologischen Gesellschaft von England John Gould untersuchen zu lassen. Dieser stellte jedoch – zum großen Erstaunen Darwins – fest, dass es sich bei allen Vögeln um bisher unbekannte Finken handelte, dass also alle Tiere Exemplare einer einzigen Art waren. Darwin war angesichts des Variantenreichtums dieser artgleichen Vögel fasziniert und verwundert und schloss schließlich daraus, dass es einen bestimmten Prozess der Entwicklung von Arten geben müsse.

Der zentrale Aspekt dieses Vorgangs ist nach Darwin die Hervorbringung von verschiedenen Exemplaren einer Art, d. h. von etwas voneinander abweichenden Artgenossen. Diese »variierenden Artgenossen« sind dann zufällig mehr oder weniger angepasst oder geeignet für das Überleben in einer bestimmten Umgebung, wie z. B. in Steinwüsten mit Kakteen oder in Wäldern mit hohem Baumbestand. Je besser die zufällige Anpassung gelingt, desto höher wird die Überlebens- und Fortpflanzungswahrscheinlichkeit einzelner Exemplare. Mit dieser naturkundlichen Denkfigur erklärte sich Darwin die Entstehung seiner weltberühmt gewordenen Darwinfinken: Die Natur sorgt durch spezielle genetische Mechanismen – die natürliche Zuchtwahl – für Variationen, welche sich zufällig als nützlich für das Überleben in einer bestimmten Umwelt erweisen. Die Träger der nützlichen Merkmale überleben durch ihre bessere Anpassung an die gegebene Umwelt mit höherer Wahrscheinlichkeit und können ihre Merkmale durch Fortpflanzungserfolge an nachfolgende Generationen weitergeben, die dann auch passender ausgerüstet sind.

Nach Darwin besteht also die Hauptaufgabe der Sexualität, die in der Regel zweigeschlechtlich ist, in der Hervorbringung neuer und unterschiedlicher Individuen, bestimmt durch eine jeweilige, spezifische Genkombination. Die zweigeschlechtliche Fortpflanzung ermöglicht einen großen Spielraum für genetische Neukombinationen, die dem Überleben und der Fortpflanzung dienlich sein können. Warum wir uns nicht mit drei oder noch mehr Geschlechtern fortpflanzen, ist nicht vollständig geklärt. Auf der Ebene der Wimperntierchen gibt es Arten, die mehr als zwei Paarungstypen aufweisen – möglicherweise hatte die mehrgeschlechtliche Fortpflanzung zu viele Nachteile, als dass sie sich im Bereich der höher entwickelten Tierwelt hätte herausbilden können.

1.1.3 Sexuelle Auslese oder: Warum männliche Feuerkäfer besonders giftig sein müssen

Darwin erkannte als Erster die Grundprinzipien für die unglaubliche Vielfalt des Lebens und der Fortentwicklung von Arten durch die natürliche Auslese. Die Finken auf den Galapagosinseln wurden zum Symbol und zum Grundmuster für alle evolutionären Prozesse. Darüber hinaus erkannte er, dass es einen weiteren sehr wichtigen Prozess gab, der das sexuelle Verhalten von Tieren und Menschen maßgeblich bestimmt. Zusätzlich zur natürlichen Zuchtwahl durch die Umwelt findet nämlich die sogenannte sexuelle Auslese statt. Die sexuelle Auslese ist ein spezieller Auswahlprozess innerhalb einer Art, der nicht, wie die natürliche Auslese und somit durch die jeweils gegebene Umwelt und ihren speziellen Anpassungsdruck wirkt, sondern durch die Mitglieder der eigenen Art ausgelöst wird.

Dieser faszinierende Vorgang spielt sich innerhalb der Männchen und Weibchen einer Art ab und bestimmt den Fortpflanzungserfolg und somit die Fortpflanzungsrate von unterschiedlichen Artgenossen. Die sexuelle Auslese unterscheidet zwei Vorgänge: erstens die gleichgeschlechtliche Konkurrenz zwischen Angehörigen desselben Geschlechts um Paarungszugang und zweitens die gegengeschlechtliche Konkurrenz, d. h. die Partnerwahl, durch Angehörige des anderen Geschlechts. Häufig erfolgt der zuletzte genannte Zugang über die Weibchen, die sich die Männchen auswählen.

Die gleichgeschlechtliche Auslese wirkt auf körperliche Merkmale und Verhaltensmerkmale, die den Zugang zu Geschlechtspartnern ermöglichen sollen, und bezieht sich auf Eigenschaften wie die Körpergröße bei See-Elefanten, die Brusträte bei Blutbrustpavianen und das Geweih von Hirschbullen. So ist es z. B. stärkeren See-Elefanten möglich, Nebenbuhler in oft heftigen und blutigen Kämpfen zu verletzen und sie vom Harem – der 10 – 20 Kühe umfassen kann – an den Rand der Kolonie abzudrängen. Dies hindert die kleineren Bullen übrigens nicht daran, sich gelegentlich doch heimlich mit Weibchen am Rande der Kolonie zu paaren.

Bei der gegengeschlechtlichen Auslese findet die Partnerwahl durch Angehörige des anderen Geschlechts statt. So kann sich ein Weibchen durch ihre Partnerwahl direkte Vorteile sichern, z. B. ein hochwertiges Territorium, die Beteiligung des Männchens an der Aufzucht der Jungen oder die Abwehr von Feinden für ihre Nachkommen. Dazu muss es ihr aber gelingen, ein geeignetes und fähiges Männchen zu finden. Bei den Feuerkäfern prüft das Weibchen, wie giftig ein Männchen ist, bevor sie es auswählt. Das Männchen nimmt das Gift Cantharidin auf, dessen Aufgabe es ist, das Tier vor Fressfeinden zu schützen. Je mehr Cantharidin das Männchen aufnehmen kann, desto wahrscheinlicher lässt sich das Weibchen von ihm paaren. Das Cantharidin der Spanischen Fliege wurde übrigens lange als Aphrodisiakum verwendet.

Auch bei Homo Sapiens Sapiens – uns Jetzt-Menschen – spielen die oben angeführten evolutionären Auswahlprozesse noch eine sehr bedeutsame Rolle, und dies trotz unserer kulturellen Entwicklung. Viele Frauen fühlen sich z. B. von reichen Männern und deren Status überaus angezogen. Dies liegt aus evolutionärer Sicht daran, dass die Wahrscheinlichkeit, dass diese Männer ausreichende oder sogar sehr üppige Ressourcen zur Verfügung stellen können, sehr hoch ist. Nach Artjom Tolokonin, dem bestbezahlten Psychotherapeuten der Welt, der in Moskau milliardenschwere Oligarchen für angeblich 7000 Euro die Stunde behandelt, leiden diese reichen Männer häufig unter der Angst, von ihren Geliebten wegen ihres Reichtums ausgebeutet zu werden. Eine durchaus nachvollziehbare und berechtigte Angst, denn es findet ein mehr oder weniger verschleierter Austausch von Ressourcen statt – Jugend, Sex und Schönheit gegen Geld und Macht.

Wenn es einer Geliebten nicht gelingt, die Frau eines Oligarchen zu werden, kann sie vielleicht wenigstens ein Kind von ihm haben und sich so weitgehende Ressourcen sichern, die ihr und das Überleben ihres Nachwuchses sichern. Eine Geliebte, die nicht die Frau eines Oligarchen hatte werden können und auch kein Kind von ihm bekommen hatte, drückte es so aus: »Es war so dumm von mir, es nicht so zu machen wie die anderen – wenn ich ihm ein Kind in die Welt gesetzt hätte, wäre er ein Leben lang nicht mehr von mir weggekommen, und ich hätte für immer ausgesorgt.«

Merke
Die zentralen Wirkmechanismen der Evolution sind die natürliche Auslese und die sexuelle Auslese durch die zwei Geschlechter bzw. durch die zweigeschlechtliche Fortpflanzung. Dabei finden Auswahlprozesse häufig durch die Weibchen einer Art statt, die sich die Männchen, mit denen sie sich begatten, aussuchen.

Es gibt aber auch Reizbedingungen, die Weibchen für Männchen sehr attraktiv machen. Im Bereich der sexuellen Süchte werden Männer oft durch sogenannte supernormale Reize übermäßig an sexuelle Szenarien gebunden.

1.1.4 Die Eintagsfliege: Sex haben und sterben

Als ich in Heidelberg studierte, kam es einmal im Jahr zu einem seltsamen Spektakel, das wie ein Spuk kam und ging und das uns Studierende alljährlich faszinierte und völlig überraschte. Beim abendlichen Überqueren der Neckarbrücke flogen Abertausende Insekten – gemeine Eintagsfliegen – durch die Luft und lagen in Massen auf dem Brückenboden und den ufernahen Straßen, sodass es kaum möglich war, nicht auf die kleinen, mattweißen Insekten zu treten. Bei genauerem Hinschauen konnte man erkennen, dass die Eintagsfliegen nicht alleine waren. Die meisten dieser Insekten befanden sich mitten in der Paarung und taumelten verklammert durch die Luft oder lagen, sich ineinander krümmend, auf dem Boden. Die Eintagsfliege pflanzt sich nur an einem einzigen Tag des Jahres fort und stirbt kurz danach. Diese Form der einmaligen Fortpflanzung wird mit dem seltsamen Ausdruck »Semelparie« beschrieben und kommt nicht nur bei Insekten, sondern auch bei Kraken, Lachsen und Wegschnecken vor. Nachdem die Weibchen am Grunde des Neckars geschlüpft sind, fliegen sie in den sogenannten Hochzeitsschwarm der Männchen und werden dort von diesen ergriffen. Dann beginnt die Paarung. Die Weibchen legen danach ihre Eier ins Wasser von Flüssen, wobei sie vorher einige Kilometer entgegen der Fließrichtung des Gewässers – also flussaufwärts – geflogen sind. Bei einigen Arten sind fast ausschließlich Weibchen vorhanden, diese entwickeln sich durch Jungfernzeugung, d. h. durch nicht-sexuelle Fortpflanzung. Nicht-sexuelle Fortpflanzung ist die Entstehung von Individuen durch einfache Teilung ohne genetische Neukombination durch zwei Geschlechter.

Natürlich kann man sich auch fragen, warum wir Menschen uns nicht durch einfache Teilung, sondern durch die sexuelle, zweigeschlechtliche Fortpflanzung vermehren. In der Tat spielt vor allem bei Pflanzen die eingeschlechtliche Fortpflanzung eine wichtige Rolle. Verschiedene Gewächse besitzen sogenannte Brutblätter, an denen winzige, jedoch vollständige Pflänzchen mit Wurzeln heranreifen. Wenn diese Pflänzchen zur Reife kommen, fallen sie einfach ab, wurzeln sich ein und wachsen an. Diese Form der Fortpflanzung ist die Klonung – die Entstehung genetisch identischer Nachkommen. Ihr Nachteil: Es entstehen keine neuen Varianten, sondern alle sind gleich. Wäre es nicht praktisch, wenn wir uns nicht ebenso fortpflanzen würden? Wenn uns an Brutfingern kleine Klone wachsen würden, die vollständig heranreifen, abfallen und dann ihrer Wege gehen würden? Ein seltsamer Gedanke, theoretisch jedoch möglich.

Vermutlich benötigen höher entwickelte Lebewesen für ihr Überleben einen größeren Variantenreichtum, um sich in ihren Umwelten ausdehnen oder in ökologischen Nischen neue Lebensräume erschließen zu können. Menschen haben diese Fähigkeit in ganz außerordentlichem Ausmaß durch ihre Intelligenz entwickelt und sich dadurch in fast allen Gegenden der Erde beheimatet. Möglicherweise sind wir Menschen auch zu kompliziert aufgebaut, als dass einfache Klonung überhaupt für uns möglich wäre.

Merke
Die natürliche Auslese und die sexuelle Auslese begründen die Verschiedenheit und Vielfalt des Lebendigen in der Natur.

Es findet also keine Neukombination von genetischem Material statt, die Geschwister sind genetisch gleich. Fähig zur Jungfernzeugung sind u. a. Rüsselkäfer, Krebse und zum Schrecken aller Eltern mit Kindergartenkindern: Kopfläuse! Im Bereich der höheren Säugetiere sind eineiige Zwillinge oder Drillinge genetisch identische Individuen, diese entstehen jedoch durch sexuelle Fortpflanzung.

Wenn wir in diesem Buch von Sexualität sprechen, meinen wir eigentlich immer die zweigeschlechtliche Sexualität und das damit einhergehende Verhaltensrepertoire, kurz: das gesamte direkte und indirekte sexuelle Verhalten. Direkt meint z. B. die eigentliche Paarung und indirekt meint alle Verhaltens- und Erlebensweisen, die direktes sexuelles Verhalten vorbereiten, wie z. B. die ausgefallenen Balzrituale der Paradiesvögel oder den unglaublichen Nestbau der Männchen beim Hüttengärtner, aber auch die Werbung eines Mannes um eine Frau.

1.1.5 Wo nur Königinnen Sex haben und warum Sex mehr ist als Fortpflanzung

Ein besonders wichtiger Vertreter der Biologie des 20. Jahrhunderts ist Edward O. Wilson. In seinen aktivsten Zeiten war er ähnlich umstritten, wie es Darwin in seiner Zeit gewesen war. Wilson ist der Begründer der Soziobiologie (Wilson 2013; Voland 2013). Die Soziobiologie ist ein evolutionsbiologischer Zweig der Verhaltensbiologie. Sie erforscht alle Formen des sozialen Verhaltens – insbesondere des sexuellen Verhaltens – unter dem Blickwinkel der natürlichen Auslese. Wilsons Spezialgebiet waren zunächst soziale Insekten, vor allem Ameisen. Seine biologischen Erkenntnisse über die Organisation von Ameisen hat er ausgedehnt auf andere Tierarten und Menschen. Er geht davon aus, dass alles tierische – und deshalb auch menschliches – Verhalten das Produkt von Erblichkeit, Umgebungsreizen und vergangenen Erfahrungen, d. h. von Lernen, ist.

Die zentrale Einheit aller biologischen Auswahlprozesse und deshalb auch der Sexualität ist für Wilson nicht das Einzelwesen – das Individuum –, sondern das Erbgut, das Genom. Dies konnte er seiner Ansicht nach überzeugend durch das selbstlose und asexuelle Verhalten von Ameisen zeigen. Die weiblichen Ameisen eines Volkes opfern sich nämlich häufig unter Einsatz ihres Lebens für ihre Königinnen auf. Dies ohne selbst jemals sexuelles Verhalten zu zeigen oder sich fortzupflanzen. Mit ihren Schwestern teilen sie den überwiegenden Teil ihrer Gene. Sie schützen, pflegen und hegen ihre Ameisenkönigin unter Einsatz ihres Lebens. Die Königin ist das einzige weibliche Individuum ihres Volkes, welches Sex hat und Nachkommen zur Welt bringt. Man kann sagen, sie ist die Brutstätte des Volkes. Mit ihren befruchteten Eiern gründet die Königin einen neuen Staat. Die Männchen sterben nach dem Hochzeitsflug, sobald sie sich mit einer Königin gepaart haben. Sie haben keine weiteren Aufgaben.

Wilsons Ideen blieben nie unwidersprochen und mussten z. T. auch durch neue Befunde korrigiert werden. Vor allem wird ihm vorgeworfen, dass das Modell sozialer Insekten kein Erklärungsmodell für das Verhalten von Menschen sein kann. Dennoch hat er sich häufig zur menschlichen Sexualität unter der soziobiologischen Perspektive geäußert und wichtige Fragen des menschlichen Sexualverhaltens und sogar sexueller Ethik aufgegriffen. Zum Beispiel erklärt er, warum Paare nicht nur zum Zwecke der Zeugung miteinander schlafen und warum Homosexualität als ein Beitrag zur Vielfalt der menschlichen Sexualität betrachtet werden sollte. Er äußert sich explizit gegen eine enge, dogmatische Sexualethik, wie sie z. B. viele Religionen vertreten und aus Wilsons Sicht meist auf völliger biologischer Unkenntnis und Ignoranz basiert. Homosexualität z. B. hält Wilson für »tendenziell« angeboren. Wobei er von einem sexuellen Merkmal ausgeht, das nicht völlig fest fixiert ist und deshalb das Verhalten einer Person auch nicht zwingend determiniert, sondern Teil einer erhöhten Wahrscheinlichkeit eines Entwicklungspfades in ein stabiles homosexuelles Verhalten und Erleben hinein sein kann.

Die Tatsache, dass Menschen nicht nur zum Zwecke der Zeugung Sex haben (oder haben sollten), erklärt er mit dem Phänomen des verborgenen Eisprungs bei Frauen. Hiermit wird die Tatsache umschrieben, dass Männer nicht genau erkennen können, wann ihre Partnerin fruchtbar und empfängnisbereit ist. Wenn Männer Sicherheit bezüglich ihrer Vaterschaft haben wollen, sind sie gut beraten, sich so zu verhalten, dass sich eine Frau dauerhaft an sie binden möchte, damit diese ihre Kinder von ihm und nicht von anderen Männern haben will. So erhöht sich die Wahrscheinlichkeit der eigenen genetischen bzw. biologischen Vaterschaft. In streng patriarchalen Gesellschaften wurde die Sicherheit in die Vaterschaft oft genug auf Kosten der Frauen erzwungen, indem diesen der Kontakt mit Männern, die nicht ihre Ehemänner waren, unter Strafandrohung völlig verboten war. Diese erzwungenen Formen partnerschaftlicher Inbesitznahme zum Zwecke der Sicherheit in die Vaterschaft kommen auch bei vielen höheren und niederen Tieren vor. So gibt es männliche Käfer, die ihre Weibchen nach der Kopulation verplomben, damit diese sich nicht mit anderen Männchen vereinigen können, oder Männchen, die sich tagelang auf den Weibchen festklammern, damit kein anderes Männchen sie begatten kann. Wir werden bald noch mehr über diese Phänomene erfahren. Wilson spricht sich jedenfalls sehr deutlich gegen eine dogmatische Sexualethik und für die sexuelle Vielfalt aus.

Das Phänomen des verborgenen Eisprungs steht in engem Zusammenhang mit dem sexuellen Verhältnis zwischen Frauen und Männern und mit verschiedenen vorgeprägten Fortpflanzungsstrategien, welche die sexuellen und sozialen Verhaltenstendenzen von Mann und Frau unterschiedlich ausformen. Deshalb können die männliche und die weibliche Sexualität auch zu verschiedenen sexuellen und romantischen Verhaltenssüchten führen. In der Regel stehen bei den Säugetieren den wenigen befruchtungsfähigen Eiern der Weibchen eine sehr große Menge an Spermien der Männer gegenüber, weshalb eine intensive Konkurrenz zwischen den Spermien selbst und den Besitzern der Spermien auftreten kann. Als Faustregel lässt sich sagen: Je größer die sexuelle Konkurrenz unter den Männchen, desto mehr Spermien werden erzeugt!

1.1.6 Der Krieg der Spermien

Mit nur einer Ejakulation kann ein Mann so viele Spermien abgeben, dass damit die gesamte weibliche Bevölkerung der USA einmal befruchtet werden könnte. Darüber hinaus haben wir viel häufiger Lust auf Sex als Lust auf Zeugung. Warum nimmt die Sexualität eine so hervorgehobene Stellung in unserem Leben ein?

Der Biologe Robin Baker (2006) versucht diese Fragen mit der Idee von der Spermienkonkurrenz zu beantworten. Dabei konkurrieren sowohl die Spermien eines Individuums als auch die Spermien verschiedener Männchen um den Zugang zum Ei des Weibchens. Ein Grund für die hohe Anzahl an Spermien ist die Begattung des Weibchens durch mehrere Männchen. Die Männchen, die am meisten Sperma produzieren können, haben eine größere Befruchtungswahrscheinlichkeit als die Männchen, die weniger Sperma produzieren, und tatsächlich besitzen die hochpromiskuitiven Schimpansen deutlich größere Hoden als die Gorillas, die im Alleinanspruch dieselbe Gruppe von Weibchen begatten. Außerdem gibt es verschiedene Arten von Spermien, die blockierende und abtötende Funktionen gegenüber fremdem Sperma haben. Eine wichtige Funktion der Spermienkonkurrenz wurde vor kurzem von dem Zoologen Dieter Lukas von der Cambridge Universität entdeckt und beschrieben. Lukas zufolge schützt die Spermienkonkurrenz die Jungtiere einer Art vor Kindstötungen, die von nicht-verwandten Männchen durchgeführt werden. Die Tötung des Nachwuchses führt in der Regel dazu, dass die Mütter erneut schneller fruchtbar werden und damit auch wieder begattet werden können. Verhalten sich die Weibchen jedoch sehr promiskuitiv, d. h. sexuell freizügig und nicht auf einen Partner festgelegt, kann ein Männchen nicht wissen, ob es versehentlich den eigenen Nachwuchs tötet, und unterlässt dieses für uns grausame Verhalten.

Beim »Cockolding« – einem bei Männern sehr gefragten Porno-Genre – schaut ein Mann zu, wie seine Partnerin Sex mit einem anderen hat. Was ist daran interessant? Wissenschaftler vermuten, dass hinter diesem sexuellen Szenario der biologische Mechanismus der Spermienkonkurrenz steckt, da Männer in Konkurrenzsituationen deutlich mehr Spermien und Testosteron produzieren. Das Mehr an Sperma ist davon abhängig, wie sehr der Mann sich von seinem Nebenbuhler bedroht fühlt. Deshalb werden diese Männer auch »Bullen« genannt (vgl. Odas & Gaddam 2011).

Vor einigen Jahren hat man tatsächlich auch Fälle von Spermienkooperation bei ausgesprochen promisken Tierarten gefunden. Bei zahlreichen Nagetierarten schwimmen die Spermien der Männchen verhakt miteinander in Spermiengruppen und versuchen, sich durch die dadurch erhöhte Geschwindigkeit einen Befruchtungsvorteil zu verschaffen. Auf den Spermienköpfchen sitzen Haken, mit denen sich die Samenfäden zu Gruppen verbinden. Diese Trupps schwimmen deutlich schneller als einzelne Spermien. Genauer gesagt, kommt es hier zu einer Kooperation innerhalb einer Wettbewerbssituation, deshalb könnte man auch von kooperativem Wettbewerb sprechen. Nachdem über fast 150 Jahre lang im Darwinismus ganz überwiegend über Wettbewerb, Auslese und Überlebenskampf nachgedacht wurde, sind in letzter Zeit Konzepte wie reziproker Altruismus (wechselseitige Selbstlosigkeit) und Kooperation und deren evolutionäre Vorteile deutlich in den Vordergrund des biologischen Interesses gerückt. Dadurch wird der Blick frei für neue und umfassendere Perspektiven der Evolutionstheorie.

1.2 Evolutionäre Psychologie

Innerhalb der Psychologie ist in den 90er-Jahren des letzten Jahrhunderts die Fachrichtung der evolutionären Psychologie entstanden. Die evolutionäre Psychologie befasst sich damit, jedes Verhalten und im Besonderen direktes und indirektes sexuelles Verhalten aus dem Blickwinkel der Evolution heraus zu erklären und vorherzusagen. Die wichtigsten Begründer des Fachs waren die Psychologin und Biologin Leda Cosmides und der Biologe, Psychologe und Anthropologe John Tooby (Barkow et al. 1992; Cosmides & Tooby 2008). Zu ihren wichtigsten Vorgängern zählen sie natürlich Charles Darwin und darüber hinaus William James, den Begründer der Psychologie in Amerika. Sowohl Darwin als auch James bezogen sich bereits ausdrücklich auf die biologischen Wurzeln des Verhaltens und Erlebens von Menschen. Leda Cosmides und John Tooby (Barkow et al. 1992; Cosmides & Tooby 1999) sind an der Harvard und der Stanford Universität ausgebildet und leiten derzeit noch das Zentrum für evolutionäre Psychologie der Universität von Kalifornien in Santa Barbara. Ihr Anliegen besteht in nichts Geringerem als die evolutionäre Psychologie zur Leitidee der Psychologie zu machen. Zentral wird also die Frage des Überlebens- und Fortpflanzungsnutzens eines psychologischen Merkmals oder eines Verhaltens.

Besonders befasst haben sie sich mit dem Verhältnis zwischen der Aktivität des Gehirns und bestimmten sozialen und sexuellen Verhaltensmustern. Dabei definieren sie das Gehirn als ein System, dessen Nervenkreisläufe sich entwickelt haben, um spezielles Verhalten hervorzubringen, das dazu geeignet ist, das Überleben und die Fortpflanzung des Erbguts zu sichern. Mit ihrem Ansatz gelang es Tooby und Cosmides, eine ganze Reihe interessanter Fragestellungen aufzugreifen und zu untersuchen. Zum Beispiel stellten sie sich folgende Frage: Es ist eher ungewöhnlich, wenn im Tierreich mehr als drei Individuen miteinander kooperieren, bei uns Menschen ist dies jedoch die Regel. Wie konnten sich so hochkomplexe soziale Verhaltenssysteme entwickeln? Dies sind Fragen der Evolutionspsychologie von Gruppen.

Im Bereich der Sexualität haben sich Tooby und Cosmides vor allem mit der Untersuchung des Inzesttabus, der Verwandtschaftserkennung und der familienfremden Partnerwahl befasst. Mit Inzest sind sexuelle Beziehungen zwischen nahen Verwandten oder »Blutsverwandten« gemeint. In fast allen menschlichen Gesellschaften haben sich Inzestschranken entwickelt, damit sich Väter nicht mit ihren Töchtern oder Mütter nicht mit ihren Söhnen oder Geschwister sich nicht untereinander paaren und Nachkommen zeugen. Die evolutionäre Psychologie geht davon aus, dass es neurologische Vorprägungen gibt, also angeborene Verknüpfungen von Nervenzellen, die darauf ausgerichtet sind, nahe Verwandte zu erkennen und die Fortpflanzung mit diesen unerwünscht sein zu lassen, weil daraus entstammende Kinder – so die medizinische Begründung der Humangenetik – weniger gesund und anfälliger für Erkrankungen seien.

Die nach Tooby und Cosmides weltweit bekanntesten Evolutionspsychologen sind wohl David Buss (2017) und Donald Symons (1979). Sie und weitere Kollegen haben u. a. Theorien zur Evolution des Begehrens, zur männlichen und weiblichen Partnerwahl, zu sexuellen Fortpflanzungsstrategien, zu Eifersucht, sexueller Untreue, sexueller Attraktivität, zu Homosexualität, sexuell motivierter Vergewaltigung und partnerschaftlicher Einbehaltung – der Mate Retention – entwickelt.

Der Begriff partnerschaftliche Einbehaltung meint die Gesamtheit aller Verhaltensweisen, die die Wahrscheinlichkeit verringern, dass ein Partner fremdgeht. Ein typisches Beispiel hierfür sind öffentliche Signale des Besitzes oder des Anspruchs auf den Partner (»public signals of possession«) wie Händchenhalten oder Küssen in der Öffentlichkeit. Michael Pham (Pham & Shackelford 2013) von der Oakland Universität in Kalifornien geht noch weiter. Er hält den Cunnilingus, also den Oralsex, den Männer bei Frauen ausführen, für eine positive Mate-Retention-Strategie, und tatsächlich zeigen die Daten, dass Frauen, die von ihren Männern oral befriedigt werden, eine größere partnerschaftliche Zufriedenheit erleben als Frauen, deren Partner keinen Oralsex praktizieren. Ob sie allerdings tatsächlich weniger fremdgehen als nicht oral befriedigte Frauen, ist m. W. noch nicht ausreichend geklärt.

1.2.1 Von brutalen See-Elefanten, fleißigen Hüttengärtnern und treuen Präriewühlmäusen

Um weiteren Einblick in die Grundmuster der Sexualität zu erhalten und ihre sehr unterschiedliche Entfaltung bei verschiedenen Lebewesen zu verstehen, betrachten wir im Folgenden das Verhalten dreier Säugetierarten. Vor allem wenn Sexualität zum Zwecke der Fortpflanzung zwischen zwei Geschlechtern stattfinden soll, sind Verhaltensformen des Wettbewerbs, Paarungsstrategien und Strategien des Zugangs zu den Geschlechtspartnern entstanden. Wir haben noch nicht ausreichend verstanden, warum sich derart unterschiedliche sexuelle Verhaltensformen entwickeln konnten, allerdings kennen wir seit Darwin und seinen Nachfolgern die grundlegenden Mechanismen der Entstehung dieses Verhaltens und können deshalb mit den geeigneten Fragen an diese Phänomene herantreten und sie untersuchen.

Bei den südlichen See-Elefanten, den größten Robben der Welt, können die Männchen bis zu sechseinhalb Meter lang und bis zu 3500 kg schwer werden. Weibchen werden höchstens 1000 kg schwer. Durch die sexuelle Zuchtwahl haben sich sehr starke Unterschiede zwischen den Geschlechtern herausgebildet. Diese Unterschiede entstehen dann, wenn die Konkurrenz unter den einzelnen Männchen besonders stark ist. Zur Paarungszeit versammeln sich die Tiere in großen Kolonien an Stränden. Ein starker Bulle kann dabei zum »Strandmeister« werden, der bis zu 20 Kühe bewacht und begattet, und zwar dann, wenn es ihm gelingt, in oft brutalen und blutigen Beschädigungskämpfen andere Bullen zu besiegen. Jüngere und schwächere Bullen sind an den Rand der Kolonie abgedrängt und versuchen immer wieder Zugang zu den Kühen zu bekommen, um diese zu begatten. Dies geschieht auch deshalb, da die Kühe ihre »Strandmeister« immer dann heranrufen, wenn andere Bullen sich nähern, dadurch entstehen oft heftige Kämpfe zwischen den Männchen mit klaren Siegern und Verlierern. Die Kühe sichern sich den Zugang zum stärksten Bullen. Die Paarung der See-Elefanten ist alles andere als romantisch und gleicht eher einer Vergewaltigung. Der Bulle wälzt sich brachial auf die Seekuh und beißt ihr in den Nacken. Wenn sie sich wehrt, macht er sie durch sein hohes Gewicht bewegungsunfähig. Sowohl bei den Kämpfen als auch bei den Kopulationen auf engem Raum wird eine nicht unbeträchtliche Anzahl von Jungtieren erdruckt und kommt zu Tode. Was man bei den See-Elefanten gut sehen kann, sind die Mechanismen der sexuellen Auslese. Evolutionäre Ausleseprozesse zwischen Männchen und Weibchen, Männchen und Männchen und Weibchen und Weibchen greifen dabei eng ineinander und sind nicht immer leicht voneinander zu trennen.

Ein ganz anderes Paarungssystem kann man beim Laubenvogel oder Hüttengärtner beobachten, einem der originellsten Vögel der Welt. Der Hüttengärtner ist ein eher bescheiden aussehender, drosselgroßer Vogel aus der Familie der Laubenvögel, der in Neuguinea und Australien vorkommt. Die männlichen Hüttengärtner sind Einzelgänger und verbringen fast ihr gesamtes Leben mit dem Bau von dekorierten Lauben, also kleinen, relativ offenen und kunstvoll ausgestalteten Gebäuden mit Dächern, die bis zu anderthalb Meter hoch werden können.

Die ersten Europäer, die diese Lauben sahen, hielten sie für Spielhäuschen von Kindern der Eingeborenen. Die Lauben dienen nicht der Aufzucht der Jungvögel, sondern sind einzig und allein dafür geschaffen, ein Weibchen zu beeindrucken, in die Laube zu locken und sich mit ihm zu verpaaren. Dabei kann es einem erwachsenen Männchen gelingen, viele der Weibchen so zu beeindrucken, dass sie ihm in die Laube folgen und sich mit ihm paaren. Junge Männchen müssen den Laubenbau erst lernen, üben gemeinsam und schauen ihn bei den erfahreneren Männchen ab. Der Hüttengärtner zeigt keine sehr aufwendige Balz, denn sein Einsatz und seine Energie stecken fast ganz in der Laube, allerdings macht er sehr originelle Balzlaute (Summ- und Brummtöne), mechanische Geräusche und Schnalzlaute, um das Weibchen in die Laube zu locken. Die Männchen untereinander kämpfen nicht, sondern bestehlen sich gegenseitig, indem sie Dekorationsgegenstände entwenden und versuchen, die Laube der Konkurrenten zu beschädigen. Wenn es dem Laubengärtner gelingt, ein Weibchen zu beeindrucken, und wenn das Weibchen die Laube schließlich betritt, lässt nur jedes vierte Weibchen die Kopulation zu, oft flüchtet sie im letzten Moment doch noch aus der Laube hinaus und entkommt so ihrem Verehrer. Wie kann sich ein so seltsames und originelles Verhalten evolutionär herausbilden? Gerald Borgia (1986, 2004), ein Biologe der Universität in Maryland, hat sich sehr ausgiebig mit den Hüttengärtnern beschäftigt und erklärt den Laubenbau mit der sexuellen Auswahl des Weibchens. Weibchen hätten im Laufe der Evolution Männchen ausgewählt, die Hütten gebaut hätten, um eine vorschnelle Kopulation zu verhindern und länger auswählen zu können. Und tatsächlich fliegen viele Weibchen, die sich bereits in der Laube befinden, just in dem Moment hinaus, in dem das Männchen die Laube betritt.

Ein ganz anderes Verhalten zeigen die in lebenslangen Partnerschaften gebundenen Präriewühlmäuse (Carter 1993, 2005). Diese Nagetiere gestatten uns einen faszinierenden Einblick in die Wurzeln der Monogamie, der Form partnerschaftlicher Bindung, welche wohl die meisten Menschen ersehnen, die sich aber lediglich bei ca. 3 – 5 % aller Tierarten findet. Die »Hochzeit« der Präriewühlmaus beginnt mit einem bis zu 40-stündigen Paarungsmarathon, dem längsten bekannten Geschlechtsakt im Reich der Säugetiere. Zum Vergleich: Der polygame und einzelgängerische syrische Goldhamster paart sich maximal 45 Minuten lang – übrigens auch nicht schlecht, wenn man bedenkt, dass der durchschnittliche menschliche Geschlechtsverkehr ca. 12 Minuten dauert. Die ausgiebige und exzessive Begattung führt bei den Wühlmäusen zu einer starken Ausschüttung von zwei Botenstoffen: dem Bindungshormon Oxytocin, das die Tiere sehr stark aneinander bindet, und dem Hormon Vasopressin, das vermutlich die aggressive Abgrenzung des Paares gegen andere Artgenossen erzeugt. Die Tiere bleiben fortan lebenslang miteinander verbunden. Männchen und Weibchen sind sich in ihrer Gestalt sehr ähnlich und kaum voneinander zu unterscheiden. Beide verteidigen ihr Revier und ihr Nest. Der Nachwuchs wird gemeinsam aufgezogen. Allerdings sind auch bei diesen »monogamen« Mäusen Fälle von Untreue belegt. Durch DNA-Tests konnte nachgewiesen werden, dass das partnerschaftlich gebundene Männchen nicht immer der Vater der Jungen war und dass sogar die Jungen eines

Wurfs mehrere Väter hatten. Die Bereitschaft zur Paarung wird bei den Weibchen durch den Geruch des Männchens ausgelöst. Sogenannte Aphrodisiaka-Pheromone – geruchlose Sexuallockstoffe, die sexuelles Verhalten erzeugen – lösen bei ihr die Bereitschaft zur Paarung und den Eisprung aus. Interessanterweise geht der Paarungsvorgang weit über den Eisprung und die Befruchtung hinaus, die ca. 12 Stunden nach der ersten Kopulation abgeschlossen sind. Die Maus kopuliert aber noch ungefähr 28 Stunden über Eisprung und Befruchtung hinaus weiter. Die verlängerte Kopulation dient vermutlich der monogamen Paarbindung. Bei gebundenen Weibchen, die bereits Junge und einen Partner haben, nimmt die Kopulationsdauer übrigens rasant ab. Sie paaren sich nur noch wenige Minuten, allerdings verbleiben die Mäuse lebenslang in konstantem innigen Körperkontakt miteinander.

C. Sue Carter ist diejenige Biologin, die die Mechanismen der Monogamie und der ihr zugrunde liegenden Biologie wohl am besten erforscht hat. Sie ist die Leitern des Kinsey Instituts und dort die Nachfolgerin von Alfred Kinsey, des Biologen, der als Erster Daten über das menschliche Sexualverhalten erhoben hat. Ihr Mann ist der Psychologie Stephen Porges, der die Polyvagaltheorie, der wir später noch begegnen werden, formuliert hat.

1.2.2 Sexualität bei Primaten

Das zweite, die Sicht des Menschen auf sich selbst verändernde Buch, welches Darwin 1871 veröffentlichte, hieß *The Descent of Man* (Die Abstammung des Menschen) (Darwin 1871, 2015). Das Buch war bereits drei Tage nach seiner Veröffentlichung vergriffen. In diesem Werk wandte Darwin die Schlussfolgerungen, zu denen er in der Entstehung der Arten gekommen war, auf den Menschen an. Für uns jetzige Menschen ist – falls wir keine Kreationisten sind und wörtlich an die Bibel glauben – das Wissen, dass wir uns über Jahrmillionen hinweg aus Affen entwickelt haben und deshalb Primaten, sogenannte »Herrentiere« sind, inzwischen selbstverständlich geworden. Vor 150 Jahren war dies eine unerhörte, das damalig vorherrschende Weltbild umstürzende Theorie. Darwin stellte wesentliche evolutionäre Vergleiche zwischen Affen, Menschenaffen und Menschen an und formulierte die Hypothese, dass die Menschheit ihren Entwicklungsbeginn von affenähnlichen Wesen in Afrika genommen hatte. Dies geschah fast 100 Jahre bevor der Paläoanthropologe Louis Leakey (1960) und seine Mitarbeiter ca. 2 Millionen Jahre alte Knochenfunde des Homo habilis in Tansania gemacht hatten und damit die Abstammung des Menschen aus Afrika beweisen konnten. Aus den gefundenen Fossilien konnte man schließen, dass diese Frühformen des Menschen nur ca. 1,30 m groß und lediglich 30 – 40 kg schwer waren.

Primaten oder »Herrentiere« sind eine Gruppe höher entwickelter Säugetiere, zu denen wir Menschen zählen. Primaten haben Greifhände und können sich auf den Hinterbeinen fortbewegen. Sie tragen ihre wenigen Jungen im Leib aus, stillen diese und betreiben eine meist ausgesprochen aufwendige Pflege und Betreuung des Nachwuchses. Außerdem haben sie verhältnismäßig große Gehirne. Das mit Abstand größte Gehirn unter den Primaten hat der Homo Sapiens – der

Mensch. Die kleinste Primatenart ist der Mausmaki mit weniger als 10 cm Größe und einem Gewicht von nur 40 g. Die größten Primaten sind die männlichen Gorillas, die in Gefangenschaft bis zu 300 kg schwer werden können. Bei einigen Arten haben sich durch die sexuelle Auslese beträchtliche Geschlechtsunterschiede entwickelt, wobei die Männchen mancher Arten doppelt so schwer wie die Weibchen sein können und sich auch in Fellfarbe und anderen Merkmalen sehr deutlich unterscheiden. Bei uns Menschen sind diese Geschlechtsunterschiede zwischen Männern und Frauen – der sogenannte Sexualdimorphismus – ebenfalls vorhanden, aber nicht mehr besonders stark ausgeprägt.

Merke
Interessanterweise haben sich die Geschlechtsunterschiede zwischen Männern und Frauen in der Entwicklungsgeschichte des Menschen im Vergleich zu den Unterschieden bei den Primaten verringert, vor allem die Größe der Männchen hat deutlich abgenommen.

Unsere männlichen Vorfahren waren fast doppelt so schwer wie die Weibchen (Caird & Foley 1994). Mit der Größe der Männchen eng verbunden war deren sexuelles Verhalten. Je größer, umso stärker war die Konkurrenz zwischen den Männchen um die Weibchen und umso entschiedener beanspruchte ein Männchen den sexuellen Zugang zu allen verfügbaren Weibchen. Bei den Gorillas, die in Regenwäldern Afrikas leben, sind diese Mechanismen heute noch anzutreffen und gut zu beobachten. Louis Berman, ein Psychologie-Professor aus Illinois, hat diese Entwicklung beim Menschen treffend mit der Aussage »Vom Haremsherrscher zum Familienvater« beschrieben. Man nennt diesen evolutionären Vorgang auch die Familiarisierung des Menschen. Hierbei kommt es zusätzlich zur Mutter-Kind-Beziehung zur Fürsorge des Vaters gegenüber seinen Kindern und daher zur Bildung einer familiären Einheit – eines Familienverbundes und zur Entstehung von Clans, die vor allem für den Mann die Wahrscheinlichkeit erhöht, der tatsächliche Vater der Kinder seiner Partnerin zu sein. Diese Entwicklung ist vermutlich noch relativ jung und anscheinend genetisch nicht eindeutig oder sehr fest verankert.

Warum ist es bei Homo Sapiens überhaupt zu dieser Familiarisierung seiner Entwicklung gekommen? Vermutlich hatte die Herausbildung kooperativer sozialer Systeme mit weniger Aggression zwischen den Männchen und stärkerer kooperativer und partnerschaftlicher Bezogenheit untereinander und zwischen Männern und Frauen deutliche Überlebensvorteile in der afrikanischen Savanne. Der Schutz vor Gefahren und die Jagd konnten so besser gemeinschaftlich und in enger Zusammenarbeit bewältigt werden. Dazu musste jedoch die Aggression zwischen den Artgenossen einer Gruppe deutlich gehemmt werden. So konnten z. B. komplexe Jagdstrategien entstehen, die einen höheren Jagderfolg versprachen und deshalb die Nahrungszufuhr von Fleisch erhöhten. Dies wiederum war eine wichtige Vorrausetzung für das Wachstum der Gehirne unserer Vorfahren.

Bis in die 30er-Jahre des letzten Jahrhunderts gab es fast überhaupt kein gesichertes Wissen über die Sexualität von Primaten. Erst der Primatologe Clarence

R. Carpenter stellte systematische Beobachtungen an. Zum Beispiel konnte er zeigen, dass der Eisprung und der damit verbundene Zyklus das sexuelle Verhalten von Männchen und Weibchen maßgeblich beeinflusste, und zwar nicht einfach durch den Wunsch nach Sex des Männchens, sondern durch das sehr aktiv einladende Verhalten des Weibchens. Dies war allerdings ein Gedanke, der im prüden und puritanischen Amerika der 30er-Jahre einfach undenkbar war. Durch systematische Beobachtungen an Primaten wurde deutlich, dass die meisten dieser Arten in sozialen Verbänden zusammenleben, die, wie bei den Geladas – den Blutbrustpavianen – bis zu mehrere hundert Individuen umfassen können und bei denen sich sehr komplexe nicht-sexuelle und sexuelle soziale Systeme entwickelt haben, die viele Formen von Sexualität beinhalten können, so auch gleichgeschlechtliches Sexualverhalten.

1.2.3 Von Marmosetten und Titis oder Kuscheln bis zum Umfallen

Bevor wir uns näher mit der Sexualität des Menschen befassen, wenden wir uns noch zwei kleinen Primaten zu, um zu zeigen, wie eng die biologischen, sozialen und sexuellen Vorgänge dieser Individuen in ihren jeweiligen Gruppen miteinander verschränkt, aufeinander bezogen sind und sich direkt beeinflussen. Da wir Menschen uns meist als relativ unabhängig von anderen wahrnehmen, wird hier der Blick frei auf die starke wechselseitige Bezogenheit und Verschränkung biologischer, psychologischer und sozialer Vorgänge, die auch in uns und zwischen uns stattfinden.

Die Marmosetten oder Weißbüscheläffchen leben in den Wäldern Brasiliens. Sie sind tagaktiv, schlafen nachts in den Baumkronen des Urwalds und leben in kleinen Gruppen von durchschnittlich zehn Tieren, die um ein einziges fortpflanzungsfähiges Paar organisiert sind. Das Pärchen dominiert die Gruppe, und der Eisprung der untergeordneten Weibchen wird – vermutlich durch eisprunghemmende Pheromone – unterdrückt. Die untergeordneten Weibchen sind nicht fortpflanzungsfähig, solange sie in der Gruppe dominiert werden.

Die Titis oder Springaffen sind kleine flauschige Äffchen mit sehr langen Schwänzen, die in den Regenwäldern Südamerikas beheimatet sind und fast ausschließlich Früchte und einige Insekten fressen. Wenn man die Titis in ihren natürlichen Lebensräumen beobachtet, kann man sehen, wie sie zu ihrem Mittagsschlaf – den sie täglich machen – eng aneinandergeschmiegt auf einem Baumast sitzen. Ihre langen Schwänzchen sind dabei innig ineinander verschlungen. Sie geben sich dadurch gegenseitigen Halt, um nicht von ihrem Schlafast zu fallen. Die Geschlechtsunterscheide sind bei den Titis nur gering ausgeprägt. Männchen und Weibchen sind sich sehr ähnlich und monogam gebunden. Bei den Titis haben die Männchen eine besonders wichtige Funktion bei der Aufzucht des Nachwuchses. Die meiste Zeit des Tages und in der Nacht tragen sie ihre Kinder mit sich herum. Zum Stillen und zur Reinigung wird der Nachwuchs der Mutter gebracht, nach dem Stillen gibt die Mutter das Kind dem Vater zurück oder das Kind klettert, sobald es groß genug ist, zum Vater hinüber. Bei den Titis scheint die Bindung der Partner untereinander stärker als die Bindung an den

Nachwuchs. Die Forschung hat bei diesen Springaffen gezeigt, dass die Mutter wesentlich mehr Stress erlebt, wenn ihr Männchen von ihr entfernt wird, als wenn ihr Nachwuchs von ihr getrennt wird. Darüber hinaus erlebt das Titibaby auch deutlich mehr Stress, wenn es von seinem Vater getrennt wird. Die Männchen untereinander haben im Allgemeinen auch mehr Nähe und freundlichen Kontakt zueinander als die Weibchen der Titis. Man nimmt an, dass diese Besonderheit, die im Tierreich unter den Männchen sehr ungewöhnlich ist – man denke nur an die südlichen See-Elefanten, aber auch an Primaten wie den Orang-Utang –, mit den ausgiebigen Kontakterfahrungen mit ihren Babys und höheren Oxytocin-Mengen in Zusammenhang steht.

1.2.4 Von Menschenaffen und Penisgrößen oder: Warum größer besser ist

Was haben Penisgrößen mit Sex zu tun?

Vor 60 Millionen Jahren erschienen die ersten Primaten auf der Erde. Seither haben sie sich unermüdlich fortgepflanzt. Dass Sex stattfinden konnte, hatte viel mit dem weiblichen Wahlverhalten gegenüber den Männchen zu tun, die bis heute um die Weibchen rivalisieren (Diamond 1997). Eine evolutionäre Theorie besagt Folgendes: Da Weibchen mehrere Orgasmen haben können, haben sie Männchen ausgewählt, die in der Lage waren, sie ausreichend zu befriedigen und dadurch auch zu befruchten. Diese Auswahlprozesse hatten einen bedeutsamen Einfluss auf die Entwicklung der Geschlechtsorgane bei den Männchen. Ein Gorilla hat einen nur ca. 3 cm langen Penis, Schimpansen und Bonobos haben ca. 8 cm lange Penisse und Männer haben einen etwa 10 – 12 cm langen Penis in nicht-erigiertem Zustand. Diese Größenentwicklung beim Menschen wird durch die Entstehung des zweifüßigen Gangs erklärt, der es möglich machte, seine männlichen Genitalien viel leichter wählerischen Weibchen zu präsentieren. Der Anthropologe Jared Diamond geht ebenfalls von einer Zeige- und Darstellungsfunktion des menschlichen Penis aus (Diamond 1997). Darüber hinaus sind die Hoden bei Bonobos und Schimpansen zweimal so groß wie beim Menschen, und Gorillas haben im Vergleich dazu die kleinsten Hoden. Warum ist das so? Schimpansen und Bonobos sind nicht monogam, im Gegenteil, sie haben ausgesprochen polygame Verhaltensweisen. Je mehr Sperma ein Männchen produziert und ejakulieren kann, desto besser kann es beim Wettkampf der Spermien mit anderen Männchen abschneiden und desto eher können sich seine Spermien gegenüber seinen Mitstreitern durchsetzen und ein Weibchen befruchten. Im Gegensatz dazu leben Gorillas in einem Harem, und weibliche Gorillas haben wenig Wahlmöglichkeiten, da der Silberrücken – das dominante Männchen – ein eifersüchtiger, sehr starker Haremsherrscher ist und andere Männchen aggressiv von den Weibchen fernhält.

Die menschliche Penisgröße hat sich vermutlich deshalb entwickelt, da es eine Zeit in unserer Entwicklungsgeschichte gab, in der es besonders wichtig war, Weibchen sexuell gut befriedigen zu können. Denn sie waren es, die diejenigen Männchen auswählten, mit denen sie Sex haben wollten. Deshalb wird angenommen, dass unsere weiblichen Vorfahren durch eine Entwicklungsphase gegangen sind, in der matriarchale Strukturen und die Auswahl der Männchen von besonderer Bedeutung gewesen sind. Allerdings muss man hinzufügen, dass Frauen keineswegs von der Penisgröße besessen sind. Im Gegenteil, das sind meist die Männer selbst. Denn heutige Frauen benötigen deutlich mehr als einen großen Penis, nämlich Männer, die in der Lage sind, stabile und vertrauensvolle Partnerschaften aufzubauen, sich um den Nachwuchs zu kümmern und gute Gefährten zu sein. Ich selbst habe in meiner Praxis auch bis zum heutigen Tag keine Frau behandelt, die besessen von großen Penissen war, einige Männer aber schon.

1.3 Die Sexualität des Menschen

Die menschliche Sexualität könnte man dem ersten Augenschein nach zunächst als heterosexuell und tendenziell monogam beschreiben, d. h., die meisten erwachsenen Personen unserer Gattung leben in mehr oder weniger verbindlichen Paarbeziehungen und sind an einen Partner dauerhaft gebunden. Kritiker halten diese Beschreibung für einen Gemeinplatz konventioneller Rollenmuster. In der Tat hat die Veränderung der herkömmlichen Vorstellungen von Sexualität in der Moderne bedeutende Veränderungen erlebt und durchlaufen. Auf den kommenden Seiten werden wir uns mit einigen Menschen befassen, die unsere Vorstellungen von Sexualität nachhaltig geprägt und manchmal aus den Angeln gehoben haben.

1.3.1 Die »Masters of Sex«

Seit Menschen ein ausreichendes Denkvermögen besitzen, denken sie vermutlich auch über Sex, Lust, Liebe und Beziehungen nach. Die folgende Darstellung sexualwissenschaftlicher Denker erhebt keinen Anspruch auf Vollständigkeit, soll jedoch einen Einblick vermitteln von dem Mut und der Entschlossenheit einiger dieser Wissenschaftler und Kliniker, die sich aus verschiedenen Perspektiven und aus unterschiedlichen Fragestellungen heraus ihrem Forschungsgegenstand gewidmet haben.

Für unser Verständnis von menschlicher Sexualität und sexueller Süchtigkeit benötigen wir ein vorläufiges Grundverständnis von der Vielfalt sexueller Erscheinungen und ein Koordinatensystem, das uns hilft, diese Phänomene zu beschreiben, zu ordnen und zu erklären. Es waren mutige Männer und Frauen, die mit ihren Forschungen und Beobachtungen die Grundlagen für die Fortentwicklung des Nachdenkens über Sexualität geschaffen haben, und dies in einer Zeit, in der es unerhört war überhaupt offen über Sexualität zu sprechen. Viele ihrer Werke waren auch noch lange Zeit verboten, nur eingeschränkt erhältlich oder z. T. auf lateinisch geschrieben. Häufig genug wurden sie als »obszön« juristisch verfolgt. Dem Mut dieser Männer und Frauen haben wir es zu verdanken, dass wir uns heute relativ offen und vorurteilsfrei über fast alle Formen der Sexualität austauschen können.

Die moderne Sexualwissenschaft speist sich im Wesentlichen aus drei Quellen: der Biologie und ihrer Frage nach dem Sinn und Zweck der Sexualität, der Medizin und der Psychologie und deren Suche nach Erklärungen, Diagnosen und Therapien für medizinische und psychologische Probleme, die in Zusammenhang mit der Sexualität in Erscheinung treten. Dabei hatten die Sexualwissenschaftler häufig einen aufklärerischen Drang. Havelock Ellis z. B. war Sozialreformer, und Magnus Hirschfeld kämpfte für die gesellschaftliche Anerkennung der Homosexualität. Dabei waren diese Forscher immer wieder tief berührt von dem Leiden der Menschen, die sich mit ihren Problemen an sie wandten. Hirschfeld musste als Arzt in Berlin immer wieder transsexuelle Männer behandeln, die sich ihre Genitalien abgebunden hatten, um diese zum Absterben zu bringen, oder suizidale homosexuelle Männer, die sich nicht vorstellen konnten, wie sie mit ihrer Neigung überhaupt leben sollten. Freud äußerte sich mehrmals gegen die Verdammung und Schädlichkeit von Homosexualität und Masturbation, und Kinsey vertrat die Annahme, dass die meisten Menschen im Laufe ihres Lebens auch auf homosexuelle Reize ansprechbar sind und dass die menschliche Sexualität überhaupt nicht strikt in Homo- und Heterosexualität aufgeteilt ist, sondern sich auf einem – in Grenzen beweglichen – Kontinuum bewegt.

Im Folgenden werde ich einige Sexualwissenschaftler und deren Denken vorstellen. Ich muss zugeben, dabei parteiisch zu sein, denn ich werde eine willkürliche Auswahl treffen. Das Band, welches diese Männer und Frauen in ihrem Denken verbindet, aber auch ihre Unabhängigkeit voneinander, soll so gut wie möglich sichtbar gemacht werden. Die Reihe der vorgestellten Autoren ist historisch aufgebaut. Sie beginnt mit den modernen Pionieren im 19. und 20. Jahrhundert und endet in der Gegenwart bei noch lebenden Autoren, die sich vor allem um das Verständnis abweichender und süchtiger Sexualität verdient gemacht haben. Mich selbst hat das eindringliche Denken Freuds am meisten beeindruckt. Das ist wohl seiner Sprachkunst geschuldet, die bis heute m. E. unübertroffen ist. Deshalb hat er auch im Jahr 1930 den Goethepreis erhalten. Der Nobelpreis wäre ihm lieber gewesen. In meinem Therapieraum habe ich zum Erschrecken meiner Patienten ein großes Bild von Freud hängen. Die Tiefe seines durchdringenden Blickes ist ziemlich einschüchternd. Als Therapeut würde er mit diesem Blick heute vermutlich nicht weit kommen, aber als furchtloser Entdecker des Unbewussten macht er seinem Namen alle Ehre.

Ein grundsätzliches Problem der Sexualwissenschaft, welche einen großen Teil ihrer Sprengkraft, aber auch ihres Nutzens beinhaltet, ist der Gegensatz zwischen »dem, was ist« – den Fakten über Sexualität – und »dem, was sein soll« – der sexuellen Ethik oder der Sexualmoral. Die Sexualwissenschaft besitzt eine ganz besondere Aufladung, da sie sittlich-religiöse, sexualpädagogische und sexualpolitische Fragestellungen berührt und immer wieder in Frage stellt. Ein typisches Beispiel ist die Diskussion über die Transsexualität und die Frage, ab wann Kinder, die sich » im falschen Körper fühlen«, schon vor ihrer Volljährigkeit hormonelle Behandlungen und gar sogenannte geschlechtsangleichende Operationen erhalten sollten.

Forscher wie Alfred Kinsey oder Magnus Hirschfeld neigten zum sogenannten naturalistischen Fehlschluss. Dieser bestand in der Annahme, dass das, was sie vorfanden, natürliche Varianten der Sexualität seien und deshalb auch gut sei und gesellschaftliche Zustimmung statt Ächtung finden sollte. Dies trug Alfred Kinsey erhebliche Kritik ein. Er wurde als sexbesessen und pervers bezeichnet (ein Vorwurf, dem sich übrigens auch Sigmund Freud lebenslang ausgesetzt sah). Seine Gegner ließen nichts aus, um ihn in Misskredit zu bringen. Kinsey veröffentlichte seine Berichte in den USA der Nachkriegszeit, einer Zeit, die durch moralische Enge und eine einschränkende Sexualmoral gekennzeichnet war. Viele Menschen litten darunter, ihre sexuellen, häufig ehelichen Probleme überhaupt nicht ansprechen zu können und niemanden zu haben, um diese Problemlagen zu erörtern. Kinsey selbst war sehr streng-religiös erzogen worden und hatte im ersten Jahr seiner Ehe massive sexuelle Probleme mit seiner Frau. Vermutlich wusste er, was es heißt, sexuell zu leiden und sich alleine gelassen zu fühlen. Insofern war seine Forschung Aufklärung, wie bei anderen gesellschaftlichen Aufklärern und Reformern auch. Dennoch bleibt zu bedenken, dass die Sexualwissenschaft als empirische Wissenschaft keine Ethik der Sexualität beinhaltet, da sie zunächst nur feststellt, was ist. Kein Problem der Sexualethik ist damit gelöst, obwohl die erhobenen Daten Hilfestellungen geben können, um die Tatsächlichkeit sexueller Sachverhalte besser zu erfassen und zur Diskussionsgrundlage zu machen. Eine freie Gesellschaft muss in Meinungsbildungsprozessen und Diskursen entscheiden, was sie gutheißt, was sie ablehnt und was sie unter Strafe stellt, wie z. B. sexuelle Gewalt in der Ehe oder Sex mit Tieren.

Einer der ersten Mediziner überhaupt, die sich systematisch mit sexuellen Störungen und sexueller Süchtigkeit befasst haben, war der Psychiater Richard von Krafft-Ebing. Er legte die Grundlagen für ein wissenschaftliches Verständnis einer Vielzahl sexueller Erscheinungen, z. B. der Nymphomanie oder der Satyriasis, und machte Vorschläge zur Behandlung derselben.

Richard von Krafft-Ebing (1840–1902) – der Pionier

> »*Als entfesselte Leidenschaft gleicht die Liebe einem Vulkan,*
> *der Alles versengt, verzehrt, einem Abgrund, der Alles verschlingt –*
> *Ehre, Vermögen, Gesundheit.*« Richard von Krafft-Ebing

Richard Freiherr von Krafft-Ebing war ein Psychiater und Gerichtsmediziner aus Mannheim im damaligen Baden. Er studierte Medizin in Heidelberg und wählte das damals noch sehr junge Fach der Psychiatrie als Schwerpunkt aus. In seiner Praxis sah er sich mit einer Vielzahl sexueller Fragestellungen konfrontiert, die er erstmalig beschrieb und systematisierte. 1886 veröffentlichte er die *Psychopathia Sexualis* (Krafft-Ebing 1886). Dieses revolutionäre Buch beschreibt erstmalig ausführlich sexuelle Süchte und Abweichungen von der sexuellen Norm als medizinisch-psychiatrische Phänomene und beruht auf seinen profunden Erfahrungen als behandelnder Mediziner. Krafft-Ebing unterscheidet drei krankhafte Kategorien der Sexualität:

- die Hyperaesthesia sexualis (das »sexuelle Zuviel«),
- die Anaesthesia sexualis (das »sexuelle Zuwenig«) und
- die Paresthesia sexualis (das »sexuelle Daneben«).

Zur Beschreibung dieser Kategorien verwendete er ausgiebiges Fallmaterial. Er war einer der führenden Psychiater seiner Zeit und sah sich ganz der Aufgabe verpflichtet, die Psychiatrie als eigenständiges Wissensgebiet zu entwickeln und zu etablieren. Er war so erfolgreich, dass er ein Sanatorium zur psychiatrischen Behandlung reicher, sogenannter Nervöser in der Nähe von Wien errichten konnte. Die Grundlage seines Denkens waren die Ideen von »Entartung«, Degeneration und Erblichkeit, also Vorstellungen über vererbte biologische Abweichungen im Gehirn und im Nervensystem. Diese wurden damals häufig als Ursachen für psychische Erkrankungen angenommen.

Als ich die *Psychopathia Sexualis* las, befiel mich zunächst ein seltsames und unbestimmtes Gefühl der Beklemmung. Aus heutiger Sicht wirkt dieses frühe psychiatrische Denken über Sexualität mehr normativ als an Erfahrungswissen orientiert, welches auch damals gar nicht vorlag. Das medizinisch-psychiatrische Bemühen scheint nicht grundfalsch, aber dennoch befremdlich – wahrscheinlich, weil es so deutlich auf die Degenerationslehren des Nationalsozialismus und seine schreckliche rassenhygienische Logik verweist. Psychiater spielten dabei ja eine ganz wesentliche Rolle, indem sie sogenanntes degeneriertes von höherwertigem Leben unterschieden und die Tötung von mindestens 70 000 lebensunwerten, weil »entarteten« Menschen verantworteten.

Beeindruckend ist das Buch vor allem in seinem sorgfältigen Bemühen, sexuelle Phänomene und sexuelle Vielfalt zu erfassen und zu beschreiben. Dies zeigt sich z. B. in dem Kapitel über den psychischen Hermaphroditismus, dem Phänomen, welches wir heute allgemeiner mit Bisexualität umschreiben. Heute liest man die Psychopathia Sexualis mit Gewinn und manchmal auch Begeisterung. In Bezug auf die dort beschriebenen psychotherapeutischen Methoden wirkt es auch manchmal komisch. So rät der Autor z. B. häufig zum Verzicht auf Masturbation, betont den Einsatz von Willenskraft und »Selbstzucht« und verschreibt Übungen zur Kräftigung einer verkümmerten Sexualität. Es ist leicht, sich über die Anfänge der psychiatrischen Sexualwissenschaft lustig zu machen. Aber das aufrichtige Bemühen Krafft-Ebings, Menschen in ihren sexuellen Nöten beizustehen, sollte nicht geringgeschätzt werden. Es bedurfte großen Mutes, sich dieser verschwiegenen und tabuisierten Sachverhalte anzunehmen, um das verborgene Leiden seiner Patienten zu lindern.

In der *Psychopathia Sexualis* widmet Krafft-Ebing dem Phänomen, welches wir in diesem Buch als »sexuelle Süchtigkeit« bezeichnen, ein ganzes Kapitel, und zwar unter dem Titel »Hyperaesthesia sexualis – krankhaft gesteigerter Geschlechtstrieb«. Bei Männern wurde dieses Verhalten Satyriasis genannt, bei Frauen Nymphomanie genannt. Der Satyr, halb Mensch, halb Bock, ist der mythologische Inbegriff von Lüsternheit und Begierde. Die Nymphen, zumindest einige von ihnen, werden als triebhaft, begehrlich und unersättlich beschrieben. Die von Krafft-Ebing dargestellten Phänomene sind am ehesten identisch mit dem, was wir heute als sexuelle Süchtigkeit verstehen und behandeln. Seine Darstellung süchtiger Sexualität ist gleichwohl unbefriedigend und orientiert sich fast nur beschreibend an den gängigen Degenerationslehren, einschließlich der Verteufelung der Masturbation. Erst das psychoanalytische Denken Sigmund Freuds, der 16 Jahre nach Krafft-Ebing geboren wurde und dessen Lehren von der psychosexuellen Entwicklung Krafft-Ebing für »wissenschaftliche Märchen« hielt, brachte die psychologische Moderne in das Verständnis der nervösen und sexuellen Störungen. Da Krafft-Ebing einen Lehrstuhl für Psychiatrie an der Universität in Wien innehatte, kannte er Freud, der ebenfalls in Wien praktizierte, gut. Trotz ihrer fachlichen Kontroversen unterstützte der ältere Krafft-Ebing das ehrgeizige Streben seines jüngeren Kollegen nach einer Professur an der Universität von Wien, welche Freud auch tatsächlich 1920 erhielt.

Die Lektüre von Krafft-Ebings Werken kann auch noch dazu beitragen, ein systematisches Verständnis über wichtige sexuelle Phänomene zu erlangen: das »Zuwenig« an Sexualität und Formen sexueller Magersucht, wie wir sie später noch kennenlernen werden, das »Zuviel« an Sexualität und Formen süchtiger Unersättlichkeit und das »Daneben« als Formen abweichenden Sexualverhaltens. Menschliche Sexualität kann viele Gestalten annehmen und viele Prozesse durchlaufen, zum Trennenden und Verbindenden, zum Guten und Schlechten.

Havelock Ellis (1859–1939) – der Reformer

> *»Das allgegenwärtige Geschehen der Sexualität, so wie es eingewoben ist*
> *in die gesamte Textur der Körper von Männern und Frauen,*
> *ist das Muster aller Lebensprozesse.«* Havelock Ellis

Havelock Ellis war ein Mediziner und Sozialreformer aus England. Mit seiner Arbeit zur menschlichen Sexualität forderte er die prüde viktorianische Gesellschaft seiner Zeit heraus, indem er offen über die sexuelle Beziehung von Mann und Frau, über die Sexualität der Frau und über Homosexualität und Masturbation schrieb. Ellis war einer der ersten, die ganz wesentliche Bereiche der menschlichen Sexualität enttabuisierten. Da er auch Sozialreformer war, vertrat er früh Thesen zur Befreiung der Sexualität von einer bigotten und zu engen Sexualmoral. Somit war er ein wichtiger Vorläufer der sexuellen Revolution, die in der zweiten Hälfte des 20. Jahrhunderts die westliche Hemisphäre ergriff. Zwischen 1897 und 1910 schrieb Ellis sein Hauptwerk Studies in the Psychology of Sex in sechs Bänden (Ellis 2016). In seiner Biografie beschreibt er, dass seine Freunde amüsiert darüber waren, dass gerade er ein Experte auf dem Gebiet der Sexualität geworden war. Denn offenbar war er bis zu seinem 60. Lebensjahr impotent gewesen und hatte vermutlich niemals Geschlechtsverkehr gehabt.

Ellis war der erste Sexualwissenschaftler, der den Mythos von Narziss als Metapher verwendete, um auf die Möglichkeit der autoerotischen Selbstbezogenheit, also des Autoerotismus hinzuweisen. Damit zeigte er bereits – wenn auch nicht explizit – auf zentrale auslösende Mechanismen der sexuellen Süchtigkeit.

Freud, der mit Ellis korrespondierte, hat diesen Terminus später von ihm aufgegriffen, vertieft und weiterentwickelt. Narziss war in der griechischen Mythologie der schöne Sohn eines Flussgottes, der von Jünglingen und Mädchen gleichermaßen umworben und begehrt wurde. Alle Verehrer und Verehrerinnen wies der schöne Jüngling jedoch herzlos zurück. Der Bergnymphe Echo ging es ebenso. Sie rief die Göttin Nemesis an, die Narziss mit unstillbarer Selbstliebe strafte. Sehr kurz gesagt, entdeckte Narziss sein eigenes Spiegelbild im Wasser einer Quelle, verzehrte er sich nach sich selbst und verschmachtete schließlich vor seinem eigenen Spiegelbild zu Tode.

In seinen Fallgeschichten skizziert Ellis Menschen, die erotisch auf sich selbst bezogen – man könnte auch sagen: selbstverliebt – und in Selbstbewunderung verstrickt sind. Der betroffene Mensch behandelt sich selbst wie ein Sexualobjekt, welches er begehrt. Die partnerschaftliche Liebesfähigkeit ist dadurch stark beeinträchtigt und verkümmert. Die Psychiatrie des 19. Jahrhunderts beschrieb diesen Zustand extremer erotischer Selbstbezogenheit noch als eine Perversion. Ellis und später Freud waren in der Lage, Narzissmus als eine natürliche Durchgangsphase in der psychosexuellen Entwicklung jedes Menschen zu erkennen und zu beschreiben. Falls diese Phase nicht durchschritten und überwunden wird, kann es unter bestimmten Bedingungen zu extremen Formen der Selbstbezogenheit kommen, welche die Selbstöffnung und die angemessene Verbindung zu anderen Menschen ernsthaft behindern kann.

Die neuere Forschung geht übrigens hinsichtlich der sexuellen Süchte heute eher vom Gegenteil des Narzissmus aus. Nicht das »überhöhte, selbstverliebte Selbst«, sondern das »beschädigte Selbst« flüchtet in die sexuelle Sucht, um sich vergessen und seiner selbst entheben zu können. Wir werden bald noch darauf zu sprechen zu kommen.

Sigmund Freud (1856 – 1939) – das Genie

»Die Genitalien sind der Resonanzboden des Gehirns.« Arthur Schopenhauer

Sigmund Freud hat den Philosophen Schopenhauer als einen seiner Vorgänger betrachtet, da dieser bereits die Idee des Unbewussten im menschlichen Seelenleben skizziert hatte. Die Lehren Sigmund Freuds (1856 – 1939) haben ohne jeden Zweifel unser Denken über die Bedeutung und das Wesen der Sexualität des Menschen enorm stark beeinflusst und verändert (Gay 1998). Freud war Arzt, Neurologe und Psychiater und die meiste Zeit seines Lebens in Wien tätig. Seine Lehren sind bis heute umstritten, vor allem die Trieblehre, die er anfangs ganz in den Mittelpunkt seines Denkens stellte. Der Begründer der Psychoanalyse war zwölfmal für den medizinischen und mindestens einmal für den Nobelpreis für Literatur vorgeschlagen. Das ist, wenn man sich mit Freud befasst, nicht weiter verwunderlich. Er war einer der größten Meister und der bedeutendsten psychologischen Denker der deutschen Sprache. Sein Werk ist überaus beeindruckend, zugleich weit und tiefgründig, um Wissenschaftlichkeit bemüht (Köhler 2007, 2014) und dennoch nicht widerspruchsfrei.

Im Jahre 1905 veröffentliche Freud das kleine, aber grundlegende Werk *Drei Abhandlungen zur Sexualtheorie* (Freud 2015). Dieses Büchlein wurde von der Zeitschrift Le Monde zu den bedeutendsten literarischen Werken des 20. Jahrhunderts gezählt. Das Werk ist eine Einführung in die zentralen Ideen der Psychoanalyse und beschreibt die Existenz einer frühkindlichen, noch nicht klar ausgerichteten, ungeformten Sexualität: die Entdeckung eines Kontinuums zwischen abweichender – perverser – und normaler Sexualität, die Ausformung der Sexualität durch verschiedene Phasen hindurch und die Entstehung der sexuellen Identität in Pubertät und Adoleszenz. In späteren Auflagen fügte Freud noch die zentralen psychoanalytischen Vorstellungen vom Penisneid, von der Kastrationsangst und des Ödipuskomplexes hinzu.

Freuds Konzeption der erogenen Zonen, der Phasenentwicklung der Sexualität und des Narzissmus (Freud 2012) verweist hier noch unvollständig und kaum kenntlich auf die später entwickelten Ideen zwischen Sucht und Sexualität. Die Sexualität entfaltet sich demnach über einige Stufen: vom selbstbezogenen Autoerotismus über die Selbstliebe zur Objektwahl, d. h. zu anderen Menschen hin, von denen wir uns angezogen fühlen und die wir lieben. Auf diesem Weg wird im Verständnis der Psychoanalyse Fortpflanzungsfähigkeit und damit letztlich reife und generative Liebesfähigkeit entwickelt. War das kindliche erotische Interesse noch selbstbezogen und ganz auf sich und die eigene Lust gerichtet, so ist die erwachsene Sexualität viel stärker auf andere bezogen und tritt in den Dienst von Partnerschaft und Liebe. Gelingt diese Entwicklung nicht, bleiben mehr oder weniger starke kindliche Triebregungen und ein unreifer, regressiver Autoerotismus aktiv, und es kann zur Fixierung der Sexualität auf frühe Ich-bezogene Entwicklungsstufen kommen.

Sigmund Freud beeinflusst uns bis zum heutigen Tag. Wenn man einmal begonnen hat, sich mit seinen Ideen zu befassen, ist es unmöglich, ihn wieder loszuwerden. Ich habe Freud jahrelang gelesen und spiele bis heute immer wieder mit dem Gedanken, zusätzlich zu meiner verhaltenstherapeutischen Ausbildung noch die psychoanalytische Fachkunde zu erwerben. Eine der wichtigsten seiner Ideen ist die des dynamischen Unbewussten, welche die komplexen Vorgänge des Seelenlebens mit all ihren verborgenen und vieldeutigen Motiven und Strebungen umfasst. Im Bereich der sexuellen Süchte bieten diese Vorstellungen die mögliche Entschlüsselung der Sucht im Hinblick auf die Prägungsgeschichten meiner Patienten.

Magnus Hirschfeld (1868–1935) – der Advokat

> *»Die absonderlichsten (…) Dinge können in einer anderen Kultur das Geforderte sein (…) und werden dort ohne Schuldgefühl praktiziert. Das kann man lernen. Und dann sieht man in seiner eigenen Kultur die Dinge viel humaner.«* Magnus Hirschfeld

Magnus Hirschfeld lebte und arbeitete als Arzt in Berlin. Er hatte sich der Erforschung der Sexualität und ihrer »Zwischenstufen« verschrieben und gründete im

Jahr 1919 das erste Institut für Sexualwissenschaft, welches am 6. Mai 1933 im Zuge der Bücherverbrennungen von den Nationalsozialisten vernichtet wurde. Hirschfeld war eine widersprüchliche Persönlichkeit. Einerseits setzte er sich entschieden gegen die Diskriminierung und Stigmatisierung der Homosexualität ein, andererseits befürwortete er die Eugenik als »Ausjätung schlechter Menschenkeime« und überwies homosexuelle Männer zur einseitigen Kastration und zur »Überpflanzung eines heterosexuellen Hodens« an Kollegen. Der Sexualwissenschaftler Volkmar Sigusch (2009) bezeichnete ihn etwas verächtlich als »einen ziemlich anspruchslosen Sammler sexueller Fakten«, dem es an gedanklicher Schärfe mangelt. Hirschfeld suchte nach biologischen Erklärungsmodellen, wobei er von einer unveränderlichen – weil angeborenen – biologischen Anlage von Homo-, Bi- und Heterosexualität (1906) ausging, nicht von einer psychosexuellen und veränderlichen Entwicklung wie Freud. Nach einer Zeit kurzer Annäherung, in welcher Hirschfeld Freud auch 1908 in Wien besuchte, kam es bereits drei Jahre später unter dem maßgeblichen und feindseligen Einfluss C. G. Jungs zum Bruch mit der psychoanalytischen Bewegung.

Das, was Krafft-Ebing in der *Psychopathia Sexualis* als »psychischen Hermaphroditismus« bezeichnete, fand bei Hirschfeld seinen Niederschlag in der biologischen Lehre von den »sexuellen Zwischenstufen« (1916–1920). Er wollte alle »Zwischenstufen« zwischen Homo- und Heterosexualität gleichermaßen als normale, biologisch festgefügte Varianten der Natur verstanden wissen, und schrieb in Bezug auf Homosexuelle vom »dritten Geschlecht«. Als der Terror der Nationalsozialisten immer bedrohlichere Ausmaße angenommen hatte (Hirschfeld war jüdischen Glaubens und selbst homosexuell), musste er um sein Leben fürchten und verließ Deutschland bereits im Jahr 1931. Er reiste als Vortragsredner durch Nordamerika, Asien und den Orient. Bei seiner Rückkehr in Europa ließ er sich in Nizza nieder, wo er am 14. Mai 1935 starb.

Sandor Rado (1890–1972) – der missachtete Vordenker

Sandor Rado (1890–1972) war ein ungarischer Arzt und Psychoanalytiker. Er praktizierte zunächst in Ungarn, später in Berlin. 1931 ging er auf Bitten Sigmund Freuds nach New York, um dort ein psychoanalytisches Institut nach dem Berliner Vorbild aufzubauen. Als sich Rado in New York zunehmend von Freuds Positionen entfernte und schließlich auch die Annahme der psychischen Bisexualität in Frage stellte, wurde er innerhalb der Psychoanalyse isoliert. Rado, der stärker an biologischen und evolutionären Konzepten interessiert war als Freud, hielt eine gegengeschlechtliche, also heterosexuelle Vorprägung des Menschen für wahrscheinlicher als eine bisexuelle (1969). Er hielt Homosexualität für eine spezielle Form einer Angsthemmung – der Heterophobie –, also einer erworbenen Angst vor dem anderen Geschlecht. 1941 wurde Rado schließlich seiner Position als Direktor des New Yorker Psychoanalytischen Instituts enthoben.

Sandor Rado war ein Vordenker für das psychoanalytische Verständnis süchtiger Prozesse (1933). Er machte als einer der ersten Psychoanalytiker den Versuch, Sucht psychologisch zu erklären. Ihm zufolge liegt allen Süchten ein einziger Suchtprozess zugrunde – hat man diesen verstanden, hat man die Grundzüge jeder Sucht verstanden. Drogen, Alkohol und spezielle Verhaltensweisen, die Suchtcharakter annehmen können, sind in der Lage, einen inneren Zustand zu verändern, den Rado »tense depression« nennt. Gemeint sind unangenehme Spannungs- oder Leidenszustände des Ich, die durch das Suchtmittel in zwei Richtungen verändert werden können: einerseits durch die kurzfristige Befreiung von starkem psychischen Schmerz, andererseits durch die Erzeugung von gehobenen oder enthobenen Zuständen (wie Euphorie, Ausgelassenheit und Überschwang). Diese nennt er »narcotic elations« (narkotische Hochgefühle). Darüber hinaus befreien viele dieser Suchtmittel das Ich, indem sie das Ich-Erleben entgrenzen, entängstigen, ausdehnen oder auflösen und so in Zustände ozeanischer Einheit und umfassender Verbundenheit führen können. Einen Zusammenhang zwischen von Suchtprozessen erzeugten Enthobenheits- und Vereinigungszuständen und religiösen Erfahrungen hatte bereits C. G. Jung deutlich erkannt.

Das Problem der Suchtmittel, seien diese nun Stoffe oder bestimmte Verhaltensweisen, liegt darin, dass sie nur kurz wirksam sind. Somit versuchen Süchtige immer zwanghafter und drängender, die durch die Suchtmittel hervorgerufenen Zustände wiederherzustellen. Dabei vereinnahmen und beherrschen die Substanzen oder süchtigen Verhaltensweisen die betreffende Person mehr und mehr. Die Integrität der Person wird dabei gleichsam zersetzt, persönlich gültige ethische Standards können dabei ausgehöhlt werden. Die Sucht kann sich dann in der Psyche der Person gewissermaßen ausbreiten und ihr Handeln und ihre Beziehungen dauerhaft schädigen.

Alfred Kinsey (1894–1956) – ein Insektenforscher schockiert Amerika

> »*Die Geschichte der Wissenschaft belegt, dass, insoweit der Mensch versucht, sich selbst zu erkennen und seine gesamte Natur zu erfassen, er frei geworden ist von verwirrender Angst, verzweifelter Scham und von himmelschreiender Heuchelei.*« Alfred Kinsey

Wie der bereits erwähnte Edgar O. Wilson war Alfred Kinsey Biologe und Insektenforscher. 1920 promovierte er an der Harvard Universität über Gallwespen. Zu diesem Zweck hatte er Hundertausende dieser Tiere gesammelt und bestimmt, um sie systematisch und nach wissenschaftlichen Kriterien einordnen zu können. 1936 wurde Kinsey gebeten, Eheberatungskurse für die Studierenden der Universität abzuhalten. Er bemerkte schnell, dass es so gut wie keine gesicherten Daten über das Sexualverhalten von Menschen gab, deshalb begann er seine Studenten zu befragen. Schließlich entschloss er sich, systematisch und umfassend Daten über sexuelles Verhalten beim Menschen zu erforschen. Das hatte keiner vor ihm getan. Das Ergebnis seiner Forschungen schockierte – und faszinierte – die überaus prüde US-Nation. In den Jahren 1948 und 1953 veröffentlichte er die Kinsey-Reports (original: 1948, 1953; deutsche Übersetzung: 1954, 1955). Der erste Band befasste sich mit dem Sexualverhalten von Männern, der zweite Band mit dem von Frauen.

Die Reports zählen zu den Meilensteinen der sexuellen Aufklärung. Sie beruhen auf den akribischen Befragungen von Tausenden amerikanischen Männern und Frauen, die Kinsey und seine Mitarbeiter durchgeführt hatten, und sind die erste umfassende Auswertung von Daten über das tatsächliche menschliche Sexualverhalten (Gebhbart & Johnson 1979). Kinsey konnte zeigen, dass die sexuelle Welt nicht so strikt in heterosexuell und homosexuell aufgebaut war, wie allgemein angenommen, sondern bedeutend vielfältiger. Ganz ähnlich, wie es Hirschfeld vor ihm behauptet hatte (»Die Welt kann nicht in Schafe und Ziegen aufgeteilt werden, weder sind alle Dinge schwarz, noch sind alle Dinge weiß.«). Aus unserer heutigen Sicht sind die Ergebnisse nicht besonders spektakulär. Dass Frauen masturbieren und häufiger vorehelichen und außerehelichen Verkehr haben als angenommen oder dass viele Männer über gleichgeschlechtliche Erfahrungen verfügen, wirkt im 21. Jahrhundert nicht sensationell. Andererseits hat die Art und Weise, wie wir heute über unsere Sexualität denken, eben auch damit zu tun, dass Kinseys Erkenntnisse in unser allgemeines Wissen und unser Verständnis über Sexualität eingeflossen sind.

Robert Stoller (1924–1991) – Denker der Perversion

> *»Wir müssen der Allgegenwärtigkeit sexueller Pathologie bei Heterosexuellen ins Auge sehen, die als die angeblich Normalen gelten, wenn wir zu einer Begriffsbestimmung des Anormalen ansetzen. Erst wenn wir Heterosexualität verstehen (…), können wir Perversionen verstehen.«* Robert Stoller

Robert Stoller war Professor für Psychiatrie an der Universität von Kalifornien in Los Angeles und Forscher an der universitätseigenen Klinik für Störungen der Geschlechtsidentität. Er war psychoanalytisch ausgebildet und hat mit seinem Denken neue Impulse für das Verständnis von Perversionen gegeben (1975), also der Entstehung abweichender sexueller Verhaltensweisen, wie z. B. dem Fetischismus und der Herausbildung der Geschlechtsidentität. Seiner Ansicht nach sind Perversionen ritualisierte Formen von Rache, Feindseligkeit und Hass, die durch spezielle Kränkungen und Bedrohungen der Geschlechts- und der Kernidentität in der Kindheit entstehen. Perversionen sind nach Stoller sich wiederholende Verhaltensmuster, die es erlauben, die Niederlagen, Beschämungen und Zurücksetzungen der Kindheit vor allem bei geschlechtlicher Beschämung oder bei Kränkungen der Geschlechtsidentität in kurzfristige erotische Triumphe zu verwandeln. Stoller geriet mit seinen Ansichten in Konflikt mit den klassischen Ansichten Freuds, der Perversionen für Fixierungen gehalten hatte, also Anhaftungen an frühe sexuelle Entwicklungsstufen.

Wichtig für unsere Betrachtung der Zusammenhänge von Sucht und Sexualität ist Stollers Vorstellung, dass süchtige und abweichende Verhaltensweisen Wiederholungscharakter haben und dass dies in perversen Szenarien meist auch der Fall ist. In der Psychoanalyse spricht man deshalb vom Wiederholungszwang. In der Regel treten bei sexuellen Süchten sehr lustbetonte Wiederholungszwänge auf, die lebensgeschichtlich ausgeformt wurden. Dabei können sie größeren, biografisch relevanten Szenarien oder kleineren hochautomatisierten sexuellen Handlungsabläufen folgen. In der Vignette meines Patienten »Drei Tage mit Mama« wird dieser Wiederholungszwang deutlich. In den Gesprächen mit der Domina betont meine Klientin den Suchtcharakter der meisten perversen Handlungen sehr deutlich, indem sie darauf hinweist, dass ihre Kunden Intimität mit Intensität verwechseln und ständig auf der Suche nach neuen, intensiveren Reizen sind.

Robert Stoller starb leider bereits im Alter von 66 Jahren in Los Angeles bei einem Autounfall, deshalb ist sein Beitrag zum Verständnis abweichender sexueller Verhaltensweisen zwar klein, aber durchaus relevant.

William Masters (1915–2001), Virginia Johnson (1925–2013) und die sexuelle Reaktion

> *»Sexualität ist ein vollkommen natürlicher Vorgang. Du kannst ihn nicht wirklich absichtsvoll herstellen, aber du kannst Menschen darin unterweisen, ihn geschehen zu lassen.«* William Masters

Freud hatte aus den Berichten seiner Patienten die grundlegenden psychoanalytischen Ansichten über die sexuelle Natur des Menschen abgeleitet. Kinsey hatte tausende von Männern und Frauen über ihr Sexualverhalten befragt. Masters und Johnson aber waren die ersten, die sexuelles Verhalten unter Laborbedingungen – Masturbation und Geschlechtsverkehr – direkt beobachteten! Dabei konnten sie viele neue Erkenntnisse über den Ablauf des sexuellen Reaktionszyklus gewinnen. Das Werk *Human Sexual Response* erschien 1966 (Johnson & Masters 1966), und ganz ähnlich wie Alfred Kinsey vor ihnen revolutionierte das Paar dort einige unserer Vorstellungen über die menschliche Sexualität. Die Autoren waren stärker als andere an biologischen und physiologischen Prozessen und deren Funktionen interessiert, kritisierten die ihrer Ansicht nach völlig unwirksame und aufwendige Psychoanalyse in der Behandlung sexueller Störungen – in den USA der 50er-Jahre die Methode der Wahl – und entwickelten wesentlich kürzere und sehr wirksame Übungsmethoden zur Behebung von sexuellen Störungen. Besonders bedeutsam waren ihre Hinwendung zur partnerschaftlichen Sexualität als einem Geschehen zwischen zwei Menschen und ihre Erkenntnis, dass das Zusammenspiel von Mann und Frau ganz entscheidend zur sexuellen Zufriedenheit beiträgt (Johnson et al. 1994).

Ähnlich wie Kinsey vor ihnen stellten sie das partnerschaftliche sexuelle Erleben und Verhalten von Mann und Frau in den Mittelpunkt ihres forschenden Interesses und in den Mittelpunkt ihrer Behandlung. Den Frauen und ihrem sexuellen Verhalten galt dabei besonderes Augenmerk. So konnten sie erstmals nachweisen, dass Frauen tatsächlich zu mehrfachen Orgasmen in der Lage waren. Ihr Phasenmodell der sexuellen Reaktion beinhaltete vier Stufen: eine Erregungsphase, eine Plateauphase, den Orgasmus und eine Rückbildungsphase, beim Mann Refraktärphase genannt, in der für einen gewissen Zeitraum keine Erektion mehr möglich ist. In jeder dieser Phasen können Störungen auftreten. Die häufigsten von Masters und Johnson gefundenen Störungen waren Erregungsstörungen, vorzeitige Orgasmen und verzögerter oder gar kein Orgasmus (Johnson & Masters 1970). Die beiden Forscher entwickelten den Sensate Focus, den man »sinnliche Ausrichtung« oder »sinnlichen Schwerpunkt« nennen könnte – eine partnerschaftliche Methode zur Überwindung sexueller Störungen und zur Entwicklung von mehr Sinnlichkeit und größerer Intimität als Voraussetzung für eine angstfreie sexuelle Begegnung. Der Sensate Focus verhilft bis zum heutigen Tage vielen Paaren häufig überraschend schnell und dauerhaft zu bedeutend mehr sexueller Zufriedenheit und partnerschaftlicher Erfüllung.

Masters und Johnson haben sich nicht direkt mit sexueller Süchtigkeit befasst. Doch ihrer Forschung verdanken wir zentrale Erkenntnisse über die Heterosexualität, die gelingende Liebe zwischen Mann und Frau und das damit verbundene Beziehungsgeschehen. Menschen mit ausgeprägter sexueller Süchtigkeit leiden häufig an dem, was wir noch als Störungen der Intimität kennenlernen werden, welche ein großes Unbehagen in der partnerschaftlichen Begegnung auslösen können. In der Folge kann es zum Zusammenbruch aller sexuellen Funktionen kommen, bis hin zu Panikattacken. Große Angst vor Nähe und Intimität sind häufig eng verbunden mit beziehungsloser sexueller Süchtigkeit, deren Wesen autoerotisch oder narzisstisch ist, aber auch promiskuitiv sein kann. Mit den Fragestellungen der sexuellen Abneigung und des sexuellen Unbehagens hat sich eine weitere Pionierin der Sexualwissenschaft befasst: Helen Singer Kaplan.

Helen Singer Kaplan (1929–1995) und die Entdeckung des sexuellen Unbehagens

> *»Die Unersättlichkeit, die hypersexuelle Personen kennzeichnet, sowie das intensive Lustempfinden, die durch die ›Droge‹ Sex herbeigeführt werden, haben markante Ähnlichkeit mit dem ›Hoch‹, das in der Abhängigkeit von bestimmten süchtig machenden Substanzen entsteht.«* Helen Singer Kaplan

Helen Singer Kaplan (1974, 1979, 1987, 1995, 2000) hatte die Fähigkeit, äußerst integrativ zu denken und klinisch ebenso handeln. Kaplan führte in ihrem Fachgebiet erstmalig und konsequent psychoanalytisches und behaviorales Denken und Handeln zusammen – dies in einer Zeit, in der psychodynamische und verhaltenstherapeutische Modelle einander eher feindselig und entwertend gegenüberstanden. Sie war es, die diese unterschiedlichen Denkrichtungen zusammenführte und deren Kombination sie systematisch und praxisbezogen auf ihre Patienten anwandte. Sie erkannte wesentliche Hemmungsmechanismen im Bereich des sexuellen Verhaltens von Männern und Frauen und begann die Vorgänge zu entschlüsseln, denen sexuelles Unbehagen und sexuelle Abneigung zugrunde lagen.

Helen Singer Kaplan wurde 1929 in Wien geboren. In diesem Jahr ärgerte sich Sigmund Freud, nur ein paar Straßenzüge weiter, beim Nobelpreis übergangen worden zu sein. Doch das nur nebenbei. Mit elf Jahren emigrierte Kaplan vor den Nazis in die USA, da sie Jüdin war. Dort wurde sie als Psychologin und Psychiaterin ausgebildet, war in der Folge sehr fundiert in der Psychoanalyse Freuds und in der Verhaltenstherapie – vor allem verhaltenstherapeutischer Sexualtherapie – geschult. Sie gründete die erste Klinik in den Vereinigten Staaten für sexuelle Störungen an einer medizinischen Fakultät in New York.

Singer Kaplan war Professorin für Psychiatrie und entwarf das Human Sexuality Program an der Payne Whitney Klinik in Manhattan, einer der besten psychiatrischen Einrichtungen der USA. 1961 wurde Marilyn Monroe dort behandelt. Eine Zeitschrift bezeichnete Kaplan als die Sex Queen – die Königin des Sex –, da sie die lustbetonten und befreienden Aspekte der Sexualität sehr in den Vordergrund ihrer Betrachtungen stellte. Ein zentrales Motto ihres Lehrens waren die genaue Analyse ihrer Behandlungsfälle und das Lernen aus Misserfolgen. Sie bemerkte nämlich, dass eine nicht unbeträchtliche Anzahl der Patienten, die sie aufsuchten, nicht von den herkömmlichen, an Masters und Johnson angelehnten Behandlungsprogrammen und dem Sensate Focus profitierte (1974). Deshalb nahm sie tieferliegende psychologische Schwierigkeiten an, die sie zusätzlich psychotherapeutisch zu behandeln versuchte. Obwohl sie sah, dass viele sexuelle Schwierigkeiten eher oberflächlicher Natur waren, sah sie vor allem in den Störungen des sexuellen Verlangens, des sexuellen Unbehagens und der Sexualängste tieferliegende psychische Vorgänge am Werk, die die Entstehung des sexuellen Begehrens hemmen oder sogar vollständig blockieren konnten (Kaplan 1979, 1995). Ich verdanke Helen Singer Kaplan ein tieferes Verständnis der Störungen der Intimität. Diese sind in der Regel die Kehrseite der sexuellen Süchte.

Helen Singer Kaplan starb leider bereits im Alter von 66 Jahren an einem Krebsleiden. Ihr Tod war überschattet von einem familiären Skandal, in dessen Folge ihr Mann, der Spielzeugmagnat Charles P. Lazarus, von den gemeinsamen Söhnen angeklagt wurde, ihre Mutter körperlich misshandelt und sie dabei eine Treppe hinuntergestoßen zu haben. Diese Geschichte wirkt befremdlich, da man nicht vermuten würde, dass eine »Meisterin des Sex« so ernsthafte eheliche Probleme haben kann. Aber niemand ist wohl davor gefeit, nicht einmal die Queen of Sex.

Patrick Carnes (geboren 1944) und die Entdeckung sexueller Sucht

Patrick Carnes war der erste Forscher und Kliniker, der sich ausdrücklich mit dem Phänomen der sexuellen Süchtigkeit befasst hat (Carnes 2013). Von 1996 bis 2004 war er der klinische Direktor der Abteilung für Sexualstörungen in der Prominentenklinik The Meadows in Wickenburg Arizona. Ein Behandlungstag kostet hier mindestens 2000 Dollar. Zuletzt wurde er bekannt, als er den weltberühmten Golfspieler Tiger Woods wegen dessen sexueller Süchtigkeit behandelt hatte. Woods hatte in fünf Jahren Ehe ungefähr 120 Affären eingestanden. Er hatte ein unersättliches promiskuitives Suchtmuster ausgebildet.

Carnes war der Erste, der den Standpunkt vertrat, dass es sexuelle Verhaltensweisen gibt, die als süchtig bezeichnet werden müssen. Er war derjenige, der den Begriff der Sexsucht – Sex Addicton – geprägt und den ersten umfassenden Behandlungsvorschlag überhaupt entwickelt hat. 1983 wurde sein Buch *Out oft the*

Shadows (1983, 2001) veröffentlicht, in dem er sexuelle Süchtigkeit als eine »ungewöhnliche Fixierung einer Person an ihre Sexualität« oder auch als »die störungswertige Beziehung einer Person mit einer spezifischen stimmungsverändernden Erfahrung« beschrieb. Außerdem hat er ein sehr lesenswertes Buch über die Schattenseiten sexueller Süchte geschrieben, genauer: die partnerschaftliche oder intime sexuelle Magersucht (Carnes 2009).

Robert Weiss und die sexuellen Süchte bei homosexuellen Männern

> »*Ich wunderte mich, wie viele Männer sich mit HIV infizierten, weil sie unbehandelte Sexsüchtige waren.*« Robert Weiss

Rob Weiss ist ein Suchtberater, Sexualtherapeut und Autor aus Kalifornien. Er war ein Schüler von Patrick Carnes. Weiss hat 2005 das erste Buch über sexuelle Süchte bei homosexuellen Männern geschrieben. Er ist selbst gleichgeschlechtlich orientiert und mit einem Mann verheiratet. Weiss machte als Erster auf die sexuelle Süchtigkeit bei Männern und die besonderen Risiken schwuler Männer aufmerksam. Demnach sind Männer, die Sex mit Männern haben, vor allem durch die Praxis des ungeschützten Analverkehrs rund 18-mal mehr gefährdet, sich mit HIV zu infizieren, als dies bei ungeschützten Kontakten zwischen Penis und Vagina der Fall ist. Die Praxis des Barebacking (Reiten ohne Sattel), d. h. Analverkehr ohne Kondom, ist trotz Kenntnis der Risiken bei Männern weit verbreitet. So gab und gibt es z. B. Barebacking-Partys, in denen ganz explizit auf geschützten Sex mit Kondomen verzichtet wird. Wie ein so risikobehaftetes sexuelles Verhalten – vor allem auch im Bereich sexueller Süchte – zu erklären ist, werden wir noch sehen. Im Übrigen zeigen Untersuchungen, dass Heterosexuelle unter bestimmten Bedingungen ebenso zu diesen Risikoverhaltensweisen neigen wie homosexuelle Männer.

1.3.2 Die sexuellen Orientierungen

- Was ist eine sexuelle Orientierung?
- Wie kommt es dazu?
- Wie festgeschrieben oder veränderbar ist sie?

Unsere sexuelle Orientierung bestimmt, mit welchem Geschlecht wir vorwiegend oder ausschließlich Sex haben wollen. Unter sexueller Orientierung oder sexueller Veranlagung verstehen wir die Anziehung einer Person zu Personen des anderen oder des eigenen Geschlechts. Als Grundmodell zum Verständnis der sexuellen Orientierung können wir uns dabei ein zweipoliges Kontinuum mit vielen Gradstufen vorstellen, an dessen einem Ende die ausschließliche Heterosexualität liegt und an dessen anderem Ende sich die ausschließliche Homosexualität befindet. In der Mitte liegt die Bi- oder die Ambisexualität, die eine konflikthafte oder harmonische Anziehung für beide Geschlechter beinhalten kann. Links und rechts von der Bisexualität liegen zwei in neuerer Zeit beschriebene Formen sexueller Orientierung: die Heteroflexibilität und die Homoflexibilität. Damit sind Männer und Frauen gemeint, die, obwohl sie eine dominante sexuelle Orientierung beschreiben, auch Sex mit Partnern oder sexuelle Fantasien, die Partner des nicht in erster Linie bevorzugten Geschlechts beinhalten.

Die Diskussion über das Wesen der sexuellen Orientierung ist ein nicht abschließbares und oft kontroverses Geschehen, welches immer wieder die Gemüter erhitzt. Oft liegt der Standpunkt im Auge des Betrachters oder, genauer gesagt: im Auge der Betroffenen selbst. Besonders spannend ist die Diskussion um die sexuellen Orientierungen deshalb, da Aussagen über diese untrennbar mit gesellschaftlichen Grundfragen zu sexueller Ethik und zu Sexualpolitik verwoben sind. Ein Beispiel soll dies veranschaulichen: Diejenigen Personen, die ihre Homosexualität als angeboren, unabweisbar und eindeutig erleben, sollten in einer demokratischen Gesellschaft vermutlich uneingeschränkt die gleichen bürgerlichen Rechte – z. B. Ehe und Adoption – wie heterosexuelle Paare haben und vor kurzer Zeit ist dies in Deutschland ja auch politisch tatsächlich so entschieden worden. Warum war das so lange nicht der Fall? Dies liegt daran, dass unsere Sexualmoral stark durch das Christentum und der ganz überwiegenden Mehrheit heterosexueller Männer und Frauen geprägt ist und Homosexualität kein tatsächliches Fortpflanzungsverhalten zwischen Mann und Frau beinhaltet.

Die oben angedeuteten Diskurse über die sexuelle Orientierung verlaufen zum Schaden vieler Menschen zu zweipolig – also zu schwarz oder weiß – und werden so auch meist in den Medien diskutiert. Ich möchte der dichotomen Darstellung der sexuellen Orientierung durch eine fächerartige Darstellung eines Spektrums sexueller Orientierungen entgegentreten. Die folgenden sexuellen Orientierungen werden dabei auf einem Kontinuum mit vielen Ausprägungsstufen liegend – also in der klassischen Tradition Alfred Kinseys – entfaltet.

Heterosexualität

Heterosexualität (Johnson et al. 1994; Lauman et al. 1994) ist die am weitesten verbreitete sexuelle Orientierung, bei der das Begehren, die Romantik und die Liebe ausschließlich auf Personen des anderen Geschlechts ausgerichtet ist. Die zweigeschlechtliche Sexualität ist die biologische Grundlage der Fortpflanzung des Menschen. Heterosexuelle Vermehrung hat sich innerhalb der Evolution des Lebendigen vor ca. 600 Millionen Jahren entwickelt. Ihr Vorteil liegt – wie wir bereits gesehen haben – in der Neukombination von Genen zweier Individuen und einer dadurch erhöhten Überlebenswahrscheinlichkeit der Nachkommen durch bessere Anpassungen an ihre Umwelten. Für viele Menschen ist die Heterosexualität ein normaler, natürlicher und wünschenswerter Zustand, der die Zukunft des Menschen durch Fortpflanzung und die Entstehung neuer Generationen sichert. Da sie so »natürlich« wirkt, halten die meisten Menschen sie fraglos für normal und gegeben. Sigmund Freud jedoch glaubte, dass die exklusive Heterosexualität den Endpunkt einer eher komplexen psychosexuellen Entwicklung darstellt, in welchem sie, ganz ähnlich wie die exklusive Homosexualität, auf einer lebensgeschichtlichen »Einschränkung der Objektwahl« beruhe – also auf ausschließenden und weitgehend eindeutigen erotischen Hinwendung zu Partnern des anderen Geschlechts.

Anders als bei anderen sexuellen Orientierungen ist für die meist monogam angelegten heterosexuellen Beziehungen in jedem Staat der Erde eine rechtliche Anerkennung möglich. In der Regel ist diese Form der Anerkennung die Ehe. Die Ehe und die auf ihr aufbauende Familie werden als dauerhafte und verpflichtende Verbindungen zwischen einem Mann und einer Frau verstanden. In vielen Kirchen ist die Ehe ein unauflösbares Sakrament, also ein Zeichen Gottes, das sich die zwei Ehepartner gegenseitig spenden. Wie lange es bereits eheähnliche Verbindungen zwischen Partnern gibt, ist nicht geklärt. Aus der Größenentwicklung der Männchen bei Homo Sapiens und der vergleichenden Primatologie lassen sich jedoch einige Schlüsse ziehen. Demnach sind die Männchen bei Homo Sapiens im Laufe ihrer Entwicklung deutlich kleiner geworden. Daraus lässt sich schließen, dass männliche Größe, Dominanz, Aggressivität und Kraft, wie z. B. bei den Gorillas, sich zugunsten sozialer Verhaltensweisen, wie gemeinsame Jagd, Teilhabe an der Aufzucht der Jungen, Sicherheit in die eigene Vaterschaft und Sicherheit für das Überleben des gemeinsamen Nachwuchses, zurückgebildet haben. So haben sich vermutlich monogamere Verhaltenssysteme aus ursprünglich polygamen sozialen Systemen heraus entwickelt.

In Deutschland waren 2005 fast 38 Millionen Menschen in monogamen und heterosexuellen Ehen verheiratet. Vielehen dagegen sind rechtlich in allen europäischen Ländern verboten, werden jedoch unter ganz bestimmten Umständen auch in europäischen Ländern geduldet.

Heteroflexibiliät

Heteroflexibilität bezeichnet eine sexuelle Orientierung, die dadurch gekennzeichnet ist, dass homosexuelle, homoerotische und homoromantische Neigungen bei gleichzeitig vorwiegend heterosexueller Orientierung vorliegen. Forschungen zur sexuellen Orientierung haben erhebliche Zweifel an der Dreiteilung der sexuellen Orientierung in hetero-, bi- und homosexuell aufkommen lassen. Der Entwicklungspsychologe Ritch Savin-Williams konnte zeigen, dass es die Gruppe der vorwiegend heterosexuellen Männer und Frauen tatsächlich gibt (Vrangalova & Savin-Williams 2012; Savin-Williams et al. 2013; Savin-Williams & Vrangalova 2013). Sie haben ein spezifisches sexuelles Erleben, das sie in gewissem Umfang auch und dauerhaft für homosexuelle Reize ansprechbar macht. Dieses Muster ist stabil über die Zeit hinweg. Die Größe der Gruppe wird bei Männern auf 1,7–9 % und bei Frauen auf 1,2–23 % der Gesamtbevölkerung geschätzt. Als Daumenregel könnte man sagen: Es handelt sich um eine Gruppe von Menschen, die ca. 5–10 % der Gesamtbevölkerung umfasst, dabei mehr Frauen als Männer. Fragt man Männer aus dieser Kategorie, was diese Aussage bedeutet, sagen sie Dinge wie: »Ich bin hetero, bis mir ein ansprechender Mann über den Weg läuft« oder »Meistens bin ich hetero, aber nicht immer«.

Bereits in der Antike sind homoerotische Beziehungsformen zwischen jüngeren und älteren Männern beschrieben. In der Regel waren diese Männer Soldaten und verheiratet. Die sogenannte Heilige Schar war eine Eliteeinheit der Streitkräfte von Theben, die aus 150 Kampfpaaren bestand und eine kampfstarke Phalanx – eine Schlachtreihe – bildeten. Die starke – auch erotische – Bindung der persönlichen Kampfgenossen sollte die Kampfkraft der Phalanx erhöhen. Das Paar bestand aus einem jüngeren und einem älteren Soldaten. Diese militärische Formation aus Theben fand wenige Jahrzehnte später durch Alexander den Großen mit den Gefährten zu Fuß ihre Nachahmung. Dabei heirateten diese Soldaten vor ihrem ersten Kampfeinsatz, um ihnen die Zeugung von Söhnen zu ermöglichen. Alexander selbst hatte vermutlich eine homoerotische Beziehung zu seinem engsten Kampfgefährten, Freund und General Hephaistion. Nach dessen frühem Tod ließ Alexander das heilige Feuer löschen und wollte ihn zum Gott ausrufen lassen. Dies untersagte allerdings das Orakel der Oase Siwa, aber es gestand ihm den Heroenkult für Hephaistion zu. Übrigens waren sowohl Hephaistion als auch Alexander verheiratet und hatten mehrere Kinder.

Auch die zu gewissen Zeiten verbreitete Knabenliebe im antiken Griechenland wurde in der Regel nur von verheirateten Männern mit heranwachsenden jüngeren Männern praktiziert. Durch das intime Liebesverhältnis sollte sich der junge Mann die »areté« – Mannestugenden wie Mut, Kriegstüchtigkeit und Bildung – aneignen bzw. sollten diese herausgebildet werden. Bei der Beschreibung dieser homoerotischen Beziehungsfiguren wird deutlich, dass gleichgeschlechtliches Verhalten unter Männern häufig der Einsetzung und Bestätigung von Männlichkeit dient und dies womöglich seit Urzeiten so ist. Zentral bei diesem Vorgang ist die gegenseitige Bewunderung des einen für den anderen und eine Art erotisch-liebender Zuneigung. Der jüngere bewundert den älteren für seine männlichen Tugenden und seine errungene Männlichkeit schlechthin, der ältere bewundert den jüngeren für seine Jugend und die heranreifende Männlichkeit mit all ihren heroischen Möglichkeiten.

In neuerer Zeit wurden homosexuelle Handlungen von vorwiegend heterosexuellen Männern vor allem von Jane Ward (2015) untersucht, die darüber ein Buch mit dem Titel *Not Gay: Sex between Straight White Men* geschrieben hat. Darin entwirft sie ein Konzept nicht-schwuler männlicher Homosexualität mit der Annahme, dass diese in der Regel sehr stark tabuisierte Form männlicher Sexualität ein wichtiger Bestandteil männlicher – häufig auch erniedrigender – Aufnahmeriten in sogenannte Männerwelten wie Burschenschaften oder militärische und elitäre Männerbünde ist. Diese Rituale sind unangenehme Prüfungen, um sich die oben erwähnte Areté zu verdienen, die Anerkennung »als echter Mann mit männlichen Tugenden«. Nach Ward stabilisieren diese homosexuellen Handlungen paradoxerweise gerade die heterosexuelle Identität. Ein Mann wird so zu einem Gleichen unter Gleichen, und die gegenseitigen Bande werden gestärkt.

Doris Kearns Goodwin (2005) beschreibt in ihrem preisgekrönten Buch über Abraham Lincoln sowie seine Mitstreiter und gleichzeitigen Rivalen (*Team of Rivals*) die ausgeprägten homoromantischen Beziehungen zwischen Männern im Amerika des 19. Jahrhunderts. Wenn man deren Briefe liest, gewinnt man den Eindruck, dass diese Männer ineinander verliebt waren, so zärtlich drücken sie sich gegeneinander aus. Auch deshalb wurde Lincoln von einzelnen Autoren für homosexuell gehalten. Eine Annahme, die allerdings – sofern sie sich überhaupt noch prüfen lässt – als widerlegt gelten muss.

Bisexualität

> »*Bisher haben wir nur von der völligen Inversion gesprochen, aber es gibt Zwischenstadien. Viele Individuen sind parteilos und angeregt durch Empfindungen, welche zwischen den Geschlechtern hin- und herfluten.*« Auguste Forel

In einer vor Kurzem von YouGov – einem führenden englischen Meinungsforschungsinstitut – im Vereinigten Königreich durchgeführten Umfrage gaben die Hälfte der Befragten aus der Gruppe der zwischen 18 und 24-Jährigen an, sich nicht ausschließlich als heterosexuell zu erleben. In der Gesamtheit aller Befragten – also unter Einbeziehung aller befragten Altersgruppen – hielten sich schließlich 72 % für ausschließlich heterosexuell, 4 % für ausschließlich homosexuell und 19 % für bisexuell in verschiedenen Ausprägungsgraden.

In der Sexualtheorie wirkt die Bisexualität oft wie die Blaupause einer sich noch entwickelnden sexuellen Orientierung. Heute wissen wir, dass diese Annahme eher falsch als richtig ist. Vor allem in der Psychoanalyse bei Sigmund Freud wurde die Bisexualität als offene Grundfigur, von der aus sich Hetero- oder Homosexualität psychosexuell entwickeln konzipiert. Darüber hinaus finden wir die Idee von vererbten, sogenannten sexuellen Zwischenstufen bei seinen Zeitgenossen Richard von Krafft-Ebing und Magnus Hirschfeld wieder. Freud ging davon aus, dass der normale Entwicklungsprozess der menschlichen Sexualität, insbesondere der der sexuellen Orientierung, seinen Ausgang von einer Bisexualität her nimmt und durch innere und äußere Einflüsse ganz maßgeblich geformt wird, also vor allem nicht angeboren ist. Einige seiner Schüler widersprachen dieser Ansicht energisch. Vor allem der bereits erwähnte Sandor Rado in New York und seine Schüler. Sie hielten die Bisexualität für keine noch ungestaltete Vorform späterer Hetero- oder Homosexualität, sondern vertraten die Ansicht, dass die Heterosexualität als funktionale Grundform der Fortpflanzung schon biologisch vorgegeben war und dass Bi- und Homosexualität vor allem die Folge einer neurotischen teilweisen oder völligen Angsthemmung gegenüber dem Gegengeschlecht seien.

Durch seine Befragungen konnte Kinsey später zeigen, dass viel mehr Männer gleichgeschlechtliche Erfahrungen gemacht hatten als angenommen, nämlich fast 50 % in unterschiedlichen Ausprägungsgraden. Ungefähr 11 % der Männer zwischen 20 und 35 Jahren schätzten sich als dauerhaft bisexuell ein. Ein wichtiger Vertreter der im Zuge der Gay-Liberation-Bewegung entstehenden Bisexuellen-Bewegung war der amerikanische Psychiater Fritz Klein (1978). 1980 gründete er das Journal of Bisexuality, eine Fachzeitschrift, die sich mit bisexuellen Fragestellungen befasste. Klein betonte die mehrdimensionale Verwobenheit und Wandelbarkeit sexueller Orientierungen beim Menschen und trat sehr dafür ein, die Bisexualität als eigenständige sexuelle Orientierung öffentlich zu diskutieren und anzuerkennen. 1978 schrieb er sein Hauptwerk über die Bisexualität als eigenständige sexuelle Orientierung: »*The Bisexual Option*«. Dort beschreibt er, warum sowohl Heterosexuelle als auch Homosexuelle diese Form der sexuellen Orientierung häufig als bedrohlich erleben und eine starke Tendenz zur Zweiteilung der Sexualität – also der Aufteilung in genau zwei voneinander geschiedene Bereiche – besteht. Viele Homosexuelle halten die Bisexualität für eine Übergangsphase hin zu einer eindeutigen Homosexualität und für einen Teil des normalen Coming-out-Prozesses, d.h. der Entstehung einer schwulen Identität. Tatsächlich ist diese Interpretation aufgrund der doppelsinnigen Natur der Bisexualität naheliegend, die dadurch beunruhigend wirkt, dass sie in einem Spannungsfeld zwischen Hetero- und Homosexualität scheinbar nicht zur Ruhe kommen kann. Wenn Bisexualität aufgrund ihrer Doppelsinnigkeit oder der ihr innewohnenden Ambiguität nicht konfliktfrei in einer Person integriert wird, dann entstehen ambisexuelle Konflikte, auch sexuelle Reifungskrisen genannt. Dabei kommt der oder die Betroffene nicht zur Ruhe und gerät in starke, scheinbar nicht lösbare Konfliktspannungen hinsichtlich seiner bzw. ihrer sexuellen Orientierung. Ambisexuelle Konflikte können einmalig auftreten, z.B. in Pubertät und Adoleszenz, oder überdauernd und wiederkehrend sein. Es gibt wenig gesichertes Wissen hinsichtlich des Auftretens und der passenden Behandlungsmethodik dieser klinischen Problemstellung. Allerdings gibt es mit Sicherheit Möglichkeiten der Lösung ambisexueller Konflikte und der Harmonisierung einander scheinbar widersprechender Strebungen. Möglicherweise wäre es auch sinnvoll, die »natürliche Auflösung« dieser speziellen Konfliktform der sexuellen Orientierung zu untersuchen. In neuerer Zeit hat sich die bisexuelle Aktivistin Robyn Ochs (2005) für die Wahrnehmung der Bisexualität als eigenständiger sexueller Orientierung stark gemacht.

Homoflexibiliät

Unter Homoflexibilität versteht man eine sexuelle Orientierung, die dadurch gekennzeichnet ist, dass heterosexuelle, heteroerotische und heteroromantische Neigungen oder Strebungen bei gleichzeitiger dominanter homosexueller Orientierung vorliegen. Im Bereich der männlichen Sexualität ist die Homoflexibilität bisher kaum untersucht, jedoch bekannt (Vrangalova & Savin-Williams 2012). Die homosexuelle Orientierung scheint bei Männern ausschließlicher, abgegrenzter und abgeschlossener zu sein als bei Frauen. Vor allem die Entwicklungspsychologin Lisa Diamond (2008) hat sich mit der »fließenden Natur« der weiblichen Sexualität befasst. Sie hat 100 Frauen, die sich als nicht-heterosexuell bezeichneten, zehn Jahre lang begleitet und befragt. Am Ende ihrer Studie schloss sie, dass der Ausdruck der Bisexualität die wandelbare, bewegliche und vielseitige Natur des sexuellen Erlebens von Frauen nicht gut abbilde, und trat sehr für ein deutlich erweitertes Verständnis von gleich- und andersgeschlechtlicher Sexualität ein. Nach Diamond kann die sexuelle Orientierung nicht ausgewählt oder willentlich verändert werden, dennoch kann sie im Laufe des Lebens beträchtlichen Schwankungen unterworfen sein. Außerdem sei die sexuelle Reaktionsfähigkeit von Frauen viel stärker an bestimmte Kontexte – vor allem an bestimmte Beziehungen – als an das Geschlecht einer Person gebunden.

Homosexualität

Homosexualität bezeichnet eine sexuelle Orientierung, die ausschließlich auf das eigene Geschlecht ausgerichtet ist und in modernen westlichen Gesellschaften zu einer lebenslangen sexuellen Identität werden kann. In fast jeder untersuchten Gesellschaft sind ca. 8 – 10 % der Männer und Frauen nicht eindeutig heterosexuell, mindestens einer von 50 ist ausschließlich homosexuell. In einigen nicht-westlichen Ländern, etwa in Russland, der Türkei oder im Iran, mit eher traditionellen und konservativen Männerbildern ist es bis heute z. T. lebensgefährlich, offen homosexuell zu sein oder als Homosexueller Rechte zu beanspruchen. Seit ca. 150 Jahren, mit dem Beginn der Entwicklung von Psychiatrie und Sexualwissenschaften wird von psychologischer und biologischer Seite über die Ursachen der Homosexualität geforscht, gemutmaßt, gestritten, behauptet und widerlegt. Dabei haben sich die einzelnen Erklärungsmodelle gegenseitig ergänzt. Zentral bleibt die Frage, wie es sein kann, dass eine Form der sexuellen Orientierung in jeder Generation und in jeder untersuchten Gesellschaft auftritt, die ihrem Wesen nach nichts zur Fortpflanzung beiträgt. Eine Diskussion hierüber würde den Rahmen dieses Buches überschreiten. Festzuhalten bleibt aber, dass in den freiheitlichen westlichen Gesellschaften sexuelle Orientierungen nicht als psychische Störungen betrachtet werden, sondern als Normvarianten der menschlichen Sexualität.

Für Freud war der Mensch zunächst bisexuell und »poymorph pervers« – also vielgestaltig und ungeformt – angelegt, d. h., ohne entsprechende psychische Entwicklung und Einwirkung konnte er sich überhaupt nicht heterosexuell entwickeln und blieb auf früheren – sogenannten infantilen – Entwicklungsstufen stecken. In dem berühmten Brief an die Mutter eines homosexuellen Sohnes vom 9. April 1935 bezeichnet er die Homosexualität als »eine gewisse Blockierung der sexuellen Entwicklung« – wobei er gleichzeitig die kulturellen Leistungen von Männern wie Leonardo da Vinci, den er für homosexuell hielt, sehr hoch einschätzte. Diesen Männern gelang es, so Freud, ihre Sexualität zu sublimieren und zur Grundlage universeller Kulturleistungen zu machen.

Solche psychologistischen Erklärungen sind natürlich nicht unwidersprochen geblieben. Mit Beginn des Fortschreitens der Evolutionsbiologie und der modernen Genetik, insbesondere der Epigenetik, sind auch eine Reihe beeindruckender biologischer Erklärungsmodelle aufgetaucht. Der Evolutionsgenetiker William R. Rice und seine Kollegen haben 2012 ein epigenetisches Modell der Entstehung der Homosexualität vorgelegt. Demnach (Rice et al. 2012) gibt es bei den Müttern von homosexuellen Männern epigenetische Steuerbefehle und Regelmechaniken, welche deren sexuelles Interesse für Männer auf ihre Söhne übertragen. Bei Vätern und deren Töchtern sei es ebenso. So ließe sich auch die Häufung von Homosexualität in einzelnen Familien erklären.

In Zwillingsstudien (Bailey & Pillard 1991; Bailey et al. 2000; Bearman & Bruckner 2002; Langström et al. 2010) konnte ein moderater bis lediglich geringer genetischer Einfluss, aber kein eindeutiger genetischer Mechanismus der Vererbung von Homosexualität gefunden werden. Die Zwillingsforschung, die hilft, genetische Einflüsse zu erkennen, kam bisher zu folgenden Erkenntnissen: Wäre Homosexualität vererbbar, dann müsste, wenn ein eineiiger Zwilling homosexuell wäre, der andere auch zwingend gleichgeschlechtlich orientiert sein. Dies ist aber nicht der Fall. Unter anderem wird heute angenommen, dass es je eigentümliche Erfahrungen – über die noch wenig bekannt ist – gibt, die zu Entwicklungsabzweigungen führen und die so eine mehr oder weniger homo- oder heterosexuelle Entwicklung einleiten. Die Zwillingsforschung ist umstritten, da man heute weiß, dass eineiige Zwillinge gar nicht immer so gleich sind wie angenommen oder unter tatsächlich gleichen Bedingungen heranreifen.

Der Neuropsychologe Qazi Rahman (2016) vom King's College in London, ein führender Wissenschaftler auf dem Gebiet der Entstehung der sexuellen Orientierungen, geht davon aus, dass die Suche nach einem »Homo-Gen« bald beendet sein dürfte, da die Faktoren, welche die Entstehung der sexuellen Orientierungen steuern, zu komplex seien und sich aus einem Mix aus Genetik und Umweltfaktoren zusammenfügten. Allerdings dürfen wir darauf gefasst sein, dass alle paar Jahre ein »Schwulen-Gen« durch die Medien geistert und uns ehrgeizige Wissenschaftler davon überzeugen wollen, nun endlich doch die endgültige und definitive Erklärung der Homosexualität gefunden zu haben.

Mit großer Wahrscheinlichkeit gibt es sowohl biologische als auch psychologische Entwicklungspfade zur Homosexualität, die in unterschiedlichen Gewichtungen in verschiedenen Individuen ausgeprägt sein können. Wir wissen über diese komplexen Verhältnisse noch viel zu wenig. Wichtig scheint mir jedoch die Annahme zu sein, dass es nicht einen einzigen Entwicklungspfad gibt und dass wir sowohl psychologische als auch biologische Modelle und deren Wechselwirkung zur Erklärung der sexuellen Orientierung heranziehen müssen, um zu einem tieferen Verständnis ihrer Entstehung zu gelangen, sofern wie dies überhaupt wollen.

1.3.3 Wie fließend ist die sexuelle Orientierung?

»*Gay men are not nearly as pure as I used to think they are.*
I was shocked by these findings.« Lisa Diamond

Die Frage, wie fließend und wandelbar die sexuelle Orientierung ist, kann derzeit für Männer und Frauen einerseits unterschiedlich, andererseits ähnlich ausfallen. Die bereits erwähnte Psychologin Lisa Diamond hat sich besonders mit der Wandelbarkeit der sexuellen Orientierung befasst, zunächst bei Frauen, später auch bei Männern (2013, 2015). In ihrem Buch *Sexual Fluidity* (2008) beschreibt sie die Beweglichkeit der sexuellen Orientierung bei Frauen. Sie schloss aus ihrer Forschung, dass der Begriff der Bisexualität zu statisch sei und die Beweglichkeit der sexuellen Orientierung – zunächst vor allem bei Frauen – nicht abzubilden vermag. Bei Frauen nehmen wir inzwischen eine allgemein höhere sexuelle Flexibilität an, bei den Männern sei die Lage etwas anders, so Diamond. Hier muss zwischen der Beweglichkeit und der Festigkeit der Orientierung genauer unterschieden werden. So ergeben sich bei Männern zwei Fragen: Ist die sexuelle Orientierung von Männern tatsächlich oder nur scheinbar festgefügter als die der Frauen? Und welches sind die Mechanismen der Fixierung und der Flexibilisierung? Die Meinungen gehen hier auseinander. Einige schwule und heterosexuelle Männer erleben ihre Orientierung als eindeutig festgelegt, andere erleben sie als beweglicher.

Wie bereits beschrieben, hat Jane Ward zu dieser Beweglichkeit ein Buch mit dem Titel *Not Gay: Sex between Straight White Men* geschrieben. Darin beschreibt sie einige ritualisierte und nicht-ritualisierte sexuelle Handlungen zwischen heterosexuellen Männern, die sich dadurch paradoxerweise gerade ihrer Heterosexualität rückversichern. Wir kennen die Faktoren noch nicht genau, welche die sexuelle Orientierung bei Männern und Frauen fixieren oder flexibilisieren, wissen jedoch, dass es Männer auf jeder Gradstufe des Kontinuums gibt. Die Untersuchungen von Lisa Diamond weisen sehr deutlich auf eine gewisse Flexibilität der sexuellen Orientierungen hin, obwohl man diese nicht einfach willkürlich wählen oder verändern kann. In einer Befragung zeigte sich, dass fast 50 % der befragten lesbischen Frauen sich gelegentlich zu Männern und 40 % der befragten homosexuellen Männer sich gelegentlich zu Frauen hingezogen fühlen und dass 42 % der lesbischen Frauen und 31 % der schwulen Männer auch heterosexuelle Masturbationsphantasien haben.

Diamond schlussfolgert aus ihren Untersuchungen, dass die Betrachtung der »Säulen der Sexualität« folgendermaßen interpretiert werden müssen:

- Die sexuelle Orientierung ist nicht so eindeutig wie gemeinhin angenommen.
- Hinsichtlich der sexuellen Orientierungen bestehen viel stärkere Unschärfen als bisher angenommen.
- Die Veränderbarkeit der sexuellen Orientierungen im Laufe des Lebens ist höher als angenommen.

Diamond schließt daraus, dass die wissenschaftlichen Annahmen, welche die dahinterliegenden biologischen und psychologischen Phänomene erfassen sollen, nur unzureichend abgebildet sind. Diese werden ihrer Ansicht nach zu kategorial und zu abgegrenzt untersucht, erfasst und beschrieben.

Die Anthropologin Jenell Paris (2011) hat mit ihrem Buch *The End of Sexual Identity* einen originellen und kritischen Beitrag zum Verständnis und zur Überschreitung der ihrer Ansicht nach zu starren Kategorien der sexuellen Orientierungen geliefert. Sie hält diese für neuzeitliche, oft unbrauchbare kulturelle und sprachliche Gebilde, die erst durch die beschreibende Sexualwissenschaft im 19. Jahrhundert künstlich entstanden seien. Im Verlauf dieses Prozesses wurde die Heterosexualität zur normbildenden, herrschenden und mächtigsten Kraft im gesellschaftlichen Diskurs um die Sexualität. Da sie das kulturbestimmende Konstrukt der Heterosexualität für versteckt, aber auch für offen diskriminierend hält, plädiert sie für die Überschreitung des Denkens in festen Kategorien hinsichtlich der sexuellen Orientierungen. Die menschliche Würde von nicht ausschließlich heterosexuellen Menschen wird ihrer Ansicht nach häufig durch die Dominanz, den Geltungsanspruch und die Selbstgefälligkeit der ganz überwiegend heterosexuellen Mehrheit verletzt.

So löblich dieser Ansatz ist – es darf nicht vergessen werden, wie wichtig die Kategorienbildung für unser Denken ist. Leider kann dies auch zu unangemessenen und sehr reduzierten Sichtweisen führen. Das Symbol der Regenbogenflagge ist ein gutes Beispiel für die Vielfarbigkeit der Welt des Sexuellen. Dennoch tragen wir das Streben nach Vereinfachung komplexer Sachverhalte in uns, sonst gerieten wir in die Gefahr, dass die Komplexität von Sachverhalten uns schließlich über den Kopf wächst.

1.3.4 Sexualpräferenz

Von der sexuellen Orientierung zu unterscheiden ist der Begriff der Sexualpräferenz oder der sexuellen Neigung. Er wird unterschiedlich weit ausgelegt, kann als eine Ergänzung zum Begriff der sexuellen Orientierung verstanden werden und ist ein Oberbegriff für sexuelle Vorlieben, Neigungen, Fantasien und Wünsche. Ein Mann der wiederholt möchte, dass seine Frau beim Sex Strümpfe trägt, hat vermutlich eine fetischistische Neigung. Sexualpräferenzen können die gewöhnliche Sexualität begleitende Akzentuierungen und Nebenströmungen sein, aber auch zu zentralen Inhalten der Sexualität werden. Sofern sie die personale Sexualität ersetzen, können sie sich zu Paraphilien oder Perversionen entwickeln.

Die Sexualwissenschaftler Klaus Beier (1995) und Christoph Joseph Ahlers (2015) fassen den Begriff der Sexualpräferenz weiter. In ihrer Konzeption besteht diese aus drei Komponenten bzw. Achsen und ist in ihren Grundzügen im Wesentlichen biologisch verankert. Die drei Achsen bestehen aus Orientierung, Ausrichtung und Neigung. Die erste Komponente ist die sexuelle Orientierung, also die Frage, welches Geschlecht der Einzelne erotisch anziehend und sexuell erregend findet. Die zweite Komponente betrifft die Frage nach der Ausrichtung. Sie besagt, ob mein Interesse auf eher kindliche, jugendliche oder erwachsene Körper ausgerichtet ist. Die dritte Komponente ist die Neigung, ob ich also größere, kleinere, dickere oder dünnere Personen anziehend finde und welche Formen sexueller Betätigung ich bevorzuge.

Das Konzept der Sexualpräferenz hilft uns, die Ausrichtung der Sexualität einer Person umfassender und plastischer zu erfassen. Im Folgenden wollen wir uns einigen Grundschablonen der menschlichen Sexualität zuwenden. Diese beinhalten Zahlenwerte, die uns mit basalen sexuellen Fakten vertraut machen, und sexuelle Abläufe, die als universell betrachtet werden können. Diese Zahlen und Prozesse stehen häufig im Kontrast zu den vielfältigen sexuellen Mythen, die uns verzerrte Vorstellungen davon suggerieren, wie Sex sein oder vollzogen werden sollte. Sie können aber auch umgekehrt normativ wirksam werden und so das unmittelbare sexuelle Erleben und Verhalten negativ, im besten Falle aber auch positiv, weil entlastend beeinflussen.

1.3.5 Von Zahlen und Zyklen: Im Zahlenreich von Kinsey

Vor allem Alfred Kinsey und seinen Mitarbeitern ist es zu verdanken, dass wir numerische Beschreibungen über viele sexuelle Verhaltensweisen erhalten haben. So konnten wir damit beginnen, uns ein Bild über die Häufigkeit, die Art und Weise und die Frequenz sexueller Handlungen zu machen und ein Koordinatensystem der menschlichen Sexualität zu entwickeln. Kein Mensch vor ihm hat sich so genau mit der numerischen Erfassung des sexuellen Verhaltens befasst. Die hier aufgeführten »klassischen Zahlen« erheben nicht den Anspruch ewiger Gültigkeit, sollen jedoch einen Eindruck vermitteln – ähnlich einem Mosaik, bei dem im Prozess des Zusammenfügens kleiner Teile nach und nach ein erkennbares Muster entsteht.

Alfred Kinsey und seine Mitarbeiter befragten 11 240 Männer und Frauen (Gebhard & Johnson 1979). Demnach hatten etwas mehr als 50 von 100 Männern ihren ersten Geschlechtsverkehr im Alter zwischen 16 und 19 Jahren, dagegen hatten nur ca. 30 von 100 Frauen ihren ersten Verkehr in diesem Alter, also meist später. Die Häufigkeit des ehelichen Verkehrs lag mit ca. 20 Jahren bei 3-mal die Woche bei abnehmender Frequenz und im Alter von 50 Jahren bei einmal wöchentlich. Die Länge des eigentlichen Verkehrs – ohne Vorspiel – betrug bei fast 70 % der Männer zwischen zwei und fünf Minuten (!), dabei erreichen fast 80 % der Frauen ihren Höhepunkt. Kinsey spekulierte, dass drei Viertel aller Männer von der Initiierung der Sexualität bis zum Orgasmus nur zwei Minuten brauchten und dass dieser Sachverhalt eine häufige Quelle sexueller Unzufriedenheit bei den Frauen sei. Er schätzte, dass ca. 50 % aller Männer im Laufe ihrer Ehe außerehelichen Sex praktizieren und 26 % aller verheirateten Frauen in ihren Vierzigern außerehelichen Sex gehabt hatten. Dabei handelte es sich meist um einen anderen Partner. Aktuelle Zahlen gehen von deutlich weniger Männern und Frauen aus. 92 % aller Männer und 62 % der Frauen gaben an, zu masturbieren. Heute geht man davon aus, dass fast alle Männer und über 80 % der Frauen masturbieren.

Alfred Kinseys Ergebnisse erregten nach dem Zweiten Weltkrieg weltweit enormes Aufsehen und wurden seit Erhebung der Daten immer wieder massiv in Frage gestellt. Bei allen methodischen Schwächen sind diese Zahlen eine wichtige numerische Grundlage der Sexualwissenschaft und haben zu einer Vielzahl weiterer Forschungen Anstoß gegeben. Natürlicherweise unterliegen sie historischen Prozessen, sind deshalb veränderbar und müssen in Abständen neu und weiterentwickelt erhoben werden.

Kinsey gründete 1947 ein universitäres Institut mit dem Ziel, seine Forschung umfassend fortzuführen. Seine Nachfolger befassten sich mit komplexen gesellschaftlichen Fragestellungen wie Homosexualität, Femininität, Maskulinität, Intersexualität, sexueller Gesundheit, sexueller Entwicklung und den Zusammenhängen zwischen Sexualität, Hormonen und Wohlbefinden. Die derzeitige Direktorin ist die Forscherin und Biologin Sue Carter, die Ehefrau des Psychologen Stephen Porges, der die Polyvagaltheorie entwickelt hat, die wir in Kapitel 3 noch genauer kennenlernen werden. Sue Carter hat insbesondere die biologischen Mechanismen untersucht, denen Liebe, Bindung und Monogamie zugrunde liegen.

1.3.6 Der sexuelle Zyklus, eine Grundfigur des sexuellen Erlebens

Masters und Johnson konnten in der direkten Beobachtung des menschlichen Sexualverhaltens vier Phasen eines sexuellen Reaktionszyklus erkennen, den sie ausführlich beschrieben (1966, 1967). Diese Phasenbeschreibung wurde zu einer der wichtigsten Säulen in der Sexualtherapie und seither auch mehrfach verändert beschrieben. Dennoch stellt er ein Grundmodell des sexuellen Erlebens von Mann und Frau dar. Wir wollen den sexuellen Zyklus im Einzelnen beschreiben:

Zunächst kommt es zur Phase der Entstehung des erotischen Verlangens, durch die Aktivierung sexueller Zentren im Gehirn. Diese Aktivierung ist verbunden mit dem Drang nach sexueller Aktivität und sie begleitenden lustvollen Fantasien. Bei beiden Geschlechtern ist für die normale Libido das Sexualhormon Testosteron notwendig. Bei Männern allerdings ist die Menge an Testosteron 10- bis 100-mal höher als bei Frauen. In dieser Phase beginnt die Steigerung der Durchblutung der Genitalien, sie werden nun deutlicher erlebt und empfunden. Bei sexuellen Süchten kann in dieser Phase das Verlangen schnell, stark und fast unabweisbar einschießen und problematische Verhaltensweisen auslösen, deren negative Konsequenzen nicht mehr ausreichend berücksichtigt werden.

An die Phase des Verlangens schließt sich die Phase der Erregung an. Dabei kommt es bei der Frau zu einer deutlichen Mehrdurchblutung, welche die Bildung einer spezifischen Flüssigkeit anregt und zum Anschwellen der Vagina führt. Beim Mann erhöht sich ebenfalls der Blutzufluss stark. Die Entspannung glatter Muskulatur verhindert den Abfluss des Blutes und es kommt zu einer Aufrichtung des Penis, zur Erektion. Die Voraussetzung für das Eindringen des Mannes beim Geschlechtsverkehr ist damit geschaffen und ermöglicht den eigentlichen Geschlechtsverkehr.

In der Orgasmusphase kommt es beim Mann zur Sammlung der Samenflüssigkeit im hinteren Teil der Harnröhre. Während des orgasmischen Erlebens wird die Samenflüssigkeit rhythmisch in Abständen von ca. 0,8 Sekunden aus der Harnröhre herausgepresst. Frauen erleben ebenfalls lustvoll-rhythmische Zusammenziehungen ihrer genitalen Muskulatur.

Nach dem Orgasmus kehren die Geschlechtsorgane zu ihrem nicht erregten Zustand zurück, dabei tritt im Normalfall ein Gefühl der Sättigung und des Wohlbefindens ein. Diesen Vorgang nennt man Erholungsphase und ist mit einer bedeutsamen Ausschüttung des Bindungshormons Oxytocin verbunden, welches die Verbundenheit zwischen den Partnern verstärken kann. Männer werden oft müde und schlafen in dieser Phase ein, dies ist ein Ausdruck ihres Wohlbefindens und Vertrauens im Zusammensein mit der Partnerin und sollte diese nicht kränken. Dennoch wünschen sich viele Frauen in dieser Phase mehr Austausch. Frauen können häufig schnell wiedererregt werden und auch mehrfache Orgasmen haben. Männer können dies in der Regel nicht, sie benötigen eine Erholungsphase, die allerdings stark variiert.

Da sexuell-süchtiges Handeln meist autorerotisch oder narzisstisch-promiskuitiv ohne echte Bindung ist, wird der Süchtige vor allem durch den Orgasmus und die bindungsrelevanten Vorgänge in der Erholungsphase an sein Suchtmittel und nicht an eine Person gebunden. Deshalb betont Patrick Carnes auch die übermäßige Bindung an das Suchtmittel Sex so stark. Die überstarke und fixierte Bindung ist eben genau die Süchtigkeit.

Den Vorgang des orgasmischen Erlebens und seiner Auswirkungen wollen wir später noch genauer betrachten. Marnia Robinson, die ein Buch über Sex und Orgasmen in langen Partnerschaften geschrieben hat (Robinson 2009, 2010), warnt vor zu häufigen Orgasmen, da diese zu schädlichen und abträglichen Gewöhnungs- und Abnutzungseffekten bei Paaren in langen Partnerschaften führen. Statt häufiger Orgasmen empfiehlt sie eine vorwiegend sensuelle, nicht-orgasmische Sexualität, anders ausgedrückt: Geschlechtsverkehr ohne Orgasmen. Paare, die sich entsprechend verhalten, befinden sich also bewusst und lange in den Phasen des Verlangens und der Erregung, ohne den Orgasmus anzustreben oder auszulösen. Allerdings lohnt es sich, den Orgasmus wenigstens kurz gesondert zu betrachten.

1.3.7 Der Orgasmus

Der Orgasmus ist ein wesentlicher Bestandteil jeder Sexualität und der Höhepunkt des Lusterlebens. Er ist ein Quell der Freude, sofern er gelingt, und Quell des Leidens, sofern er ausbleibt, wenn er gewünscht wird. Der Orgasmus ist einer der lustvollsten Vorgänge in unserem Körper. Üblicherweise tritt er entweder beim Geschlechtsverkehr oder bei der Masturbation auf.

Beim Mann ist der Orgasmus in der Regel mit der Ejakulation verbunden. Neben körperlichen Reaktionen wird er meist als intensiver Rausch oder wonnige Überwältigung, die den gesamten Körper erfasst, erlebt. Im Gehirn zeigt sich während des Orgasmus eine intensive Aktivität von Nervenzellen und Botenstoffen, deren Ursprung das limbische System ist. An der Auslösung und Erfahrung des Höhepunkts sind verschiedene Stoffe beteiligt: Dopamin, Serotonin, Oxytocin und körpereigene Opiate. Der Orgasmus ist eines der stärksten Erlebnisse überhaupt, die sich mit dem eigenen Körper herstellen lassen. Er ähnelt stark drogenähnlichen Erfahrungen, deshalb kann man auch süchtig nach seiner Erfahrung und der Wiederherstellung dieser Erfahrung werden.

Entwicklungsgeschichtlich ist der Orgasmus vermutlich entstanden, um den Vorgang der Fortpflanzung möglichst häufig zu wünschen und stattfinden zu lassen. Demnach ist es eine überaus sinnvolle Einrichtung, wenn Sex Spaß macht und deshalb oft ausgeübt wird (Diamond 1997). Da der männliche Orgasmus direkt mit der Ejakulation verknüpft ist, liegt seine biologische Funktion auf der Hand. Die Erklärung des weiblichen Orgasmus ist etwas komplizierter, und es gibt verschiedene Annahmen, die alle nicht unwidersprochen geblieben sind. Zum Beispiel wird angenommen, dass die weibliche Fähigkeit zu multiplen Orgasmen in der Frühzeit der Menschheit den Weibchen dazu gedient habe, sich in rascher Folge mit mehreren Männchen zu paaren, damit das »fitteste« Männchen mit dem fruchtbarsten Sperma die Befruchtung bewirken konnte. Kritisch ist hierbei allerdings anzumerken, dass nur jede dritte Frau sehr regelmäßig einen Orgasmus erlebt; dabei steigt mit der Erfahrung des Orgasmus die Zufriedenheit in der Partnerschaft, das eigene Selbstbewusstsein und die erlebte Nähe zum Partner.

Ob Tiere so lustvolle Orgasmen wie Menschen erleben können, ist ungeklärt, jedoch für den gesunden Menschenverstand eher naheliegend. Beispielsweise stoßen männliche Breitbandschildkröten bei der Kopulation weit hörbare Schreie aus, das Weibchen hingegen bleibt stumm und bewegt den Kopf im Rhythmus der Schreie des Männchens hin und her. Dem Augenschein nach könnte das Männchen Orgasmen haben. Das Verhalten des Weibchens legt diesen Schluss jedoch weniger nahe.

Die ausgeprägte Sexualität bei den Bonobos (De Waal 1998, 2006), der Zwergschimpansen aus den Regenwäldern des Kongos, ist dagegen sehr gut erforscht und lässt wenige Zweifel an ihrem intensiven Lusterleben aufkommen: Bonobos festigen ihre Bande und lösen Konfliktspannungen durch vielfältige sexuelle Handlungen auf. Demnach darf zumindest für diese Tierart tatsächliches orgasmisches Erleben bei sexuellen Handlungen angenommen werden. Allerdings sollten wir nicht vergessen, dass die durchschnittliche Kopulationsdauer bei den Bonobos durchschnittlich nur 13 Sekunden beträgt und ihre sexuellen Handlungen einen ausgesprochen beiläufigen Charakter haben.

Allerdings gibt es auch intensive rauschnahe, man könnte sagen: stark erotisierende, sexuell vorgelagerte Zustände, die sehr stark um bestimmte Personen kreisen und die so zum Gegenstand eines intensiven Verlangens werden. Diese Sehnsuchtszustände führen zu realer oder phantasierter Verbindung.

1.3.8 Romantische Verliebtheit als »partnerschaftlicher Rausch«

Spätestens in der Pubertät kommt es bei Heranwachsenden zu mehr oder weniger starken schwärmerischen und romantischen Verliebtheitszuständen. Wenn man alte Aufnahmen von Auftritten der Beatles betrachtet, kann man eine Vielzahl schwärmerischer Ekstasen bei den weiblichen Fans beobachten, inkl. spektakulärer Ohnmachten. In der Frühphase einer partnerschaftlichen Beziehung kommt es in der Regel zu einem intensiven, schwärmerischen Zustand von Verliebtheit. Diese Verliebtheit bindet das Paar unwiderstehlich stark aneinander. Sie ist wie ein Klebstoff, eine »natürliche Sucht«, eine überstarke Belohnungs- und Erfüllungsillusion. Vermutlich kann Verliebtheit auch in langfristigen Beziehungen durch bestimmte Mechanismen wiederkehren, d. h., das Paar verliebt sich von Zeit zu Zeit neu ineinander. Verliebtheit beinhaltet ein sehr intensives und sehnsuchtsvolles Gefühl der Zuneigung zu einem potenziellen oder realen Partner und den Wunsch nach innerer und äußerer Verbundenheit. Der andere wird dabei überaus optimistisch – Skeptiker würden sagen: verzerrt – durch die berühmte »rosa Brille« wahrgenommen. Dies kann so weit gehen, dass wir in unserem romantischen Begehren regelrecht gegenüber der Realität erblinden. Die Alltagsweisheit »Liebe macht blind« gibt davon ein beredtes Zeugnis.

Viele Heiratsschwindler bedienen sich der drastischen Methode, Gefühle vorzutäuschen und so intensive romantische Zustände in ihren – meist weiblichen – Opfern auszulösen. Diese lassen ihre potenziellen Partnerinnen »erblinden«, und die Opfer werden dazu verführt, ihnen ihr Geld zu geben. Die digitale Variante der Vortäuschung von Verliebtheit im Computerzeitalter geht vor allem von den Dating-Plattformen aus und nennt sich »Romance Scam« (Romanzenbetrug). Hier wird durch Mail-Kontakte intensive Verliebtheit vorgetäuscht und Geld vom Opfer erschlichen. Meist sind Frauen betroffen, die diese Geschehnisse nur selten zur Anzeige bringen, da sie sich zu sehr schämen, auf einen Betrüger hereingefallen zu sein.

Eine meiner Patientinnen wäre während ihrer Behandlung fast auf einen solchen Internetbetrüger hereingefallen. Er hatte sie als international tätiger englischer Gentleman und Geschäftsmann umgarnt und ihr eine rosige Zukunft vorgegaukelt. Als er auf einmal Geld von ihr benötigte, um ein Hilfsprojekt auf Madagaskar – das selbstverständlich er ins Leben gerufen hatte – vor dem Scheitern zu bewahren, wurde sie hellhörig und beendete schweren Herzens den Kontakt.

Der bekannteste romantische Verführer war wohl Giacomo Casanova. Sein Name ist Programm für amouröse und sonstige zwielichtige Tätigkeiten. Casanova war eine reizvolle, intelligente und facettenreiche Figur des 18. Jahrhunderts. Im Laufe seines Lebens hatte er mindestens 123 Affären. Beim Lesen seiner Biografie *Die Geschichte meines Lebens* – immerhin ein Werk der Weltliteratur – befiel mich eine stetig zunehmende Abneigung gegen seine Person. Casanova war ein glühender Strohfeuer-Enthusiast ohne Tiefe und ohne wahrnehmbare Ethik. Gewissensbisse kannte er nicht. Er war ein Opportunist, ein selbstbezogener Hedonist im unschönsten Sinne des Wortes. Und sein Leben war bestimmt von Verliebtheitszuständen, Verführung und schnell wechselnden Romanzen, die er bei sich selbst und den Frauen, die ihm gefallen, meisterlich auszulösen im Stande war. Sein Buch ist ein genaues und faszinierendes Sittengemälde des Ancien Regime, der dekadenten und parasitären Adelsgesellschaft in Frankreich und Europa am Vorabend der Französischen Revolution (Casanova 1969).

Auch der berühmte Roman *Madame Bovary* von Gustave Flaubert, den dieser 1857 veröffentlichte, zeichnet das schmerzhafte und genaue Bild einer über die Maßen romantischen, vielleicht auch histrionischen Frau, die sich in ihrer Unfähigkeit, ihren etwas biederen Mann zu lieben, auf eine leidenschaftliche Affäre mit einem reichen Grundbesitzer einlässt. Sie entwickelt eine regelrechte romantische Obsession gegenüber ihrem Liebhaber. Dieser sieht in ihr jedoch nur eine nette Abwechslung und lässt sie kalt und herzlos sitzen. Zutiefst unglücklich über ihr Leben setzt sie diesem schließlich ein Ende.

Die Psychologin Dorothy Tannov (1999) hat für den Zustand intensiver Verliebtheit den Begriff Limerence erfunden. Sie untersuchte 1000 verliebte Menschen und konnte starke Unterschiede in der Intensität dieser Zustände beobachten. Je intensiver der Zustand war, desto stärker versuchte die betroffene Person, ihre Gefühle nicht zu offenbaren, vor allem die Angst, zurückgewiesen zu werden, spielte eine zentrale Rolle.

Einige meiner Patienten – Männer ebenso wie Frauen – leiden an Romanzensucht, also der zwanghaften Suche nach Romanzen. Romanzensüchtige Menschen streben immer wieder erneute Romanzen an. Sie suchen dabei nicht nach Menschen, sondern nach Zuständen. Für sie bedeutet das Abklingen romantischer Gefühle nicht den Beginn, sondern das Ende einer Liebesbeziehung. Der Eintritt in die Beziehungsrealität ist für sie der Austritt aus einer plötzlich doch als unpassend oder als falsch erlebten Beziehung. Die Folgen der Romanzensucht können drastisch sein. Die betroffene Person ist in der Regel nicht in der Lage, eine sich vertiefende Liebensbeziehung zu gestalten und fortzusetzen. Romanzensucht kann deshalb auch als eine tiefgreifende Störung der Liebesfähigkeit verstanden werden. Wir werden in einem späteren Kapitel eine Patientin kennenlernen, die daran leidet.

Eine drastische Form der Romanzensucht ist der »Liebeswahn«. Bei einigen Menschen, vorwiegend ledigen, älteren Frauen, kann es zur Entstehung eines Liebeswahns kommen. Die betroffene Frau wähnt sich von einer anderen, meist hochstehenden Person geliebt, und deutet eine geheime, romantische, nicht ausgesprochene Zuneigung aus dem Verhalten der anderen Person heraus. Eine Patientin war fest davon überzeugt, dass sich ihr Bischof in sie verliebt habe und er ihr wiederholt Zeichen seiner Liebe zukommen ließ. Zum Beispiel meinte sie, mit Sicherheit zu erkennen, dass er beim Abendmahl die Hostie bewusst und erkennbar in ihre Richtung drehte, um ihr ein geheimes Zeichen seiner Liebe zu übermitteln. Dabei war sie wie verzückt und überglücklich, diese Zeichen seiner Liebe erkennen zu können.

Wenn die Romantik und die mit ihr verbundene Verliebtheit abnimmt, kann das Liebesgeschehen in eine tiefere und verbindlichere Phase eintreten. Jetzt können tiefere und dauerhafte Formen der Paarbindung entstehen. Diesen wollen wir uns nun zuwenden.

1.3.9 Monogamie und Polygamie – die Liebe ist monogam, der Mensch ist es nicht

Mit Monogamie ist die dauerhafte und ausschließliche Bindung zweier Individuen aneinander gemeint. Diese Form der ausschließlichen Zweierbindung ist in der Regel eine sexuelle Fortpflanzungsgemeinschaft und diente in vorgeschichtlichen Zeiten vermutlich dem Schutz der Nachkommen. Im Gegensatz dazu stehen sexuelle Verhaltensmuster, welche eine Vielzahl anderer Partner oder überhaupt keine Paarbindung beinhalten.

Wenn man die Artikel in den Medien zum Thema Monogamie sichtet, kann man sich eines bestimmten Eindrucks nicht erwehren. Man stößt häufig auf »aufklärerische« Artikel, die belehrend die Zerstörung der Illusion »naiver monogamer Vorstellungen« beschreiben und vermutlich bei den Autoren zu einem ganz eigenen Lustgewinn und der Entlastung von Bindungsängsten führten. Diese Beiträge weisen auf das Spannungsverhältnis zwischen dem Wunsch, dauerhaft einen einzigen Partner bzw. eine Partnerin zu haben oder aber – freizügiger – mehrere Partner oder Partnerinnen haben zu können, hin.

Wenn man sich unterschiedliche Fortpflanzungsstrategien in der Natur betrachtet, zeigt sich ein interessantes Bild, und wir können uns besser der Frage annähern, warum die Idee der Monogamie für die aller meisten Menschen eine große Bedeutung und Anziehung besitzt. Im gesamten Tierreich ist die Monogamie jedoch eine eher seltene Ausnahme partnerschaftlicher Bindung. Nur ca. 3–4 % aller Säugetiere verhalten sich überhaupt monogam, und auch dann sind sie nicht immer treu – nicht einmal die so fest aneinander gebundenen Präriewühlmäuse sind immer treu!

Bei den Primaten, unseren allernächsten Verwandten, liegt die Schätzung für monogame Paarbindungen zwischen 10 und 25 %. Für viele Männer und Frauen ist die Monogamie psychologisch ein Sehnsuchtsort der Sicherheit und Geborgenheit. Sehr grundlegende, über die eigentliche Sexualität hinausweisende Grundbedürfnisse nach Vertrauen, Nähe und Annahme können dort fantasiert, aber auch ganz real erlebt werden. Dabei sind weibliche Fantasien vom Traumprinzen – dem Mann, der durch seine Stärke Sicherheit gibt, der Mittel zu Verfügung stellt, der immer da ist und der sich liebevoll um seine Kinder kümmert – offensichtlich monogam angelegt.

Männliche Fantasien sind eher polygam geprägt. Männliche islamistische Selbstmordattentäter erwartet nach ihrem ruhmreichen Tod als Lohn »ein Himmel voller Jungfrauen«, denn im Paradiesgarten befinden sich 72 Huris. Huris sind großäugige Traumfrauen von blendender Schönheit und mit schwellenden Brüsten, deren Jungfräulichkeit sich immer wieder erneuert. Vermutlich auch deshalb umwickeln männliche Selbstmordattentäter ihren Penis vor ihrem Anschlag (Eichberger 2017). In dieser kindlich und skurril anmutenden Vorstellung bewahren sie ihre Männlichkeit vor der Zerstörung, um sie im Paradies unbeeinträchtigt nutzen zu können. Welche Freuden weiblichen Selbstmordattentäterinnen in Aussicht gestellt sind, ist mir nicht bekannt. Ich vermute aber nicht, dass sie von 72 Männern, die im Paradiesgarten auf sie warten, besonders motiviert werden könnten, sich in die Luft zu sprengen.

Im Tierreich sind nach Schätzungen ca. 92 % aller Vogelarten monogam, was nicht heißt, dass sie immer treu sind, aber das wissen wir bereits von den Wühlmäusen aus den Graslandschaften Nordamerikas. Etwa 10–40 % des Vogelnachwuchses wird »außerehelich« gezeugt. Evolutionsbiologisch betrachtet sichert die Monogamie dem gebundenen und mitsorgenden Mann mit hoher Wahrscheinlichkeit die Sicherheit in seine Vaterschaft. Er kann sich relativ sicher sein, dass er der Vater der Kinder seiner Partnerin ist und nicht ein anderer. Er kann dazu beitragen, diesen Kindern zum Überleben und zur Fortpflanzungsfähigkeit zu verhelfen. Außerdem sind die Kinder durch ihn vor anderen Männchen geschützt, die es auf seine Partnerin abgesehen haben. Im Tierreich besteht eine grausame indirekte Fortpflanzungsstrategie (der Infantizid) nämlich darin, den bereits vorhandenen Nachwuchs einer potenziellen Partnerin zu töten. Durch diese uns grausam erscheinende Handlung kann die Partnerin schnell wieder fruchtbar und dann begattet werden. Diese Kindstötungen sind weit verbreitet und kommen bei Löwen, Berggorillas, Mäusen und anderen Säugern vor.

Den weiblichen Individuen stehen wesentlich mehr Ressourcen für sich selbst und ihre Nachkommen zur Verfügung, wenn ihnen der Vater hilft, die gemeinsamen Kinder großzuziehen. Deshalb sind allein erziehende Mütter auch die am stärksten belastete Gruppe der Gesellschaft. Besonders treusorgende Väter im Tierreich sind bei den schon erwähnten Marmosettenäffchen, bei den Kaiserpinguinen, den Kiwis und den Seepferdchen zu finden.

Schätzungen zur Häufigkeit der Monogamie in menschlichen Gesellschaften belaufen sich auf 20–50 %. Bei uns Menschen ist das weibliche und männliche Paarungsverhalten sehr variabel und hat sich abhängig von Umwelt- und Lernfaktoren sowie kulturellen Aspekten entwickelt. Genetische Untersuchungen zeigen, dass sich zu der Zeit der Ausbreitung des Menschen über Afrika hinaus (vor ca. 100 000 Jahren) relativ wenige Männchen mit relativ vielen Weibchen gepaart haben müssen, also eher polygame Verhältnisse vorlagen. Erst mit dem Aufkommen des Ackerbaus und der Entstehung von Besitz und Eigentumsfragen vor ca. 18 000 Jahren entstanden eindeutig monogamere Partnerschaften – zur Kontrolle der weiblichen Sexualität, mit dem Ziel der Gewissheit in die Vaterschaft der Nachkommen. Dies wiederum, damit der Besitz tatsächlich an die echten Söhne weitergegeben werden konnte. Die Vererbung an die Söhne entstand vermutlich nicht aus niederen frauenfeindlichen Motiven heraus, sondern weil diese durch ihre körperliche Kraft besser in der Lage waren, ihren Besitzstand zu verteidigen und so überlebensnotwendige Ressourcen für den Clan zu sichern.

Dass Männer polygamer als Frauen sind, ist gut belegt. Sie sind es aber nicht generell. 52 % der Männer einer großen Stichprobe von mehreren tausend Studenten wünschten sich mehr als eine Sexualpartnerin in den kommenden Monaten. 48 % – also knapp die Hälfte – jedoch nicht. Lediglich 4,4 % der befragten Frauen wünschten sich ebenfalls mehr als einen Sexualpartner. 95 % der Frauen jedoch nicht.

Polygamie ist in Afrika relativ weit verbreitet und erlaubt. Jacob Zuma, der seit 2009 Staatspräsident von Südafrika ist, ist überzeugter Polygamist. Er hat insgesamt sechsmal geheiratet und inzwischen 20 Kinder. Eine Ehe wurde geschieden, eine seiner Frauen beging Selbstmord. Derzeit ist er mit vier Frauen verheiratet. Polygamie bedeutet für Zuma die Darstellung seiner Manneskraft. Dschingis Khan, der größte mongolische Herrscher, hatte vermutlich so viele Kinder, dass er heute schätzungsweise 16 Millionen Nachkommen hat. Seine Armeen schlachteten ganze Bevölkerungen ab. Schöne junge Frauen jedoch durften von den Kriegern keinesfalls angerührt werden, sondern man brachte sie zu dem Herrscher höchstpersönlich. Vielehen und »Vielweiberei« scheinen sich biologisch also durchaus auszuzahlen, nur muss man dazu reich und mächtig sein.

Der Sozial- und Evolutionspsychologe David Buss (1997, 2004, 2017) hat sich intensiv mit der menschlichen Partnerwahl und unserer Sehnsucht nach Bindung befasst (Buss 2014). Er vermutet, dass bei beiden Geschlechtern der Partnerwahl sowohl ein monogames als auch ein polygames Streben zugrunde liegt. Demnach besitzen Männer und Frauen ein umfangreiches strategisches Verhaltensrepertoire, um für sie geeignete Partner zu entdecken und sich mit diesen kurz- oder langfristig zu verbinden.

Rafael Wlodarski, ein Evolutionspsychologe aus Oxford, der sich hauptsächlich mit der Psychologe des Küssens (Wlodarski & Dunbar 2014) befasst hat, geht davon aus, dass die starke Variabilität hinsichtlich monogamen oder polygamen Verhaltens auf zwei voneinander unterscheidbare Erscheinungsformen oder zwei Gruppen innerhalb eines jeden Geschlechts zurückzuführen ist. Demnach waren sehr promiskuitive Männer in ihrer Entwicklung höheren Testosterondosen in der Schwangerschaft ausgesetzt als weniger promiskuitive Männer (Wlodarski et al. 2015). Diese Annahme ist allerdings nur gering abgesichert.

Egal ob monogam oder polygam, die Selbstbefriedigung haben Männer und Frauen vermutlich durch alle Zeiten hindurch ausgeübt. Bewertet wurde sie bis zum heutigen Tag sehr unterschiedlich. Im Folgenden werden wir diese Form der Sexualität etwas näher betrachten und sie in einen ersten Zusammenhang setzen zu süchtigen Verhaltensmustern.

1.3.10 Masturbation, Autoerotismus und solitäre Sexualität

Ein Mann hat – grob geschätzt – im Laufe seines Lebens zwischen 9000 und 15 000 Orgasmen, davon viele, die er sich selbst durch Masturbation verschafft. Er produziert dabei 30–50 Liter Sperma und viele Milliarden Spermien, aus denen ganze Heerscharen von Nachkommen entstehen könnten. Frauen haben vermutlich nicht wesentlich weniger Orgasmen, vor allem auch deshalb nicht, da es für viele Frauen leichter ist, sich selbst – auch multiple – Orgasmen zu verschaffen als mit Männern. Diese stimulieren sie häufig nicht passend, sodass sie gelegentlich Schwierigkeiten haben, einen Orgasmus zu bekommen.

94 % aller Männer onanieren, vermutlich aber alle, die Hände haben. Mehr als 80 % aller Frauen befriedigen sich gelegentlich selbst. Einer amerikanischen Umfrage an 5000 Männern zufolge befriedigen sich die Männer im Durchschnitt 6,8-mal pro Woche. Über 70 % onanierten zwischen 2- und 8-mal in der Woche. Vermutlich handelte es sich um eine Stichprobe junger Männer, da diese ab der Pubertät häufig onanieren. Für beide Geschlechter stellt die Masturbation eine Möglichkeit dar, sich selbst als sexuelles Wesen zu erleben. Da Männer stärker auf visuelle Reize angewiesen sind, um sexuell erregt zu werden, verwenden sie viel häufiger pornografisches Material als Frauen. Vor allem Jungen stoßen deshalb früh auf die Pornografie im Internet. Mit den vielfältigen Wirkungen der Pornografie, vor allem auf junge Männer und Frauen, werden wir uns im Folgenden befassen.

Im Hinblick auf die Bewertung der Masturbation driften die Positionen, wie so häufig im Bereich der Sexualität, erheblich auseinander. Wir finden zwei Lager, die in einem kritischen Verhältnis zueinander stehen. Eine Position ist erlaubend und gewährend und betont den Segen der Masturbation. Die andere Position ist mäßigend und einschränkend und betont ihre Gefahren. Was spricht nun für die eine und was für die andere Position?

Spuirt!

Galen, der bedeutendste Arzt der Antike, begrüßte ausdrücklich die Abfuhr von Körpersäften, auch mithilfe der Masturbation. Bis zur Erfindung des Vibrators durch den englischen Frauenarzt Joseph Mortimer Granville war die therapeutische Masturbation für Frauen eine nicht seltene Verschreibung von Gynäkologen oder wurde sogar von diesen selbst manuell durchgeführt. Die damalige – für uns heute kuriose – Vorstellung bestand darin, das Frauenleiden der Hysterie mittels einer Genitalmassage durch die Auslösung von »hysterischen Krisen« – die nichts anderes als Orgasmen waren – zu lindern. Dabei sollte – ausgehend von der Vier-Säfte-Lehre des antiken Arztes Galen – ein Stau weiblicher Körperflüssigkeiten beseitigt werden. Die betroffene Frau sollte zu einem Gleichgewicht ihrer Säfte zu gelangen. Vor allem für Jungfrauen und Witwen, die keinen Geschlechtsverkehr praktizierten, erschien dies als ein probates Mittel, um die Körperflüssigkeiten ins Gleichgewicht zu bringen.

Im antiken Griechenland waren bei den Frauen die Olisboi – »die Gleitenden« – in Gebrauch. Es handelte sich um Dildos, welche die Frauen in den Zeiten der Abwesenheit ihrer Männer und vielleicht auch darüber hinaus zum Zwecke der erotischen Tröstung benutzten. Der älteste jemals gefundene, künstliche Phallus stammt aus unseren Breiten. In einer Höhle am Rande der schwäbischen Alb, dem »Hohle Fels«, in dem auch die berühmte, noch ältere »Venus vom Hohle Fels« gefunden wurde, fand man einen eindeutig phallusartigen Gegenstand mit Einkerbungen. Er ist ungefähr 20 Zentimeter lang und 28000 Jahre alt. Artige Forscher bestehen darauf, dass er lediglich als Schlagstein zur Herstellung von Waffen benutzt wurde.

In neuerer Zeit gab es einige Untersuchungen, welche die Annahme unterstützen, dass die Masturbation wichtige biologische und gesundheitliche Funktionen hat. Demnach verringert die häufige Ejakulation das Risiko für Prostatakrebs, vor allem für ältere Männer, weil dadurch krebserregende Stoffe aus der Prostata geschwemmt würden. Darüber hinaus würde die Qualität der Spermien und dadurch die Fruchtbarkeit durch Masturbation verbessert. Angeblich verbessern Männer, die täglich onanieren, sowohl die Beweglichkeit und Schnelligkeit ihrer Spermien als auch die Menge und Dichte ihres Ejakulats.

NoFap!

In dem in China entstandenen Taoismus versuchte man – ganz im Gegensatz zu Galens Empfehlungen –, die Verschwendung von Körpersäften möglichst zu verhindern und die Zurückhaltung von Lebensenergie u.a. durch den Verzicht auf Masturbation und Orgasmen zu erlernen, um sich wertvolle Körperenergie zu erhalten. NoFap ist der Name einer Online-Bewegung, die ganz im Sinne der Idee der Zurückhaltung auf masturbatorische Orgasmen verzichtet. Dreh- und Angelpunkt dieser Haltung ist die Vorstellung, dass zu häufige Orgasmen Körper und Geist schwächen, und zwar vor allem im Hinblick auf das Testosteron, das Männlichkeits- und Libidohormon. Die Denkfigur ist folgendermaßen: Nach einem Orgasmus sinkt der Testosteronspiegel im Körper deutlich ab. Verzichtet man nun auf Orgasmen, dann kann man seinen Testosteronspiegel im Körper hochhalten und die virilen Wirkungen des Hormons nutzen.

Wir wissen bis heute nicht definitiv, ob die solitäre Sexualität der partnerschaftlichen Sexualität eher zu- oder abträglich ist. Es gibt Gründe sowohl für die eine als auch die andere Position. Vielleicht sollten wir auch genauer fragen und untersuchen, wie viel Masturbation zu- oder abträglich ist und welche Formen der Masturbation, zu welchen Zeiten im Leben von Männern und Frauen hilfreich oder schädlich sein können.

Was ich mit Sicherheit aus meiner klinischen Praxis weiß, ist, dass einige Männer lebenslang an Schuldgefühlen hinsichtlich ihrer Autoerotik leiden, da sie in ihrer Kindheit und Jugend noch mit der restriktiven Sexualmoral der Kirchen konfrontiert waren. Sie weisen häufig schwere Schamstörungen auf, die ihren sexuellen Ausdruck und ihre erotische Lebendigkeit maßgeblich und bis in ihre Partnerschaften hinein gehemmt haben. Erst die Pille und die ihr folgende gesellschaftliche Umwälzung, die »sexuelle Revolution«, haben zu einer sozialen und individuellen Entspannung in diesem Bereich geführt. Die Pille hat auch maßgeblich zur Entkoppelung von Heterosexualität und Fortpflanzung geführt. Eine Annahme, die ihr Erfinder, Carl Djerassi, jedoch zeitlebens bestritten hat.

Wir dürfen auch nicht außer Acht lassen, dass Masturbation durchaus zwanghafte, impulsive oder süchtige Züge annehmen kann, z. B. wenn sie dazu dient, echte Beziehungen zu vermeiden oder in Kombination mit Pornografie partnerschaftliche Sexualität vollständig und/oder dauerhaft ersetzt bzw. diese verkümmern lässt. Bei gehemmten, ängstlichen und selbstunsicheren Jugendlichen und jungen Erwachsenen ist dies gar nicht so selten der Fall. In den Vignetten – den kleinen Fallgeschichten in Kapitel 4 dieses Buches – wird dies noch deutlicher werden.

1.3.11 Pornografie

»Kerle, die keine Pornografie betrachten, gibt es schlichtweg nicht.«
Der Soziologe Dr. Simon Lajeunesse, nachdem er keine Teilnehmer für eine Kontrollgruppe gefunden hatte, die keine Pornografie konsumierten

Eine kurze Geschichte der Pornografie

Erotik und Sexualität wurden vermutlich seit Menschengedenken auch absichtsvoll zum Zwecke der sexuellen Erregung dargestellt. Zu zentral ist dieser Aspekt unseres Daseins und unseres Erlebens, als dass er keinen Ausdruck hätte finden und nicht auch zu einem Markt hätte werden können. Vermutlich beginnt die Geschichte der Pornografie mit den Venusfiguren der Steinzeit, auch Phallus- und Vulvendarstellungen waren nicht unüblich. Die älteste Venusfigur, die »Venus vom Hohle Fels«, ist geschätzte 36 000 Jahre alt und besitzt riesige Brüste und eine deutlich herausgearbeitete Vulva. Vermutlich war sie Fruchtbarkeitssymbol und pornografische Darstellung zugleich. Da Fruchtbarkeitskulte und mit ihnen verbundene rauschhafte Zustände und Ekstasen mit großer Wahrscheinlichkeit ein Teil der steinzeitlichen Kultur waren, ist beides nicht scharf voneinander zu trennen. Auch Männer oder sogenannte Heroen mit erigierten, häufig übergroßen Penissen wurden bereits in prähistorischer Zeit dargestellt.

Die älteste bekannte plastische Darstellung eines Geschlechtsverkehrs ist ca. 11 000 Jahre alt und stammt aus der Höhle Ain Sakhri in der Nähe von Bethlehem in Palästina. Sie zeigt ein eng umschlungenes Paar bei der Vereinigung. Als ich im ägyptischen Museum in Kairo war, war ich überrascht, dort in einer unscheinbaren Seitenvitrine erotische Ostraka zu entdecken. Diese bemalten Scherben hoben sich stark von der sonst so formalisierten ägyptischen Kunst ab, denn sie stellten unverblümt und z. T. auch sehr obszön sexuelle Szenen dar. Sie stammten von Arbeitern aus dem Tal der Könige oder einem anderen Ort und waren »nicht amtlich«. Man hatte sie auf Scherbenhaufen gefunden, auf denen die Arbeiter ihren sonstigen Alltagsmüll abwarfen. Offensichtlich dienten sie dem erotischen Zeitvertreib der Arbeiter, und man kann sich leicht vorstellen, dass es damals bereits einen florierenden Handel mit dieser Form von Erotika gegeben hat.

Jede Form von Technologie wurde begleitet von der Erzeugung erotischen Materials, sei es in Form von Schriften, Bildern, Fotografien oder Filmen. So gab es z. B. in den Wanderkinos der Stummfilmzeit »Herren-Vorstellungen mit pikantem Programm«. Viele dieser ersten erotischen Filme befinden sich heute im Archiv des Kinsey Instituts in Indiana; da Alfred Kinsey die kulturhistorische Bedeutung dieser Produkte erkannte, sammelte er sie ebenso eifrig wie zuvor seine Gallwespen.

Die moderne Pornografie ist ein gigantischer Markt geworden. Allein die US-Pornoindustrie in Kalifornien setzt vermutlich mehr als 14 Milliarden Dollar jährlich um und dreht über 10 000 Filme im Jahr. 12 % des Internets bestehen aus pornografischen Websites, das entspricht ungefähr 400 Millionen pornografischen Sites im Internet. 75 % der Nutzer sind Männer, davon erfüllen ca. 17 % die Kriterien eines zwanghaften, riskanten oder süchtigen Pornografiekonsums (Cooper 2013). 70 % des Zugangs zu Websites mit sexuellem Inhalt erfolgt an Arbeitstagen oder in der Arbeitszeit.

Der Bedarf nach Pornografie scheint unersättlich, und er ist es auch, da die schnelle Gewöhnung an sexuelle Reize stets neue Bilder als Reizquelle begehrt. Gewöhnung und Reizsuche sind die biopsychologischen Motoren, die uns nach Abwechslung suchen lassen. Sie sind evolutionär zwar sinnvoll, beinhalten jedoch auch große Gefahren, süchtige und zwanghafte Formen sexuellen Begehrens und einen zerstörerischen und sinnfreien Reizhunger im Selbstlauf auszulösen.

Porn Wars

> *»Pornografie ist für die Sexualität das, was McDonalds für das Essen ist. Eine künstliche und verkümmerte Form des wirklichen Geschehens.«* Gail Dines

»Porn Wars« ist eigentlich der Name einer Pornoproduktion aus Spanien, angelehnt an die Star-Wars-Trilogie von George Lucas. In unserem Fall soll der Ausdruck dazu dienen, den heftigen Kulturkrieg um Pornografie zu beschreiben, der seit ihrer massenhaften Verbreitung und Zugänglichkeit durch das Internet tobt.

Der Kampf gegen die Pornografie ist vermutlich so alt wie die Pornografie selbst. Organisierte Formen hat der Kampf gegen die Pornografie um 1900 herum angenommen, als die massenhafte Verbreitung pornografischen Materials in Bild und Film begann. So kam es 1910 zu einer ersten Konferenz in Paris, die sich mit den Möglichkeiten der Eindämmung der Pornografie befasste. Eine moderne Protagonistin im Kampf gegen die Pornografie ist Gail Dines, Professorin für Soziologie und erklärte Gegnerin der Pornografie (Dines et al. 1998; Dines 2011). Sie hat sich ausführlich mit den Wirkungen von Pornografie auf die Gesellschaft befasst. Ihrer Ansicht nach sexualisiert die Pornografie die Gesellschaft über die Maßen stark. Schon kleine Mädchen würden sich in »Fuck-Me-Posen« zur Schau stellen, und 12-jährige Jungen würden glauben, dass das, was sie im Internet entdecken, »die echte Sexualität« sei. Sie meinen dann, Sex würde vorwiegend aus erotischer Akrobatik und Porno-Posing bestehen – eine auch noch bei Jugendlichen und jungen Erwachsenen zu findende Einstellung, bevor sie die partnerschaftliche Sexualität entdecken. Darüber hinaus erzeuge Pornografie permanente Ungleichheit zwischen den Geschlechtern und Männer als den Frauen deutlich überlegene bzw. diese beherrschenden Wesen darstellen (Dines et al. 1998).

Dines vergleicht die derzeitige, massenhaft verfügbare Pornografie mit dem Junk Food von Schnellrestaurants und geht davon aus, dass diese uns ebenso schädigen kann wie die Fast-Food-Konzerne. Erwidern könnte man, dass es, obwohl es ungesundes Junk Food gibt, immer noch Gourmet Food, Slow Food, Öko Food und andere feinsinnige Esstrends gibt und dass unser Essverhalten mitnichten durch McDonald's zerstört worden ist.

Your Brain on Porn!

Gary Wilson ist ein Laie, der meines Wissens ohne formale oder professionelle Qualifikation die Website Your Brain on Porn eingerichtet und ein gleichnamiges Buch (2015) veröffentlicht hat. Seine Site befasst sich mit den Folgen des Pornografiekonsums für die Konsumenten. In einem TED-Talk – in dem er übrigens aussieht, als ob er im Laufe seines Lebens zu viele seiner Körpersafte verschleudert hat – beschreibt er vor allem einen Effekt der Internetpornografie, nämlich den, dass dort ein quasi unerschöpfliches Sex-Universum geschaffen wurde, welches konstant Neuheiten zur Verfügung stellt. Ein männlicher Konsument kann so in 15 Minuten mehr sexuell erregende Frauen sehen, als seine Vorfahren in ihrem ganzen Leben. Bildlich könnte man sagen, das Hirn explodiert wie ein Feuerwerk angesichts der Fülle, Neuheit und Verfügbarkeit von Pornografie im Internet.

Die Texte der Porno-Gegner Gary Wilson und Gail Dines blieben selbstverständlich nicht unwidersprochen. Ihre Postionen werden als maßlos übertrieben, unwissenschaftlich und moralistisch angegriffen. Alle Männer, die Pornografie konsumieren, würden dadurch völlig zu Unrecht stigmatisiert und pathologisiert. Vor allem der klinische Psychologe David J. Ley ist klar gegen die Dämonisierung der Pornografie (Ley 2012, 2016). Er hat ein Buch mit dem Titel *The*

Myth of Sex Addiction geschrieben. Ley hält den Begriff der Sexsucht für einen Schein-Begriff und Folge einer übertriebenen und aufgeblasenen Darstellung in den Medien. Er plädiert dafür, den Begriff der Süchtigkeit nicht zu verwenden, sondern eher von Störungen der Impulskontrolle zu sprechen. Tatsächlich findet dies im wichtigsten Diagnosesystem, dem ICD psychischer Erkrankungen der WHO, auch genauso statt. Was Ley verschweigt, ist, dass er eine künstliche Trennung von Suchtkonzepten und Störungen der Impulskontrolle vornimmt und dass die Überschneidungen zwischen den Konzepten sehr groß sind.

Auch der Soziologe Simon Lajeunesse (Lajeunesse & Deslauries 2013) gibt deutliche Entwarnung, nachdem er die Auswirkungen der Nutzung von Pornografie auf Männer untersuchte. Ihm zufolge verzerrt Pornografie die Wahrnehmung der Männer von Frauen nicht, sie verdirbt sie auch nicht. Auch wollen jene Männer, die Pornografie konsumieren, keine Partnerinnen, die aussehen wie Pornostars. Sie können sehr genau zwischen dem Kunstprodukt Sex-Film und der »echten« Sexualität unterscheiden. Auch Brutalisierungseffekte, die angeblich von Pornografie ausgelöst, also verursacht werden, konnte Lajeunesse nicht finden. Er geht davon aus, dass gewalttätige Männer keine Pornografie benötigen, um gewalttätig zu werden, da sie es bereits sind. Gewalttätige Pornografie ist deshalb Ausdruck ihrer Brutalität und verursacht diese nicht.

Je ausführlicher ich mich mit dem Thema der Pornografie befasste, desto deutlicher wurde mir die Bedeutung von Diskursen in freien Gesellschaften. In der Bewertung der Pornografie sind – ganz ähnlich wie in der Bewertung des Alkoholkonsums – Auseinandersetzungen und gewachsene kulturelle Strukturen entscheidend, die einmal einengender, ein anderes Mal erlaubender ausfallen. Ein Verbot von Pornografie, da generell frauenfeindlich und gesellschaftsschädigend, ist rechtlich vermutlich niemals durchzusetzen und wäre wissenschaftlich auch nicht klar zu begründen, ihre Eindämmung aber möglicherweise schon, und die Begrenzung ihrer Auswüchse ist wünschenswert und notwendig. Auch deshalb ist die Verbreitung bestimmter Formen von Pornografie streng verboten, wie z. B. der Tierpornografie, die als allgemein gesellschaftsschädigend eingestuft wird. Ebenso unterliegen Gewalt-, Kinder-, Jugendpornografie dem sogenannten Verbreitungsverbot. Diese Formen der Pornografie gelten ohne Ausnahme als sozial unverträglich, strafbar und jugendgefährdend und werden bei Verbreitung mit einer Freiheitsstrafe oder einer Geldstrafe bestraft.

1.3.12 Perversionen oder die Lust, ein Pony zu sein

Perversionen, auch Paraphilien oder sexuelle Abweichungen genannt, sind Sonderformen der Sexualität, die häufig als störend, schädigend oder krankhaft betrachtet werden. Sie können sowohl in ihrem Vollzug als auch in ihren sexuellen Zielen stark von der herkömmlichen partnerschaftlichen und fortpflanzungsorientierten Sexualität abweichen. In ihrem Zentrum stehen unübliche sexuelle Praktiken und Objekte. Perversionen sind vielfältig und z. T. stark kulturabhängig. Gemeinsames Merkmal ist ihre deutliche Abweichung von herkömmlichen sexuellen Praktiken.

Sigmund Freud war der Erste, der sich mit der Entstehung von Perversionen ausführlich befasste. Bis sein Denken sich durchsetzte, wurden Perversionen schlicht als Ausdruck eines degenerierten Gehirns betrachtet. Freud hielt Perversionen für Fixierungen an bestimmte Phasen der kindlichen sexuellen Entwicklung und/oder für die zwanghafte Wiederholung von sexuellen Kindheitstraumen. Er ging übrigens davon aus, dass sich auch in reiferen Formen der Sexualität immer Spuren von perversen Inhalten finden lassen und dass die Grenzen zwischen Normalität und Perversion fließend sind.

Freuds Nachfolger haben sich ebenfalls die Frage gestellt, wie und wann es zu sexuellen Abweichungen kommen kann. Die Psychoanalytiker Friedman & Downey (2002) gehen in der Weiterentwicklung seines Denkens davon aus, dass es bestimmte sensible Phasen gibt, in denen sexuelle Erlebnisweisen besonders stark vorgeprägt oder im Gehirn gleichsam »verlötet« werden. Demnach beginnt die männliche sexuelle Prägung im Alter von ca. vier Jahren mit einem Entwicklungshöhepunkt im Alter von neun Jahren. Die entstandenen »sexuellen Schablonen« werden in der Pubertät durch den Einfluss der Hormone aktiviert und nehmen in Fantasien und Handlungen Gestalt an. Sie sind wie Radierungen im psychischen Leben einer Person, die durch Masturbation und sexuelle Erregung verstärkt, vertieft und ausgeformt werden. Dabei wird die Entstehung sexueller Abweichungen vorwiegend durch traumatische Ereignisse erklärt, die durch die Kombination mit sexueller Erregung kompensatorisch in erotische, sprich: orgasmische Triumphe verwandelt werden können. In den Vignetten beschreibe ich den Fall eines jungen gerontophilen Patienten. Dessen zentrale abweichende Fantasie bestand darin, sich von älteren Männern missbrauchen zu lassen. Diese Fantasie und deren Umsetzung in die Wirklichkeit verschaffte ihm eindeutige Macht über das Begehren eines anderen Mannes. »Ein Mann will mich, er will mich haben, und ich will mich dem aussetzen und diese Unterwerfung erleben.« Warum dieses Thema (»sich in die Hände eines alten, schlechten Mannes zu begeben«) eine so zentrale Fantasie für ihn wurde, erhellte sich aus seinen traumatisierenden Lern- und Prägungserfahrungen.

Als krankheitswertig werden sexuelle Perversionen dann verstanden,

- wenn die völlige Austauschbarkeit von Partnern gegeben ist und der Geschlechtspartner keine persönliche Rolle spielt,
- wenn die sexuellen Handlungen nicht einvernehmlich sind,
- wenn Anonymität und Promiskuität vorherrschen und
- wenn vor allem eine sexuelle Fantasie geschaffen werden soll.

Dabei werden Partner zu Statisten – oder Opfern – dieser Fantasien. Das Verhalten mutet süchtig an und ist oft stark ritualisiert. Meist besteht eine extreme Ichbezogenheit, das Objekt der Begierde ist aus einem personalen Beziehungsrahmen herausgelöst. Voneinander abgegrenzt werden verschiedene Formen sexuell abweichenden Verhaltens: Fetischismus, Transvestitismus, Exhibitionismus, Voyeurismus, Pädophilie, Masochismus und Sadismus, Zoophilie und eine ganze Reihe weiterer Abweichungen.

Beim sexuellen Fetischismus ist das Begehren nicht auf eine andere Person gerichtet, sondern auf Gegenstände, wie Schuhe, Socken, Unterwäsche, oder Körperteile, wie Beine oder Füße. Problematisch ist der sexuelle Fetischismus dann, wenn er als vollständiger Ersatz für partnerschaftliche Sexualität dient oder Sex ohne den Fetisch unmöglich geworden ist und ein entsprechender Leidensdruck beim Betroffenen vorliegt. Eine Sonderform des Fetischismus ist der transvestitische Fetischismus bei dem selbst getragene Kleidung des anderen Geschlechts das Objekt der Erregung ist. Zum Fetisch werden dann häufig Strumpfhosen, Unterwäsche oder hochhackige Damenschuhe.

Beim Exhibitionismus steht ein Zwang oder Drang, sich in sexueller Erregung vor anderen zu zeigen, im Vordergrund. Für Freud entsprang die exhibitionistische Neigung der kindlichen Zeigelust. Perversionen waren für ihn Fixierungen auf früheren – infantilen – Entwicklungsstufen, man könnte auch sagen: Restbestände kindlicher Sexualität. Beim sexuellen Exhibitionismus – übrigens eine strafbare Handlung – zeigen die Betroffenen ihre Genitalien und zwingen ihren Opfern deren Anblick unvorbereitet und völlig überraschend auf. Danach erleben sie meist eine tiefe Scham. Eine Sonderform des Exhibitionismus ist das Flitzen. Flitzer sind Menschen, in der Regel Männer, die auf öffentlichen Veranstaltungen immer sehr plötzlich und nackt durch das eigentliche Geschehen, z. B. ein Fußballspiel, rennen. Sie zeigen uns Momente der ekstatischen Überwindung von Grenzen. Ich fand Flitzer immer faszinierend, komisch und anziehend zugleich. Ihr Mut beeindruckte mich. Beim Beobachten des Flitzens wird eine starke Angstlust aktiviert. Als ich in Heidelberg studierte, diskutierten wir immer wieder voller »Angstlust« die Vorstellung, zum Ende des Studiums nackt durch die Altstadt zu flitzen – wir haben es nie getan. Einer der bekanntesten Flitzer ist Jaume Marques, ein Spanier, der sich Jimmy Jump nennt. Trotz hoher Strafschulden kann er nicht aufhören, zu flitzen, und er will es auch gar nicht.

Definition

Beim Voyeurismus steht die Schaulust im Zentrum der sexuellen Erregung, also die heimliche Beobachtung sexueller Handlungen oder sich entkleidender oder nackter Menschen. Es handelt sich um die Lust am Betrachten, die in der Regel von sexueller Erregung und Masturbation begleitet ist.

Strafrechtlich relevant wird der Voyeurismus da, wo er sogenannte höchstpersönliche Lebensbereiche verletzt und direkt in die Intimsphäre anderer Menschen eingreift. Eine Störung der Sexualpräferenz ist der Voyeurismus dann, wenn ein anhaltender und unabweisbarer Drang bei einer Person vorliegt, voyeuristische Handlungen auszuführen, und diese Handlungen zu Straftaten führen.

Pädophilie ist die primäre Fixierung der Sexualität auf vorpubertäre Kinderkörper. Alle Wünsche und Fantasien nach Romantik, Zärtlichkeit, Liebe und Beziehung sind auf Kinder ausgerichtet. Pädophile Handlungen stehen in den meisten Ländern der Erde als sexueller Missbrauch unter hoher Strafe. Pädophile sind die am meisten verachtete Randgruppe der Gesellschaft. Studien zeigen allerdings, dass der Anteil pädophiler Täter nicht den Hauptteil von Missbrauchstätern darstellt, sondern dass der überwiegende Anteil an Straftaten von Männern begangen wird, die gar nicht primär pädophil sind. Dabei sind pädophile Handlungen oft Ausweichhandlungen. Gewalt ist eher selten ein Teil des pädophilen Szenarios, welches oft darin besteht, eine ausbeutende, idealisierte und romantisch-erotische Beziehung zum Kind aufzubauen. Diese wird von den betroffenen Männern als hilfreich und unterstützend für das Kind interpretiert.

Masochismus und Sadismus sind zwei vermutlich miteinander verschränkte Paraphilien. Sie bestehen darin, dass eine Person, der Masochist, sich zur Steigerung sexueller Lust Qualen und Schmerzen zufügen lässt, und eine andere Person, der Sadist, diese Qualen ausführt. Es gibt eine ganze BDSM- oder Leder-Szene, die sehr vielgestaltige Gruppen und sexuelle Szenarien beinhaltet, welche sich maßgeblich um Dominanz und Unterwerfung drehen. So geht es beim Petplay – dem Haustierspiel – darum, unterwürfig in die Rolle eines Tieres, z. B. eines gelehrigen Ponys oder eines treuen Hundes, zu schlüpfen und sich von seinem Herrchen dominieren zu lassen.

Bekannt sind Dominas, also Prostituierte, die sich auf die kommerzielle Ausübung sadistischer Praktiken spezialisiert haben. Eine ausgebildete Domina, die meine Patientin war, hatte mehrere »Sklaven«, die sich nichts sehnlicher wünschten, als von ihr beherrscht und gedemütigt zu werden. Welche seelischen Mechanismen dem Masochismus zugrunde liegen, werden wir im nächsten Abschnitt (»Unter der Lupe«) betrachten.

Die Sodomie oder Zoophilie beinhaltet das Hingezogen-Sein zu und den Sex mit Tieren. Sexuelle Handlungen mit Tieren werden in den meisten Teilen der Welt aus sittlichen Gründen abgelehnt und sind stark tabuisiert, vor allem deshalb, da man der Ansicht ist, dass, wer ein Tier zu seiner sexuellen Befriedigung benutzt, die Würde des Tieres verletzt.

Über die genannten sexuellen Abweichungen hinaus gibt es eine Vielzahl anderer paraphiler Varianten, welche hier nicht weiter aufgeführt werden. Grundsätzlich ist festzuhalten, dass sich die menschliche Sexualität, wie Freud es treffend benannt hat, »polymorph-pervers«, also sehr vielgestaltig in alle möglichen Richtungen entwickeln und dort fixiert bleiben kann, jedoch nicht zwingend fixiert sein muss.

Vom Niedergang des Perversionsbegriffs

Der Perversionsbegriff hat ausgedient. Er unterliegt einer deutlichen wissenschaftlichen und gesellschaftlichen Liberalisierung. Obwohl es eine Reihe eindeutig »abwegiger« Abweichungen mit ausgeprägten Störungen der Persönlichkeitsstruktur gibt, wird deutlich, dass es ebenso eine Vielzahl sexueller Abweichungen gibt, die nicht als Störung, sondern als Spielarten der Sexualität betrachtet werden können. Sie werden nicht von weiteren tiefgreifenden Störungen einer Person begleitet. Viele Menschen, die perverse Praktiken ausüben, sind nicht zwingend krank. Roy Baumeister (1988, 1989, 1991) konnte dies in seiner Studie über den Masochismus zeigen. Man möchte gerne einwenden: Der Sozialpsychologe Baumeister hat nur nicht tief genug gegraben, um die Störungsschwere zu erkennen, die jeder Perversion zugrunde liegen muss, warum sonst sollten Menschen solch seltsame Dinge tun? Genau wissen wir dies nicht.

Gefahren hinsichtlich der Bewertung dieser sexuellen Phänomene bestehen hier in zwei Richtungen. Zum einen besteht die Gefahr, das zu normalisieren, was störungswertig und gefährlich ist – die Pädophilie-Debatte bei den Grünen in den 80er-Jahren gibt davon ein schockierend beredtes Zeugnis. Zum anderen sollte man nicht jede Abweichung zur Störung erklären. Dann würde man keine wissenschaftliche Position vertreten, sondern eine unwissenschaftliche, eher moralische Haltung einnehmen. Was einem Unbehagen bereitet, muss keinesfalls gestört, schädlich oder krank sein und ist in einer liberalen Demokratie womöglich gestattet.

Wichtig ist es m. E., sehr genau zu prüfen, wie störend eine sexuelle Abweichung sich auf einen Menschen selbst und seine soziale Umgebung auswirkt und wie sehr er und andere darunter leiden. Eine Frau, die im Petplay ein Pony sein will, hat vermutlich nicht die geringsten Probleme, ihre Kinder angemessen zu erziehen. Ist sie allerdings zunehmend besessen von der Idee, ein höriges Pony sein zu wollen, dann könnten durchaus ernsthafte Probleme für sie und ihre Angehörigen entstehen.

Exkurs

Unter der Lupe: Masochismus und die Lust an der Selbstaufgabe

> »*Wo das Selbst Schmerz vermeiden will, sucht der Masochist den Schmerz. Wo das Selbst Kontrolle will, sucht der Masochist nach dem Ende von Kontrolle. Wo das Selbst nach Wert strebt, sucht der Masochist die Erniedrigung.*« Roy Baumeister

Der Sozial- und Selbstpsychologe Roy Baumeister hat sich eingehend mit dem Phänomen des sexuellen Masochismus (1988, 1989, 1991) befasst. Für Baumeister ist der Masochismus keine krankhafte Form der Selbstzerstörung oder ein Ableger des Sadismus. Vielmehr sei er ein spezielles Geschehen, welches es ermöglicht, das Selbst oder, besser gesagt, »sich selbst« zu vergessen. Warum sollte man das wollen?

Der Masochismus stellt Baumeister zufolge vor allem für mächtige, reiche und einflussreiche Menschen – meist Männer, die eine hohe eigenständige Selbstbewusstheit, eine High Level Awareness ausgebildet haben, einen Mechanismus dar, mit dem sie einen »niederen körperlichen« und radikalen Umkehrprozess vollziehen können. Dieser hilft ihnen, sich von der Last ihres Selbst – der Burden of Selfhood – zu befreien und sich jenseits dieser Beschwernisse und der hohen Verantwortlichkeit ihres Selbst nahezu rein körperlich oder aber in einer drastischen Rollenumkehr neu und anders zu erleben. Der Philosoph Michel Foucault ist ein gutes Beispiel für diese masochistischen Mechanismen, die er in San Francisco in der Folsom Street, einem Mekka für schwule Sadomasochisten, kennengelernt hatte und die er sehr gut und genau beschrieb. Er formulierte den masochistischen Vorgang der Befreiung von der Last des Selbst folgendermaßen: »Du triffst dort Menschen, die für dich dasselbe sind, wie du für sie: Nichts als ein Körper! Du hörst auf, in deiner eigenen Identität eingesperrt zu sein.« Mich haben die Schriften von Michel Foucault immer mit einem starken Unbehagen erfüllt. Seine historischen Analysen sind affektarm, kühl schneidend und sezierend. Ich konnte mich nie des Eindrucks erwehren, dass ich die Schriften eines zutiefst schizoiden Menschen lese. Gerade diese hyperintellektuelle, eisige Haltung war es aber, die viele Studenten und Studentinnen anzog und zu Foucault-Jüngern machte. Wer Foucault las, war cool. Wer Foucault las, galt als klug, abgeklärt und analytisch und war irgendwie seiner eigenen, beschwerlichen, aufgeladenen oder neurotischen Affektivität enthoben. Insofern wurde Foucault selbst zu einem intellektuellen Zuchtmeister seiner artigen studentischen Schüler, die sich scharenweise an den Meister des kalten Denkens auslieferten.

Fallbeispiel
Eine meiner Patientinnen, die als Domina ausgebildet war, hat sich sehr dezidiert über Masochisten geäußert, als ich mich mit ihr über die Annahmen von Baumeister austauschte. Sie war der festen Überzeugung, dass die von Baumeister angeführten Mechanismen stimmen, aber dass ihre Masochisten nicht gelernt hatten, sich zwischenmenschlich und in nahen und echten Beziehungen zu entlasten, um sich von ihren inneren Beschwernissen zu befreien. Sie hielt all die Männer, die ihre Kunden waren, für sexsüchtig – süchtig nach immer mehr körperlicher Intensität und Selbstvergessenheit, um ihr »beschwerliches Selbst« von sich abzusprengen und sich temporär von sich selbst zu befreien. Deshalb erlernte sie auch – übrigens meistens in Japan – immer raffiniertere Foltertechniken, von extremer Fesselung – Bondage – über Atemreduktion und Schmutzspiele bis zum Einführen heißer Eisenstäbe in den Anus ihrer Kunden. Als ich sie fragte, was sie eigentlich nicht mache, sagte sie ohne zu zögern: »Ich mache alles, außer Tiere und Kinder.«

Ich muss gestehen: Diese Welt erschien mir unheimlich, dunkel, fremd. Und je länger ich mit »meiner« Domina sprach, desto kleiner, unwissender und naiver fühlte ich mich. Man könnte sagen: Es setzen sado-masochistische Prozesse ein, die sie zur großen Wissenden machten und mich zum kleinen, naiven und neugierigen Blümchensex-Psychologen. Dieses zunehmend kindliche Erleben meinerselbst fühlte sich merkwürdigerweise gar nicht schlecht an, sondern mobilisierte behagliche Fantasien nach Anlehnung, Klein-Sein und Schutz seitens der mächtigen, dunklen und allwissenden Shiva-Mutter. Spätestens an diesem Punkt der Therapie beendete ich dieselbe auch erfolglos, denn »meine Domina« wollte sich in keiner Weise von einem Würstchen wie mir durch die Therapie begleiten lassen.

1.4 Sexualität und Liebe

Liebe und Sexualität sind zwei Phänomene, die stark miteinander verwoben sind. Für viele Menschen stellt eine Liebe, die durch Sexualität ihren Ausdruck findet, das Ideal schlechthin dar. Ein 70-jähriger Patient, der sich mit Impotenz bei mir vorstellte, sagte: »Mir ist der Geschlechtsverkehr gar nicht mehr so wichtig, aber meine Frau sagt, sie vermisse die Vereinigung mit mir so sehr, dass sie darauf nicht verzichten wolle.«

Um zu verstehen, wie Liebe und Sexualität ineinandergreifen, werden wir zunächst die Lehren der »Masters of Intimacy« – der Meister der Intimität – näher betrachten. Diese forschenden Männer und Frauen legten die wissenschaftlichen Grundlagen für die Kenntnis von Liebe, Intimität und Bindung sowie deren Verknüpfung zur Sexualität. Dabei verschränken sich zumindest in unserem Kulturkreis Liebe und Sexualität meist zu partnerschaftlicher Monogamie bzw. zu einer eheähnlichen Bindung im Erwachsenenalter. Später werden wir sehen, wie frühkindliche Mangelerfahrungen von Intimität und Bindung zu erheblichen Störungen, insbesondere zu Süchten führen können. So sehr sich diese Aussage wie ein psychologischer Allgemeinplatz liest, so zentral ist sie für das psychologische Verständnis von stofflichen Süchten, Verhaltenssüchten und insbesondere sexuellen Süchten.

1.4.1 Die »Masters of Intimacy«

Auf den folgenden Seiten werden wir die Erkenntnisse von drei Forschern kennenlernen. Sie haben einige Dimensionen des menschlichen Nähe- und Bindungsverhaltens und die Zusammenhänge zwischen Bindung, Intimität und Sexualität genau erforscht.

Harry Harlow (1905–1981), der Tierquäler und die Entdeckung von Liebe und Kontaktbehagen

> »*Durch die Bindung des Kindes an die Mutter werden eine Vielzahl erlernter gefühlsmäßiger Antworten oder Reaktionen herausgebildet.*« Harry Harlow

Harry Harlow war ein bedeutender US-amerikanischer Psychologe und Primatenforscher (Blum 2011), der das Sozialverhalten von Rhesusaffen untersuchte. Als erster Forscher überhaupt widmete Harlow sich systematisch den psychologischen Auswirkungen von Bindungserfahrungen und Kontaktentzug. Dadurch entschlüsselte er die Mechanismen der Mutterschaft als körperlich-emotionale Bindung. Nach heutigen Standards waren seine Experimente grausam, unethisch und könnten mit Sicherheit nicht mehr durchgeführt werden: Er entzog seinen Äffchen den Kontakt zu den anderen Affen und jungen Rhesusäffchen den Kontakt zur echten Mutter, stattdessen setzte er ihnen Drahtmütter und andere Mutterattrappen vor. Dabei konnte er zeigen, dass nicht die Nahrung das zentrale Bedürfnis eines Affenkindes war, sondern der Körperkontakt, das Kontaktbehagen oder die Kontaktsicherheit (Harlow 1958). Dies war eine damals revolutionäre Erkenntnis.

Andere Äffchen isolierte er vollständig im Dungeon of Despair – dem »Kerker der Verzweiflung« –, um die Entstehung von Depressionen zu erforschen. Betrachtet man Filmaufnahmen von Harlow, sieht man einen seltsam steif wirkenden Forscher in einem weißen Kittel, ohne jegliches Charisma, der wissenschaftlich steril über seine Forschung spricht. Am Ende seiner Laufbahn konnte Harlow nicht verstehen, dass er von Kollegen aufgrund der Grausamkeit seiner Experimente angefeindet und angegriffen wurde (Blum 2011).

Immerhin konnte Harry Harlow zeigen, wie wichtig emotionale Bindungen an eine Kontaktperson sind, die als sichere Basis den Kontakt mit der Umwelt erst ermöglicht. Frühe Bindungserfahrungen werden so zu einer Schablone, nach deren Muster sich alle weiteren Bindungserfahrungen und Bindungsverhaltensweisen formen. Ist dies dauerhaft oder zu oft nicht der Fall, treten schwere Verhaltensstörungen auf, die alle Bereiche des sozialen Lebens betreffen – auch die Sexualität. So waren die Äffchen, denen Harlow den mütterlichen Körperkontakt entzogen hatte, später oft unfähig, gute und sichere Bindungen zu anderen aufzubauen und sexuelle Beziehungen einzugehen.

Allerdings konnte der bedeutendste Nachfolger von Harlow der Psychologe und Primatologe Steven Suomi (1998, 1999) mit seinen »Supermütter-Experimenten« zeigen, dass auch widrige Mangelerfahrungen in der Kindheit vor allem durch bindungsstarke Ersatz-Mütter, aber auch durch sozial befähigte Gleichaltrige bis zu einem erheblichen Grad korrigiert werden können.

Harry Harlow stand von 1957 bis in die Mitte der 70er-Jahre in Kontakt mit einem anderen englischen Forscher, dem Psychoanalytiker und Kinderpsychiater John Bowlby, der den Ausdruck »sichere Basis« (secure base) geprägt und sich intensiv mit menschlicher Bindung und den Folgen von Kontakt- und Bindungsverlust auseinandergesetzt hatte. Harlow und Bowlby tauschten ihre Gedanken über Liebe, Bindung, Kontakt, Zuneigung und Zuwendung intensiv miteinander aus und befruchteten ihre Theorien gegenseitig mit den Gedanken des anderen.

Die Widerstände gegen ihre Theorien waren zunächst enorm, sowohl vonseiten der Verhaltenspsychologen als auch vonseiten der klassischen Psychoanalyse. Harlow und Bowlby legten die Grundlagen für die affektiven – d. h. die auf Gefühlen basierende – Neurowissenschaften und bereiteten das wissenschaftliche Verstehen von emotionalen Erlebens- und Verhaltenssystemen vor. Damals waren sie ihrer Zeit weit voraus. Aus ihren und anderen Erkenntnisquellen hat sich das Wissensgebiet der interpersonellen Neurobiologie entwickelt, die die Entstehung des menschlichen Gehirns und des menschlichen Geistes aus sozialen Erfahrungen heraus zu erklären versucht.

John Bowlby (1907–1990) und die Entdeckung der Bindungssysteme

Was Harry Harlow experimentell an Rhesusaffen zeigen konnte, versuchte der englische Kinderarzt und Psychoanalytiker John Bowlby beim Menschen zu belegen (Bowlby 1999 [1969], 1973, 1980, 1988). Sein Denken war stark geprägt von der Evolutionstheorie Charles Darwins und der Verhaltensbiologie von Konrad Lorenz. Er vermutete ein angeborenes Verhaltenssystem – das Bindungssystem –, welches u. a. durch Körperkontakt und Kontakterfahrungen aufgebaut wird. Dies gelte für Säugetiere und insbesondere für Primaten. Bowlby glaubte, dass Beeinträchtigungen der frühen Mutter-Kind-Beziehung – vor allem zu lange Trennungen, nicht abgestimmtes Kontakt- und Pflegeverhalten und Vernachlässigung – ganz wesentliche Vorläufer psychischer Störungen seien und ging davon aus, dass es ein universelles, biologisch verwurzeltes Bindungssystem zwischen Mutter und Kind geben müsse, welches alle weiteren Bindungserfahrungen im Leben eines Menschen mehr oder weniger bestimmt. Je nach Bindungserfahrungen können so unterschiedliche Bindungsmuster entstehen, die auch generationsübergreifend weitergegeben werden können. Mit seiner Kollegin der Psychologin

Mary Ainsworth gelang es ihm, verschiedene Bindungsmuster kenntlich zu machen und deren Entwicklung bis ins Erwachsenenalter hinein zu verfolgen.

Bowlby & Ainsworth (1979) unterschieden zunächst vier relativ stabile Bindungsmuster sicher gebunden, unsicher-vermeidend gebunden, unsicher-ambivalent gebunden und desorganisiert gebunden:

- Sicher gebundene Kinder können die Nähe zu und die kurzfristige Trennung von den Eltern angemessen und ohne große Anstrengung bewältigen.
- Unsicher-vermeidende Kinder wirken bei einer Trennung relativ unbeeindruckt, spielen alleine und in sich gekehrt und zeigen bei der Rückkehr der Mutter kaum Reaktionen. Obwohl sie äußerlich nicht gestresst wirken, sind sie es.
- Unsicher-ambivalente Kinder dagegen verhalten sich widersprüchlich gegenüber der Bezugsperson, sie sind einerseits anklammernd, andererseits abweisend, nur schwer zu beruhigen und erleben hohen und beobachtbaren Stress bei der Trennung von der Mutter.
- Desorganisiert gebundene Kinder zeigen seltsame Verhaltensweisen wie Erstarren, Im-Kreis-Drehen oder Schaukelbewegungen. Ihr Verhalten ist nur wenig an die Bezugsperson gebunden.

Diese Muster entstehen durch einen speziellen Umgang der Mutter mit ihrem Kind. Vor allem bei Müttern, die sich nicht angemessen feinfühlig in die seelischen Zustände ihrer Kinder einfühlen können oder diese – aus welchen Gründen auch immer – nicht berücksichtigen, entstehen unsichere, ambivalente und desorganisierte Bindungsmuster.

Ein furchtbares Beispiel für die Auswirkungen des Entzugs von Körperkontakt, menschlicher Wärme und menschlicher Beziehung wurde 1989 in Rumänien durch den Wegfall des Eisernen Vorhangs sichtbar. Der stalinistische Diktator und selbsternannte »Titan der Titanen« Nicolae Ceauşescu hatte zur Anhebung der Geburtenrate »seines Volkes« sowohl die Schwangerschaftsverhütung als auch alle Abtreibungen unter Strafe gestellt. Dies führte dazu, dass viele Eltern ihre Kinder, derer es nun immer mehr gab, nicht mehr versorgen konnten und in Heime abgaben. So kam es, dass viele weggegebene Kinder in armen und verwahrlosten Waisenhäusern ihr Leben fristen mussten. Diese Kinder werden vermutlich lebenslang beeinträchtigt sein. Die Spuren einer fortgesetzten Vernachlässigung haben sich tief in ihre Hirnstrukturen eingegraben. Dreijährige Kinder konnten weder weinen noch sprechen – sie waren verstummt und in ihrer körperlichen und geistigen Entwicklung weit zurückgeblieben. Der englische Kinderpsychiater Sir Michael Rutter untersuchte mit seinen berühmt gewordenen Adoptionsstudien die Entwicklungswege adoptierter Waisenkinder aus Rumänien. Er konnte zeigen, dass viele Entwicklungsverzögerungen sich in einer liebevollen familiären Umgebung auswuchsen. Dies sah er vor allem bei Kindern, die vor ihrem sechsten Lebensmonat adoptiert worden waren.

Neuere Forschungen liefern inzwischen ein genaues Bild. Demnach gibt es unterschiedliche Bindungsebenen und Bindungstypologien bei Erwachsenen, welche nicht starr den Bindungserfahrungen der Kindheit folgen oder völlig konstant über den Verlauf von verschiedenen Beziehungen hinweg bestehen bleiben. Die ursprüngliche Bindungserfahrung ist also veränderbar und z. B. durch sicher gebundene Partner verbesserbar, falls sie nachteilig oder problematisch gewesen sein sollte.

John Gottman (geboren 1942) und die Vermessung der Liebe

> »*Die kritische Dimension hinsichtlich des Gelingens einer Ehe oder ihres Scheiterns besteht in dem Ausmaß, in welchem der Mann es zulassen kann, von der Frau, die er liebt, beeinflusst zu werden.*« John M. Gottman

John Gottman (2001, 2011, 2012) ist mit Abstand der bedeutendste Paarforscher und einer der derzeit einflussreichsten Psychologen der Welt. Für seine Forschung wurde er mit Preisen überhäuft, und das zu Recht. Er forschte und lehrte an der Universität von Washington in Seattle. Seit einigen Jahren ist er im Ruhestand. Er beobachtete Paare in ihrem natürlichen partnerschaftlichen Verhalten und zeichnete dabei unzählige Daten auf. Dazu hatte er im Park der Universität von Washington das »Love Lab« eingerichtet – ein kleines Haus an einem See, in dem das Verhalten von Paaren beobachtet wurde. Die Partner wurden jeweils verkabelt alles, was sie taten, wurde von Kameras aufgezeichnet. Sie verbrachten somit einige Tage in einer möglichst natürlichen und angenehm gestalteten Atmosphäre. Eigentlich sollten sie sich so verhalten, wie sie das immer tun. Dann wurde ihr Beziehungsverhalten ausgewertet.

John Gottman ist angeblich in der Lage, die Zukunft eines Paars mit über 90%iger Wahrscheinlichkeit richtig vorherzusagen, nachdem er das Paar drei Minuten lang beobachtet hat. Er behauptet scherzhaft, dass er seit Bekanntwerden seiner Vorhersagefähigkeiten nicht mehr zu Dinnerpartys eingeladen würde. Gottman gelang es, vier zentrale Verhaltensweisen zu entschlüsseln, die sich hauptsächlich beim Auftreten von Konflikten beobachten lassen. Überhaupt gilt das partnerschaftliche Konfliktverhalten als Schlüssel zur Vorhersage des zukünftigen Beziehungsgelingens. Wenn kritische Verhaltensfiguren bei einem Paar zu häufig auftreten, zerstören sie mit hoher Wahrscheinlichkeit das Glück eines Paars, indem sie diese Partner voneinander entfremden und die Konfliktspannung schließlich dauerhaft und unerträglich werden lassen. Folgende kritische Verhaltensweisen konnte Gottman entschlüsseln: Kritik am Partner, Verachtung und Feindseligkeit ihm gegenüber, Rechtfertigung und Rechthaberei bezüglich des eigenen Tuns und Denkens und stummer und blockierender Rückzug bei Konflikten (eine Verhaltensweise, die Männer am häufigsten praktizieren, um sich zu beruhigen und sich vor dem Kritizismus ihrer Frauen zu schützen). Leider treibt dieses »Mauern« die meisten Frauen in die »Raserei«, und damit kommt es zu wechselseitigen Verhärtungs- und Verbitterungsprozessen bei beiden.

Wenn Paare darüber hinaus in der Lage sind, in ihren Konflikten fünfmal mehr positive als negative Verhaltensweisen an den Tag zu legen, bleiben sie wesentlich glücklicher als Paare, denen dies nicht gelingt. Humor und vorsichtige Berührungen sind dabei wichtige Verhaltenselemente, um Spannungen in Partnerschaften zu entschärfen. John Gottman hat mit seiner Frau, der klinischen Psychologin und Psychotherapeutin Julie Schwartz Gottman, das Gottman Institut in Seattle gegründet, in dem Workshops für Paare angeboten werden, die ihre partnerschaftliche Beziehung verbessern und ihre Liebesfähigkeit vertiefen wollen. Gemeinsam haben die beiden mehrere Bücher geschrieben, darunter eines über Elternschaft – vor dem Hintergrund der Geburt ihrer eigenen Tochter – und ein neueres Buch speziell für Männer: *The Man's Guide to Women* – ein Leitfaden für Männer (Gottman & Schwartz Gottman 2016). Darin wird von der gut belegten Annahme ausgegangen, dass Männer ganz entscheidend mit ihrem Verhalten zum Gelingen ihrer Beziehungen beitragen können, wenn sie in der Lage sind, diejenigen Merkmale von Männlichkeit zu realisieren, die Frauen anziehend finden.

1.5 Zusammenfassung

Im ersten Kapitel dieses Buches haben wir uns mit den Grundfragen der Sexualität befasst und somit ein Verständnis für sexuelle Vorgänge in der Natur geschaffen. Dazu lernten wir die evolutionäre Bedeutung der Sexualität und ihre beeindruckende und manchmal verwirrende Vielfalt kennen. Sexualität ist stark – wenn auch keinesfalls ausschließlich – an das zweigeschlechtliche Verhalten gebunden. Weibchen und Männchen, Frauen und Männer haben deshalb voneinander unterscheidbare Körpergestalten und Verhaltenssysteme ausgebildet, die ihnen helfen oder sie dazu drängen, künftigen Generationen das Leben zu schenken und ihren Nachwuchs großzuziehen, bis dieser selbst überleben und sich fortpflanzen kann. Wir haben viele Spielarten von Partnerwahl und Paarungsverhalten bei Insekten, Vögeln, Säugetieren und Primaten kennengelernt und versucht, deren naturkundlichen Sinn zu erfassen. Dabei sind wir zum heutigen Menschen gelangt und arbeiteten einige Unterschiede und Ähnlichkeiten zwischen Frauen und Männern heraus. Auch Phänomene wie sexuelle Orientierung, Masturbation, Pornografie und Perversionen betrachteten wir, um sie besser verstehen zu können.

Die Sexualität des Menschen ist tief in der Naturgeschichte verwurzelt, obwohl sie gelegentlich seltsam und wie von ihr abgelöst erscheint. Wir haben verschiedene Spielarten des menschlichen Sexualverhaltens kennengelernt. Auch jenes, welches ganz offensichtlich nicht direkt der Fortpflanzung dient. Dazu zogen wir einige Erklärungen heran, die uns helfen können, die Vielfalt sexueller Erscheinungen beim Menschen zu erklären. Viele Fragen bleiben offen, sind bis heute ungelöst und geben Anlass zu wissenschaftlichen und gesellschaftlichen Auseinandersetzungen.

Sexualität, Intimität und Bindung sind wichtige Aspekte partnerschaftlicher Sexualität und der Paarbindung, die Menschen auf der ganzen Welt und unabhängig von ihrer sexuellen Orientierung anstreben. Wir haben gesehen, dass die Fähigkeit, sich zu binden und eine dauerhafte sexuelle Beziehung einzugehen, sehr wesentlich von frühen Bindungserfahrungen geprägt und ausgeformt wird und dennoch nicht unveränderbar ist. Fehlen diese frühen bergenden und Sicherheit spendenden Erfahrungen, kann es u. a. zur Entstehung von Süchten und anderen seelischen Erkrankungen kommen.

Im zweiten Kapitel werden wir uns der Frage zuwenden, was Sucht ist und wie sie verstanden werden kann. Dabei bewegen wir uns vom Allgemeinen zum Besonderen, d. h. von Suchtprozessen ganz allgemein hin zu den Verhaltenssüchten und dann zu den sexuellen Süchten im Besonderen. Dabei werden wir Ähnlichkeiten und Unterschiede verschiedener Suchtprozesse kennenlernen und eine vertiefte Kenntnis von den Erscheinungsformen süchtiger Sexualität erwerben.

2 Was ist Sucht und sexuelle Süchtigkeit?

»Sucht: Der Herr ist dem Sklaven hörig.«
Manfred Hinrich

Wie konnte sich im Laufe der Evolution ein so seltsames und schädliches Phänomen wie Sucht entwickeln? Um dies zu verstehen, muss man die Menschheitsgeschichte und deren Hauptprägungsphase in einem langen Eiszeitalter – dem Pleistozän – vor der jungsteinzeitlichen Ackerbaurevolution und der beginnenden Sesshaftigkeit betrachten. In dieser Zeit erhielt unser Gehirn die Form und Funktion, die es heute noch aufweist.

In Bezug auf die Entstehung von Sucht muss man sagen: Sucht an sich hat sich nicht entwickelt, sondern ist das Nebenprodukt unseres Gehirns, das ein Belohnungssystem umfasst, welches in dieser Form nur »höhere« Tiere besitzen. War ein Mensch des Pleistozän mit einem Gehirn ausgestattet, welches gut, d.h. schnell auf überlebens- und fortpflanzungsdienliche Reize wie Nahrung, Wärme und Sexualpartner reagieren konnte, so erhöhte dies seine Überlebens- und Fortpflanzungswahrscheinlichkeit erheblich. Da diese Reize in der steinzeitlichen Umwelt eher selten auftraten, hatten sie einen hohen positiven Signalwert. Das Gehirn selbst unterscheidet jedoch nicht, ob etwas, das sich gut anfühlt, tatsächlich einen Nutzen hat. So wurden der Alkohol und dessen berauschende Wirkung von Menschen vermutlich irgendwann in der Mittelsteinzeit eher zufällig entdeckt, als im Gärprozess überreifer Früchte Alkohol entstand. Später wurde er gezielt hergestellt. Vielleicht liegen auch hier die Ursprünge religiöser Kulte, obwohl der Gebrauch von Rauschdrogen und schamanistische Ekstasetechniken vielleicht schon bekannt waren. Dadurch konnte eine Menschen-Gruppe ozeanische Gefühle der Allverbundenheit, der Ich-Entgrenzung und des Enthoben-Seins erzeugen, und es konnten in heiliger Andacht höhere Mächte angebetet und Zusammenhalt und Hingabe der gesamten Gruppe an etwas Transzendentes erzeugt werden.

Zentral an diesem Gedankengang ist, dass das Gehirn zunächst keine klare Unterscheidung vornimmt hinsichtlich der Überlebens- oder der Fortpflanzungsdienlichkeit der als »nützlich« und »gut« erlebten Reize. Alles, was sich gut anfühlt, muss gut sein. Warum? Weil es automatisch dem Überleben oder der Fortpflanzung dient, deshalb wird es gewollt.

Merke
Sucht hat aus psychologischer Perspektive ganz grundlegend etwas damit zu tun, dass wir an einen bestimmten Stoff oder an ein bestimmtes Verhalten, das durch spezielle körpereigene Stoffe, wie z. B. Opiate, ausgelöst wird, mehr gebunden sind als an die menschlichen Beziehungen, die uns umgeben.

Sucht ist Ersatz und Not-Hilfe zugleich für Menschen, die zu früh lernen mussten, unangenehme Gefühle und innere Zustände wie Scham, Vernachlässigung, Mangel an zwischenmenschlicher Nähe und Bestrafung zu ertragen und zu bewältigen. Sie hilft sehr unmittelbar, die Schmerzen über die »Wunden des Selbst« zu lindern. Das Problem ist nicht unbedingt ihre unmittelbare Wirkung, welche bereits gewisse Risiken mit sich bringen kann, sondern deren – oft verheerenden – Konsequenzen.

Die Amerikanische Gesellschaft für Suchtmedizin führte 2011 eine neue, umfassende Definition von Sucht ein (www.asam.org). Diese Definition schließt ausdrücklich Verhaltenssüchte wie süchtige Sexualität, süchtiges Essen und süchtiges Spielen mit ein. Die Definition lautet wie folgt:

Definition

»Sucht ist eine grundlegende und dauerhafte Erkrankung des Gehirns, insbesondere der Belohnungs-, Motivations- und Erinnerungszentren und benachbarter Kreisläufe. Sucht beeinflusst die Neurotransmitter und spezielle Vorgänge des Gehirns, vor allem der Belohnungsstrukturen dergestalt, dass die Erinnerung an vorangegangene Belohnungen zu überstarken körperlichen und psychischen Reaktionen, wie Suchtverlangen oder den unabweisbaren Drang, ein bestimmtes Verhalten – auch angesichts negativer Auswirkungen – auszuführen.« (Übs. d. A.)

In den folgenden Abschnitten werden wir die grundlegenden relevanten Hirnstrukturen und Hirnprozesse, die für die Entstehung von Süchten verantwortlich gemacht werden, kennenlernen. Wir werden uns danach mit den sozialen, psychologischen und spirituellen Störungskonzepten über Sucht im Allgemeinen und im Anschluss daran mit den sexuellen Süchte im Besonderen befassen. Diese werden durch prägnante Fallgeschichten dargestellt und in ihrer Vielfalt aufgefächert.

2.1 Sucht als körperliche Erkrankung

Wir sind inzwischen in der Lage, ein ganzes Bündel von bedeutsamen neurologischen Strukturen, Substanzen und Prozessen zu beschreiben, die an Suchtprozessen beteiligt sind. In den kommenden Abschnitten werden die eindeutig mit Suchtprozessen in Zusammenhang stehenden neurologischen Systeme und Wirkstoffe beschrieben. Diese Systeme wirken in der Beschreibung abgegrenzter, als sie es in Wirklichkeit sind. Erst die Verknüpfung dieser und anderer neuronaler Systeme, z. B. des Glutamat-Systems, und ihre gegenseitige Anregung oder Hemmung werden zu einem immer umfassenderen Bild der biologischen Grundlagen von Süchten führen. Je mehr wir von den neurobiologischen Vorgängen des Gehirns beim Auftreten von Süchten verstehen, desto mehr können wir zukünftig vermutlich auch medikamentöse »Stellschrauben« nutzen, um Süchte zu behandeln und zu überwinden. Dabei wird die weitere Entwicklung von Behandlungsleitlinien vermutlich – ganz ähnlich wie bei den depressiven Erkrankungen – zukünftig medikamentöse und psychotherapeutische Prozesse immer besser aufeinander abstimmen können, somit Rückfallraten verringern und Abstinenz oder Minimierung von Suchtverhalten ermöglichen.

Die Substanzen, die wir kennenlernen werden, sind nicht die Ursache von Süchten, sondern Vermittler von Prozessen, die aufgrund ihrer Wirkungen einiger Wahrscheinlichkeit auftreten. Wenn man davon ausginge, dass diese körperlichen Substanzen die Ursache von Süchten sind, dann wäre das so, als würde man behaupten, dass sich Briefträger die Briefe selbst schreiben, die sie zustellen. Briefträger und Botenstoffe übermitteln Nachrichten und Botschaften. Sie sind Zusteller. Sie generieren nicht das Erleben und Verhalten einer Person, sondern beeinflussen mit ihrem Informationsgehalt deren Erleben und Verhalten.

2.1.1 Dopamin: ein Glücksversprechen

Eine für Suchtprozesse wichtige Struktur des Gehirns ist das limbische System. Es wird auch als das Gefühlszentrum des Gehirns bezeichnet. Das limbische System spielt eine sehr zentrale Rolle bei der Entstehung und Aufrechterhaltung von allen bekannten Süchten. Dieses neurologische System bewertet Reize nach dem Lust- oder Unlustprinzip. Bei Lust- oder Belohnungserleben kommt es u.a. zur Ausschüttung von Dopamin, das eine sehr starke – im Falle süchtigen Handelns eine überstarke und bezwingende – Belohnungserwartung und damit verbundene Verhaltensweisen auslöst.

Von besonderem Interesse ist das dopaminerge System, das Dopamin als Botenstoff nutzt. Es steuert die Wahrnehmung und Verarbeitung natürlicher Belohnungsereignisse und schickt den Botenstoff über seine Fasern in verschiedene Bereiche der Großhirnrinde. Dopamin fungiert dort als Signalstoff, der ein Belohnungserleben ankündigt und eine Belohnungserwartung auslöst. Wir haben Hinweise darauf, dass die Effekte von Verhaltenssüchten weniger stark sind als die Effekte, die von Drogen erzeugt werden. Subtanzen, die von außen dem Gehirn zusätzlich zugeführt werden, sind also schwächer, da sie »nur« aus körpereigenen Substanzen bestehen und das Gehirn nicht unbegrenzt körpereigene Substanzen erzeugen und ausschütten kann.

Merke
Bei Verhaltenssüchten liegen extreme Formen eigener Stimulation vor, bei substanzabhängigen Suchtformen eine Überflutung des Gehirns, bis zur Vergiftung. Dies ist bei Verhaltenssüchten jedoch nicht möglich, obwohl wesentliche geistige Funktionen massiv eingeschränkt sein können.

Dem Belohnungssystem wird zudem eine wichtige Rolle bei der Prägung des Suchtgedächtnisses zugewiesen, das in den Mandelkernen entdeckt wurde. Dort finden Verknüpfungen zwischen Reizen statt, die das Gehirn als belohnend erlebt hat. Außerdem werden Signalreize gelernt, die eine Belohnungshandlung ankündigen und bei einer Sucht erzwingen. Die Mandelkerne sind insofern wichtig für das neurobiologische und lerntheoretische Verständnis von Rückfällen.

Schlechtere Ansprechbarkeit und süchtiges Verhalten

Das limbische System kann bei starken Verhaltenssüchten eine verminderte allgemeine Aktivität aufweisen. Das bedeutet, dass das Belohnungssystem durch alltägliche Belohnungserfahrungen weniger angeregt wird – sozusagen unterstimuliert bleibt – und erst starke und ganz spezifische Belohnungsreize eine Wirkung zeitigen. Wir haben Hinweise aus der biologischen Persönlichkeitsforschung bei süchtigen Spielern, dass es eine individuelle biologische Anfälligkeit, eine sogenannte Disposition, für bestimmte Verhaltenssüchte gibt. So kann z. B. allein die Unvorhersehbarkeit und Neuigkeit von Reizen einen besonders hohen Belohnungswert für ein Individuum haben. Für andere Personen stellt Neuigkeit einen weit weniger relevanten Reiz dar.

Wir werden später sehen, wie wichtig es ist, die Glücks- oder Belohnungserwartung, die durch das Dopamin erzeugt wird, nicht zu verwechseln mit dem tatsächlichen Glückserleben (McGonigal 2012). Unser Hirn nimmt diesen Unterschied nämlich zunächst gar nicht wahr und »glaubt«, dass das, was sich verlockend ankündigt, auch tatsächlich gut sein muss. Zu erkennen, dass dies nicht zwingend der Fall ist und bei Vorliegen von süchtigem Handeln schon gar nicht, ist eine sehr zentrale Erkenntnis zur Überwindung von unerwünschten oder konkurrierenden süchtigen Impulsen.

2.1.2 Vasopressin und Oxytocin

Der Psychologe Jaak Panksepp (1998) ist der Begründer der Affective Neuroscience, also der wissenschaftlichen Erforschung der Emotionssysteme des Gehirns. Er vermutet, dass das Vasopressin – ebenso wie das Testosteron – stark mit dem männlichen Sexualverhalten in Verbindung steht, wohingegen das Oxytocin das weibliche Sexualverhalten wesentlich stärker beeinflusst. Das Hormon Vasopressin führt während der Sexualität zu einem Verhalten, das stark auf ein Ziel ausgerichtet ist und das sich durch hartnäckige Ausdauer auszeichnet. Darüber hinaus hilft es beim »Abschalten nebensächlicher Themen« und der Konzentration auf Sex. Eine wiederkehrende Klage vieler Frauen besteht ja darin, dass Männer immer nur »das eine« wollen. »Das eine« drängend, zielgerichtet und ausdauernd anzustreben und wollen zu können ist vermutlich den Wirkungen des Vasopressins zuzuschreiben.

Merke
Im Bereich süchtiger Sexualität führt das Vasopressin dazu, dass die Konsequenzen des sexuellen Handelns während des Tuns ausgeblendet sind. Das sexuelle Handeln unterliegt einer Einengung.

Gut gesehen haben wir diese Einengung in der Einführung am Beispiel des Mannes, der seinen Sohn im Auto vergaß, als er sich im Pornokino aufhielt. Die Ausschüttung von Vasopressin steigt bei sexueller Aktivität stark an und erreicht beim Mann seinen Höhepunkt beim Orgasmus.

Das Hormon Oxytocin dagegen ist stärker mit der weiblichen Sexualität und dem sozialen Verhalten verbunden. Obwohl Männer und Frauen beide Hormone produzieren, sind sie doch auf sehr unterschiedliche Weise zwischen den Geschlechtern verteilt. Die Konzentration von Testosteron ist bei Männern ungefähr 10- bis 100-mal höher als bei Frauen. Dies könnte auch ein Grund sein, warum Männer und Frauen gelegentlich so entgegengesetzt wirkende Bedürfnisse und Sichtweisen hinsichtlich ihrer Sexualität haben und sich Frauen häufig nicht verstanden, gemeint oder übersehen fühlen. Vasopressin spielt demnach bei Männern vermutlich eine wichtige Rolle hinsichtlich einer scheuklappenartigen Einengung und eher beziehungslosen Sexualisierung bei Suchtprozessen.

2.1.3 DeltaFosB, eine genetische Stellschraube

DeltaFosB ist ein Protein, das die Genexpression beeinflusst und als kritischer Faktor in der Entwicklung aller Formen substanz- und verhaltensbezogener Süchte und deren dauerhafter Aufrechterhaltung eine wichtige Rolle spielt. DeltaFosB führt in den Genen zu Transkriptionen, d. h. zu Umschreibungsprozessen. Durch diese Umschreibung wird ein spezieller Zustand hergestellt und aufrechterhalten. Dieser Zustand ist charakterisiert durch ein zwanghaftes Belohnungsstreben nach einem bestimmten Reiz oder einer bestimmten Reizkonfiguration (Birchard 2015). Der von DeltaFosB provozierte Zustand wird über viele Monate hinweg aufrechterhalten und führt so zu hartnäckigem Suchtverlangen, auch lange nachdem die Substanz nicht mehr eingenommen oder das süchtige Verhalten nicht mehr ausgeübt wurde. Dabei wird zusätzlich die Belohnungsempfindlichkeit gegenüber den jeweils relevanten süchtigen Reizen deutlich erhöht. Theoretisch könnte das hohe Vorkommen von DeltaFosB als biologischer Hinweis für das Vorliegen einer Suchtstruktur genutzt werden. DeltaFosB führt also zu molekularen Umschaltprozessen, die den einmaligen oder gelegentlichen Drogenkonsum in ein stabiles neurobiologisches Suchtverhalten umwandeln. Diese molekularen Vorgänge legen nahe, dass der wiederholte Gebrauch von Internetpornografie oder von anderem zwanghaften sexuellen Verhalten eine lange andauernde, erhöhte und automatisierte Ansprechbarkeit zurücklässt, und zwar noch lange nach dem Ende des süchtigen Verhaltens.

Die Selbsthilfegruppe AS (die Anonymen Sexsüchtigen) hat strenge Richtlinien. Um sich den süchtigen Gewohnheiten zu entziehen und diese »auszutrocknen«, ist ein deutlich eingeschränktes sexuelles Verhalten oder für eine bestimmte Zeit überhaupt kein sexuelles Verhalten notwendig. Dies bedeutet z. B., keine Masturbation auszuüben oder nur Sexualität in einer festen Beziehung zu haben. Auch gibt es das Prinzip »90 Tage, 90 Meetings«: Über 90 Tage lang muss jeden Tag eine AS-Gruppe zu besucht werden, und in dieser Zeit muss man auf Sexualität verzichten. Das Ziel ist, nüchtern zu werden und von »Lüsternheit« zu genesen.

Wenn wir die Wirkung von DeltaFosB ernstnehmen, machen diese strengen Vorgaben durchaus Sinn, denn sie erfassen intuitiv die lange überdauernde und anhaltende Wirkung süchtigen Verhaltens, auch wenn dieses gar nicht mehr ausgeübt wird.

2.1.4 Testosteron, ein Männermärchen?

Da Testosteron das eigentliche Männlichkeitshormon ist, werfen wir hier einen Blick auf seine tatsächlichen und vermeintlichen Wirkungen. Diese sind häufig genug mythenumrankt und dienen manchen Männern als Ausrede zu Untreue, sexueller Belästigung und Promiskuität. Vielleicht sind sie aber auch wahr?

Zunächst sorgt das Testosteron dafür, dass ein Mann überhaupt ein Mann wird. Testosteron ist verantwortlich für die Ausbildung der männlichen Genitalien des Fetus im Mutterleib. Es ist das zentrale Entwicklungshormon der männlichen Pubertät und erhält die männliche Erscheinung sowie die Spermienproduktion von Männern aufrecht. Der Testosteronspiegel unterliegt tageszeitlichen Schwankungen und ist frühmorgens am höchsten. Die Testosteronspiegel einzelner Männer können recht unterschiedlich ausfallen und nehmen im Alter ab. Normalerweise liegen sie zwischen 12 und 40 nmol/l. Das heißt, dass ein Mann durchaus 3- bis 4-mal so viel Testosteron produzieren kann als ein anderer.

Die Befundlage hinsichtlich der Wirkungen des Testosterons auf das Verhalten ist nicht eindeutig. Bei Menschen ist der Einfluss auf das Verhalten weniger klar etabliert als bei anderen Säugetieren. Ein Zusammenhang zwischen Testosteron und Aggressivität ist aber belegt. Männer mit hohen Testosteronspiegeln neigen zu geringerer sozialer Sensibilität, einem starken Belohnungsdrang, egozentrischerem Handeln und dazu, wenig empathisch zu sein – nicht unbedingt Eigenschaften, die auf Frauen anziehend wirken. Zusätzlich zugeführtes Testosteron erhöht aggressives und unsoziales Handeln bei Männern in Verhandlungen. Verglichen mit Frauen haben Männer stärkere sexuelle Impulse und sind auch eher geneigt, sexuell impulshaft zu handeln. Vermutlich gibt es auch deshalb weit weniger sexsüchtige Frauen als Männer.

Verhaltensweisen wie Dominanzstreben, Konkurrenzverhalten und impulsives sexuelles Verhalten werden dem Testosteron zugeschrieben. Eine starke Verringerung dieser Verhaltensweisen ist bei männlichen Tieren (Hunden, Katzen, Pferden und Hausrindern) sehr gut belegt, wenn diese kastriert worden sind.

Noch im 19. Jahrhundert wurden männliche Kinder und Männer aus verschiedenen Gründen kastriert und wurden dadurch zu Eunuchen gemacht. Einerseits dienten sie oft in sehr niederen Stellungen, andererseits ist belegt, dass sie gelegentlich auch sehr hohe Stellungen einnehmen konnten. Einige Eunuchen waren auch Angehörige des Militärs und dienten als Generäle, so wie der oströmische General Narses oder der chinesische Admiral Zeng He.

Vor einigen Jahren behandelte ich einen transsexuellen jungen Mann, der im Erscheinungsbild und in seinem Verhalten ausgesprochen weiblich wirkte. Die Gestalt des jungen Mannes legte also einen geringen Testosteronspiegel nahe. Die Untersuchung seines Bluttestosteronspiegels, den er unbedingt bestimmt haben wollte, da er vermutete gar kein Testosteron zu besitzen, ergab keine Abweichung zu anderen Männern – er war völlig normal.

2.1.5 Das Serotonin-System

Das Serotonin-System (auch serotonerges System genannt) hat seinen Ausgangsort in den Naht-Kernen des Hirnstamms. Ein Serotonin-Mangel im Gehirn wird vor allem mit einer reduzierten Steuerung der Impulskontrolle in Verbindung gebracht. Der Botenstoff Serotonin hat weitreichende Wirkungen auf die Stimmungslage eines Menschen. Serotonin dämpft, euphorisiert, beruhigt, führt zu innerer Ruhe, verringertem Sexualtrieb, zu Zufriedenheit und Wohlbefinden. Durch diese Wirkungen wird Serotonin zu einer zentralen Substanz positiver Stimmungslagen. Darüber hinaus hemmt das Serotonin sexuelles Streben, Impulsivität und aggressives Verhalten. Es wird vermutet, dass es Menschen gibt, die weniger körpereigenes Serotonin besitzen und durch bestimmte Handlungen ihren Serotoninspiegel anheben, um sich in positive Stimmungslagen zu bringen. Dabei kommt es zur Reduktion der Impulskontrolle. Demnach können Menschen mit einem niedrigen Serotoninspiegel ihre Handlungen eindeutig schlechter steuern als andere. Dadurch kann es zu Kontrollverlust, exzessivem Suchtverhalten und zu einer Enthemmung bis hin zum Verlust der Steuerungsfähigkeit kommen.

Im Bereich der sexuellen Süchte kann ein Serotoninmangel z. B. zu einem exzessiven Suchverhalten nach pornografischen Inhalten im Internet führen. Dies geschieht oft unter Ausblendung aller Konsequenzen.

Fallbeispiel
Einer meiner Patienten hatte das unbezwingbare Bedürfnis, sich während einer Werbepause einer Fernsehübertragung eines Fußballspiels am Computer zu befriedigen. Er war so unüberlegt und hektisch, dass er vergaß, die Tür in seinem Büro zu verschließen, sodass seine fünfjährige Tochter ihn bei seiner Masturbation und Ejakulation beobachten konnte. Die Konsequenzen für ihn und seine Familie waren drastisch und lange anhaltend.

Es gibt eine Klasse von Medikamenten, die selektiven Serotonin-Wiederaufnahmehemmer (SSRI), die vermutlich positiv auf zwanghaftes sexuelles Verhalten und überstark andrängende sexualisierte Gedankeninhalte wirken. Obwohl es bisher wenig systematische Forschung dazu gibt, weisen einige Befunde und klinische Beobachtungen darauf hin, dass diese Medikamente die Impulsivität des Sexualverhaltens hemmen können. Ein besonders interessanter Aspekt liegt in der Beobachtung, dass paraphiles, hypersexuelles und exhibitionistisches Verhalten in Auftreten und Häufigkeit durch die Gabe von SSRI stark reduziert werden kann, und zwar ohne die partnerschaftliche Sexualität zu beinträchtigen (Birchard 2015). Diese Befunde legen den Schluss nahe, dass zwanghafte, drang- und impulshafte Ausprägungen der Sexualität durch andere neurobiologische Prozesse gesteuert werden als die partnerschaftliche, beziehungsbezogene Sexualität.

2.1.6 Das Noradrenalin-System

Das noradrenerge System hat seine Lage im sogenannten himmelblauen Ort, dem Locus coeruleus des Hinterhirns. Es besteht vorwiegend aus Nervenzellen, die den Botenstoff Noradrenalin in alle Teile des limbischen Systems und in die Großhirnrinde (Assoziationskortex) senden. Die wesentliche Aufgabe dieses Gehirnsystems besteht in der Vermittlung von Wachheit, Erregung und Aufmerksamkeit. Vermutlich steuert das Noradrenalin die Aufmerksamkeitsleistung und -lenkung bei vielen Handlungen. Bei Süchten kommt es zu einer verstärkten oder spezifisch vorgeprägten Aufmerksamkeit in Bezug auf suchtverbundene und süchtige Reize. Es findet eine Bahnung zu diesen speziellen Reizen hin statt (Meyer & Bachmann 2005).

2.1.7 Das Opioid-System

Dieser Teil des Nervensystems stellt körpereigene Opioide her, sogenannte endogene Opioide. Opioide sind Stoffe, die Schmerzen lindern oder fast vollständig unterdrücken können. Darüber hinaus wirken sie betäubend, angstlösend, euphorisierend, und sie verringern Hungergefühle. Das Opioid-System steht in Wechselwirkung mit den Botenstoffen Dopamin und Noradrenalin, dabei können intensive Lust- und Euphoriegefühle sowie eine starke Schmerzlinderung wirksam werden. Diese Wirkungen werden als die eigentliche rauschhafte Belohnungserwartung und als Belohnungserleben betrachtet.

Eine Studie aus dem Jahre 2014 konnte zeigen, dass die Opioid-Systeme süchtiger Spieler sich zwar hinsichtlich der Struktur und Anzahl ihrer Rezeptoren nicht unterscheiden, allerdings hinsichtlich ihrer Reaktionsweise. Bei stofflichen Süchten ist dies übrigens anders, dort sind die Opioid-Rezeptoren tatsächlich verändert. Die Suchtforscherin Inge Mick, die Leiterin der Studie, schloss aus ihren Befunden (Mick et al. 2014) Folgendes:

Merke
Süchtige Spieler reagieren unterschiedlich auf die positive Stimulation ihrer Gehirne. Sie ziehen weit weniger positive Befriedigung aus der Stimulation. Genau deshalb müssen sie länger und intensiver spielen.

Dies weist auf Gewöhnungs- und Sättigungseffekte bei süchtigen Spielern hin und ist ein wichtiger Hinweis auf die Frage, warum einige Verhaltensweisen süchtige, d. h. übermäßig starke und extrem repetitive Formen annehmen können. Pathologisches Spielen ist demnach der Versuch, durch exzessives Verhalten ein angemessenes Befriedigungs- oder Belohnungserleben herzustellen. Gleiche oder ähnliche Mechanismen könnten für alle Verhaltenssüchte, d. h. auch für sexuelle Süchte gelten, allerdings ist dies bislang nicht erforscht.

2.1.8 Die Neurobiologie von Hemmung und Erregung

Ein Ungleichgewicht zwischen der Aktivität im limbischen System auf der einen und von Hemmungsprozessen der Großhirnrinde auf der anderen Seite wird als wichtiger Faktor für das Erleben der Unabweisbarkeit und Unwiderstehlichkeit süchtigen Verhaltens – des sogenannten Suchtdrucks oder Cravings – betrachtet. Daraus resultiert die Unfähigkeit, süchtiges Verhalten trotz schädlicher Folgen zu beenden. So »übersehen« süchtige Patienten emotional getönte Vorstellungen der schädlichen Folgen ihres Handelns. Das sind häufig Menschen, die eigentlich in der Lage wären, eben diese Handlungen hemmend zu beeinflussen. Man spricht hier von einer mangelnden Feinfühligkeit gegenüber den zukünftigen negativen Folgen. So lassen Süchtige die schädlichen Auswirkungen ihres Handelns oft unbeachtet und bevorzugen sofortiges Belohnungserleben. Bei dem Mann, der seinen Sohn vergaß, konnten wir diesen Mechanismus gut sehen. Jon Grant (Grant et al. 2011) nutzt in seinem Modell zur Behandlung der Störungen der Impulskontrolle die Technik der Negative Mood Induction, um die Einblendung der negativen Konsequenzen des eigenen Handelns im Bewusstsein zu aktivieren und damit verhaltenswirksam bleiben zu lassen. So kann Verhaltenshemmung im Sinne der eigenen mittel- und langfristigen Werte und Ziele erfolgen.

Wir können in Bezug auf Hemmung und Erregung bei süchtigen Menschen also zwei Mechanismen feststellen:

Merke
Süchtige Menschen sind unempfindlicher und unbedachter gegenüber den negativen Folgen ihres Handelns als Nicht-Süchtige. Sie sind stark ansprechbar für sofortige Belohnungen.

Daraus folgt, dass süchtige Menschen Hilfen brauchen, um die negativen Folgen ihres Handelns nicht zu vergessen, und einen Reizschutz benötigen, damit sie sich süchtigen Reizen nicht aussetzen und damit Suchtbegehren oder Suchtdruck auslösen.

Übrigens sind die beschriebenen neurobiologischen Vorgänge die biologische Grundlage der in der Psychologie beschriebenen Annäherungs- und Vermeidungskonflikte, auf die wir im Kapitel über die Psychologie der Sucht noch näher eingehen werden.

2.2 Sucht als psychische Störung

Die eine umfassende, alles erklärende psychologische Theorie der Störungen der Impulskontrolle und daraus resultierender süchtiger Impulsmuster gibt es nicht. Wir können aber verschiedene psychologische Aspekte dieser Störungsgruppe ins Blickfeld nehmen und unterschiedliche Achsen ihrer Entstehung und Aufrechterhaltung näher betrachten.

Wenn wir süchtiges Verhalten im Lichte der Psychologie betrachten, finden wir verschiedene Zugänge, die uns helfen, ein tieferes Verständnis von Sucht und von sexuellen Süchten als Störungen der Impulskontrolle zu gewinnen. Betrachten wir süchtige Prozesse aus der Sicht der psychologischen Theorien stellt sich die Frage, wie solch ein Verhalten entsteht, wie es gelernt und wie es aufrechterhalten wird.

Die Selbstpsychologie und die klinische Psychologie gehen von frühen Wunden oder Verletzungen des Selbst aus. Diese früh entstandenen lebensgeschichtlichen Verletzungen machen einen Menschen für schnell auslösbare und bleibende Stresszustände anfällig. Das Selbsterleben einer Person kann dann schnell und dauerhaft unbehaglich, schamhaft, niedergestimmt oder schmerzhaft werden. Konflikte können als unerträglich erlebt werden, da die Kindheit von schwer lastender Konfliktspannung geprägt war. Wir sprechen dann von narzisstischen Wunden, die innere Zustände hervorrufen, welche gelindert, ersetzt oder gedämpft werden sollen. Sandor Rado nennt dies »tense depression«. Süchte können ablenken, selbstvergessen, euphorisch und schmerzfrei machen. Sie lindern unmittelbar psychische Not und entheben uns aus dem dunklen Sumpf unseres lebensgeschichtlichen Leidens und damit verbundener innerer und äußerer Konflikte. Suchtstoffe oder süchtige Verhaltensweisen wirken meist sehr schnell und stark, aber eben nicht dauerhaft oder nachhaltig. Man könnte sagen: Die Dämonen kehren bald wieder zurück und benötigen neue Befriedung. Was noch schlimmer ist: Dadurch werden die Süchte bald selbst zu Dämonen mit eigenem Antlitz, die man sich ins Haus geholt hat, denn man hat den Teufel mit dem Beelzebub ausgetrieben.

Fallbeispiel

Eine meiner Patientinnen in der Klinik hatte einen Termin beim Familientherapeuten. Sie wollte mithilfe einer Familienskulptur mehr über die Zusammenhänge und Prägungen in ihrer Familie erfahren. Vom Vater verlassen, vom älteren Bruder geschlagen und von der Mutter missachtet, erlebte sie in Kindheit und Jugend ein hohes Maß an Unrecht, Leid Zurücksetzung und Entbehrung. Als diese Zusammenhänge und ihr damit verbundenes schweres Leiden schmerzhaft und fühlbar in ihr Bewusstsein drängten, verliebte sie sich noch am selben Abend in einen anderen Patienten. Zum Glück erkannte sie den Zusammenhang zwischen dem schmerzhaften Erleben ihrer Kindheit und dem Zwang, sich zu verlieben. Die Aufgabe dieses süchtigen Mechanismus was es, den unerträglichen Gefühlen und Erlebnisweisen zu entkommen und diese durch romantische und schwärmerische Gefühle zu ersetzen.

Narzisstische Wunden können als Auslösebedingungen für Süchte betrachtet werden. Was aber macht Süchte so überaus hartnäckig und hält sie trotz aller schwerwiegenden Auswirkungen so stabil aufrecht? Die Antwort lautet: ihre starke und unmittelbare Wirksamkeit. Drogen, Alkohol, Medikamente und süchtige Verhaltensweisen haben oft schnelle, unmittelbare und intensive Wirkungen. Hierbei finden zwei fundamentale Lernprozesse statt: Klassische Konditionierung und Operante Konditionierung.

Klassische Konditionierung Bei der Klassischen Konditionierung wird die Verknüpfung von Reizen gelernt. Neue Reize und deren Bedeutung werden hinzugelernt. Im Sucht-Fall wird die Kenntnis von Suchtreizen erworben. Ein Beispiel: Immer wenn ich als Automatenspieler einen Spielautomaten sehe, dann tritt ein bestimmtes Erleben mit einer Reaktionsbereitschaft ein. Durch das Spiel wurde eine Verknüpfung von Reizen geschaffen. Dadurch wird eine Bereitschaft und eine Erwartung für das süchtige Verhalten gebahnt. Dies ist die Klassische Konditionierung, bei der kein Verhalten, sondern süchtige Reize gelernt werden und Belohnungserwartungen entstehen.

Operante Konditionierung Bei der Operanten Konditionierung wird neues Verhalten dazugelernt und erworben. Süchtige Verhaltensweisen bauen sich auf, indem sie positiv verstärkt werden. Ein Beispiel: Immer dann, wenn ich als Kaufsüchtiger ein tolles Schnäppchen gemacht habe, dann steigt die Wahrscheinlichkeit, dass ich wieder ein Schnäppchen machen will. Je nach der Häufigkeit der Wiederholungen wird eine hohe Gewohnheitsstärke erworben, welche das Verhalten sehr stabil machen kann. Als besonders belohnend werden Verhaltensweisen empfunden, die unmittelbar als sehr positiv erlebt werden.

Die oben beschriebenen Lernprozesse können als aufrechterhaltende Bedingungen für Suchtverhalten verstanden werden. Diese Vorstellung ist nicht neu, die Lerntheorie der zwei Faktoren (oder die Zweifaktorentheorie) wurde bereits in den 40er-Jahren des letzten Jahrhunderts von dem Psychologen Orval Hobart Mowrer (1960) entwickelt, zunächst für die Erklärung von Phobien. In ihr wurden erstmals die Prinzipien der Klassischen und Operanten Konditionierung vereint. Meines Erachtens kann sie sowohl die Entstehung von Phobien als auch die von Süchten in ihren Grundzügen erklären. Die gelernten Reize haben hier jedoch keine unangenehm phobische, sondern eine anziehend-hedonistische Qualität. Die Zweifaktorentheorie gilt heute natürlich als ergänzungsbedürftig. Die Kritik an ihr auszuführen würde jedoch unseren Rahmen sprengen.

Ein weiteres Element der Verhaltenspsychologie der Sucht ist die negative Verstärkung. Von negativer Verstärkung wird gesprochen, wenn ein unangenehmer oder aversiver Reiz entfernt wird. In diesem Fall erhöht sich die Auftretenswahrscheinlichkeit des Verhaltens, welches den unangenehmen Reiz entfernt oder positiv verändert hat. Bei Suchtprozessen geht man von inneren unbehaglichen oder unangenehmen Zuständen aus, die als negativ erlebt werden und die durch süchtige Handlungen positiv verändert und dadurch anziehend und reizvoll werden.

2.2.1 Gibt es Willensschwäche?

»*Was recht ist, sehen wir und wissen wir, und tun es dennoch nicht.*« Euripides

Für einen Laien mag es zunächst wenig verständlich sein, dass man nicht das lassen kann, was man lassen will, oder umgekehrt nicht das tut, was man als gut erkannt hat und deshalb tun möchte. Vor allem hinsichtlich süchtiger, schädlicher und gefährlicher Verhaltensweisen ist es zunächst wenig nachvollziehbar, dass man diese nicht einfach sein lässt, spätestens wenn man weiß, wie schädlich sie sein können.

Bei etwas genauerer Betrachtung der Problemstellung erkennt man jedoch schnell, dass dies ein ganz allgemein menschliches Problem ist und alle Menschen betrifft. Den ganzen Tag über kämpfen mit wir mit Entscheidungen: Soll ich früher aufstehen und meditieren oder doch noch etwas länger liegenblieben? Soll ich Vollkornbrot oder Weißbrot essen? Soll ich das Fahrrad oder das Auto nehmen, um einkaufen zu gehen? Häufig wissen wir, was besser für uns wäre, und tun es dennoch nicht. Das Gegenteil dieser Willensschwäche ist die Willensstärke oder die Selbstbeherrschung. Menschen mit hoher Selbstbeherrschung faszinieren uns, allerdings sind sie uns auch suspekt und häufig genug unangenehm, da der Eindruck entsteht, dass sie wie Maschinen funktionieren.

Im Bereich des süchtigen Verhaltens lässt sich sagen, dass die kurzfristige Aussicht auf die Belohnung (unmittelbar und kurzfristig) die Selbstbeherrschung deutlich und gefährlich schwächen kann. Süchtige Handlungen werden in der Regel gegen besseres Wissen und voreilig, d. h. impulsiv und meist scheinbar unbedacht ausgeführt. Allerdings könnte man auch einwenden: Nein, sie werden nicht unbedacht ausgeführt, sondern das Denken erfährt eine abrupte Wendung, einen Umschlag. Die lustvolle Strebung, das lustvolle Wollen setzt sich durch. Insofern liegt keine Willensschwäche vor, sondern ein Willenskonflikt zwischen lustvollem und vernünftigem Wollen. Vor allem im 19. Jahrhundert war das meist religiös inspirierte Konzept der moralischen Schwäche, d. h. der Unfähigkeit das Richtige zu tun und zu wollen, zur Bewertung süchtigen Verhaltens weit verbreitet. Süchtige waren demnach willensschwache Individuen, die unfähig waren, sich selbst zu steuern und das Richtige zu tun. In der Suchtforschung spielt der Willensbegriff heute keine bedeutende Rolle mehr. Obwohl die Frage, wie es der betroffenen Person gelingen kann, süchtiges Handeln zu unterlassen, zentrale Behandlungsrelevanz besitzt. Jenseits von Sucht, aber auch im Zusammenhang mit süchtigen Prozessen, haben sich vor allem die Psychologen Roy Baumeister (2011, 2014), Kelly McGonigal (2013) und der Freiburger Universitätsprofessor Joachim Bauer (2015) mit diesen grundlegenden Fragen der Selbststeuerung befasst.

2.2.2 Primäre Störungen des sexuellen Begehrens

Einige Menschen erleben keine oder eine zu geringe Erregung, eine Abneigung oder sogar einen Ekel in der partnerschaftlichen Sexualität. Die bereits erwähnte Sexualwissenschaftlerin Helen Singer Kaplan ist als Erste auf dieses Phänomen bei der zunächst erfolglosen Behandlung einer Gruppe von Paaren mit Störungen des Verlangens gestoßen. Singer Kaplan nennt diese Störungen Primäre Störungen des sexuellen Begehrens oder Verlangens. Wenn partnerschaftliche Sexualität als negativ oder aversiv erlebt wird, besteht eine erhöhte Wahrscheinlichkeit, unpersönliche und süchtige Formen von Sexualität auszubilden.

Sie beschreibt einen Vorgang der Entstehung sexueller Unlust oder sexuellen

Unbehagens in der Partnerschaft als Kernstück dieser Störungsgruppe. Männer und Frauen, die darunter leiden, können die positiven Aspekte des Partners nicht sehen und wahrnehmen. Stattdessen drängen deren negative Aspekte direkt in den Vordergrund der Wahrnehmung und des Erlebens. Dadurch kommt es zu einer starken Vermeidungs- und Ablehnungsreaktion. Die partnerschaftliche Intimität, die Zuneigung zum Partner und alle mit ihr verbundenen Erfahrungen werden dadurch stark gehemmt bis völlig blockiert.

Wenn die sexuelle Aversion nicht erst in der Partnerschaft oder durch die Partnerschaft selbst entsteht, ist sie meist früh durch verschiedene Erfahrungen geprägt worden. Wir finden mindestens zwei Themenfelder, die zur dauerhaften Abneigung gegenüber zwischenmenschlicher Intimität und Sexualität führen können: verschiedene Formen der Vernachlässigung und traumatische Erfahrungen. Durch diese Erfahrungen kann das sexuelle Verlangen dauerhaft gehemmt oder abgebremst werden. Sexualität mit einem wirklichen Partner kann dann zu einer »Abschaltung« des Verlangens führen, im Sinne einer Totstell-Reaktion oder zu innerer Flucht und Vermeidung.

Der sexuelle Trieb ist aber nicht völlig blockiert, sondern nur unter der Bedingung der Anwesenheit realer Partner. Meist wird er dann kanalisiert in nicht-partnerschaftliche, anonyme und unpersönliche sexuelle Szenarien, die sich in zwanghafte oder süchtige sexuelle Impulsmuster ausformen können.

Fallbeispiel

Constantin war ein 38-jähriger Mann, der eine starke Spaltung hinsichtlich seines Lusterlebens und seiner partnerschaftlichen Intimität aufwies. In seiner Partnerschaft fokussierte er unbewusst fast nur auf die Attraktivitätsmängel seiner Partnerin. Er vermied es, in irgendeiner Form auf ihre positiven Merkmale zu reagieren oder diese wahrzunehmen. Darüber hinaus hemmte er seine Libido, indem der die Partnerin als »schwesterlich« erlebte. Unbewusst aktivierte er eine wirksame, jedoch künstliche Inzestschranke. Ganz anders erfuhr er sich in seinen unzähligen Kontakten mit Prostituierten. Dort erlebte er eine ungehemmte, scheinbar gänzlich unbeeinträchtigte und freie Sexualität. Dieses promiskuitive Muster hatte bereits einen stark zwanghaften oder süchtigen Charakter angenommen, als er sich in Behandlung begab. Außerdem hatte es ihn zwischenzeitlich Unsummen von Geld gekostet.

Die genauere Untersuchung seiner Lern- und Prägungsgeschichte ergab eine fortgesetzte Folge schwerer Zurückweisungen, massiver Vernachlässigung und sexualisierter Übergriffe durch die Mutter. Diese war durch ihre bipolare Erkrankung wiederkehrenden Depressionen und Manien ausgesetzt gewesen. Der Vater hatte die Mutter verlassen, noch bevor Constantin geboren wurde. Seine Mutter erinnerte ihn auch immer wieder daran, dass sein Vater ihn nicht haben wollte und er deshalb gegangen sei. Er hatte in mehreren Pflegefamilien gelebt, blieb aber nie so lange, dass sich eine sichere Bindung hätte einstellen können.

Diese schmerzlichen und traumatischen Ereignisse hatten Constantin mit einer lebenslangen Furcht vor Nähe und Intimität belastet. Obgleich er sich danach sehnte, war er zu sehr verletzt worden, um sich ein Lustempfinden gegenüber Frauen zuzugestehen, für die er zärtliche und liebevolle Gefühle hegte.

2.2.3 Wow! – Supernormale Reize

Vor allem die Lerntheorie, die ein wichtiger Teil der psychologischen Wissenschaften ist, befasst sich mit der Wirkung, die Reize auf unser Verhalten haben. Reize setzen in uns häufig Verhaltensweisen in Kraft, die als instinktiv beschrieben werden können. Die zwei grundlegenden Reaktionsweisen auf Reize sind Annäherung oder Vermeidung. Wenn Gänseküken schlüpfen, dann betrachten sie das erste sich bewegende Objekt als »ihre Mutter« und beginnen dieser nachzulaufen. Sie nähern sich dieser sofort furchtlos an und sind fortan auf ihre Mutter geprägt und an diese gebunden. Im Bereich des sexuellen Verhaltens gibt es vielerlei Reize, die verhaltensauffordernden oder verhaltenserzwingenden Charakter haben, und komplexe Verhaltenssysteme auslösen, etwa das Paarungsverhalten. Ein Beispiel für solche Reize sind die Pheromone, geruchlose Sexualduftstoffe, die bei vielen höheren Tieren Erregung und sexuelles Verhalten auslösen. Sie spielen auch bei Menschen eine Rolle zur Anregung sexuellen Erlebens und Verhaltens. Hinzu kommen visuelle sexuelle Reize, die vor allem bei Männern eine bedeutende Rolle spielen. Dies wollen wir uns einen Moment genauer betrachten.

In der Welt der Pornografie und der sexuellen Süchte spielen »supernormale Reize« (Birchard 2015) eine zentrale Rolle. Dabei geht es um den gut belegten Sachverhalt, dass Tiere – einschließlich des Menschen – besonders stark auf übertriebene Reize reagieren. Wenn man die braune Farbe an der Kehle von männlichen Rauchschwalben künstlich verstärkt, stehen die Weibchen plötzlich Schlange, um sich paaren zu lassen. Bei Frauen dienen künstlich aufgespritzte Lippen, große Brüste und hohe Absätze, die den Po betonen, als supernormale Reize. Die Pornografie des Internets besteht aus einer Fülle supernormaler Reize. Viele It-Girls, die durch die Medien geistern und in Reality-Shows auftauchen, sind supernormale, häufig chirurgisch veränderte Menschen. Kritischer könnte man sie auch als sexualisierte Karikaturen von Weiblichkeit bezeichnen.

Pornografie beinhaltet demnach meist eine gehörige Übertreibung der erotischen Wirklichkeit. Männer und auch Frauen reagieren stark auf supernormale Reize. Männer reagieren, wie bereits erwähnt, besonders stark auf visuelle, d. h. sichtbare Reize. Dies ist ein Grund dafür, warum Männer so stark für Pornografie ansprechbar sind und sexsüchtige Männer häufig Probleme haben, eine befriedigende partnerschaftliche Sexualität aufrechtzuerhalten, und sich in die Welt der supernormalen Reize zurückziehen. Eigentlich werden sie eher hineingezogen, da normale Reize zunehmend ihre Anziehung verloren haben. Die Gewöhnung an supernormale Reize und pornografische Szenarien kann die »natürliche Sexualität« als fade, langweilig und unattraktiv erscheinen lassen. Die Gefahr, dass reale Partner dadurch entwertet werden und an Attraktivität verlieren, ist nicht gering zu veranschlagen. Die Bedeutung supernormaler Reize und die Gefahr der Abstumpfung sollte ein wichtiger Teil der Aufklärung, der sogenannten Psychoedukation der Patienten sein.

2.3 Sucht als soziale Störung

2.3.1 Der Park der Ratten und die reichhaltige Umgebung

Wenn wir von sozialer Achse sprechen, dann meinen wir allgemeinere soziale Einfluss- oder Umweltfaktoren, welche die Entstehung und Aufrechterhaltung von Süchten im Allgemeinen und von sexuellen Süchten im Besonderen begünstigen. Gabor Maté hat sich in seinem Buch *In the Realm of Hungry Ghosts* (2009), das leider nicht ins Deutsche übertragen wurde, intensiv mit der sozialen Dimension der Sucht beschäftigt. So kann man mit Sicherheit sagen, dass nie die Droge allein süchtig macht, sondern besondere Bedingungen hinzutreten müssen, damit eine Droge und im Falle nicht stoffgebundener Sucht bestimmte Reize eine süchtige Qualität erhalten. So gibt es Untersuchungen, die zeigen, dass untergeordnete und rangniedere männliche Affen sich selbst wesentlich mehr Kokain verabreichen als die dominanten Männchen einer Gruppe. Dominanz stellt also – aus welchen Gründen auch immer – einen Schutzfaktor gegen den Konsum dieser Droge dar.

Am genauesten hat sich der kanadische Psychologe Bruce Alexander (Alexander 2000, 2010; Alexander & Schweighofer 1988; Maté 2009; Hari 2015) mit den sozialen Faktoren von Süchten befasst. Alexander konnte mit seinen berühmt gewordenen Rat-Park-Untersuchungen zeigen, dass Ratten, die isoliert in herkömmlichen, engen Laborkäfigen lebten, wesentlich mehr Opiate zu sich nahmen als Ratten, die in einer großzügigen Anlage, dem »Rat Park«, innerhalb einer Gruppe von 16–20 Tieren lebten. Alexander schloss daraus, dass soziale und emotionale Isolation das Erleben von Ohnmacht, Wirkungslosigkeit, Sinnlosigkeit und Stress, z. B. durch räumliche Beengung und Reizarmut, genau die Faktoren sind, welche die Neurobiologie der Sucht fördern. Ähnliche Annahmen über deprivierende soziale Erfahrungen hatte vor ihm Harry Harlow entwickelt. Eine »angereicherte soziale Umgebung«, mit ausreichend Platz, anregenden Möglichkeiten und sozialen Kontakten stellt einen wichtigen Schutzfaktor gegen Sucht dar. Das Gehirn wird dadurch zur Synapsenbildung angeregt und lernt eine enorme Vielzahl an Befriedigungen und Belohnungen kennen. Süchtige Gehirne lernen lediglich eine eingeschränkte Anzahl von Belohnungen kennen und sind darauf einseitig und eingeengt geprägt. Die Klinik, in der ich arbeite, ist eine solch anregende Umgebung – in der Forschung Enriched Environment genannt. Dort werden soziale Kontakte, Austausch, Begegnung und nicht sexueller Körperkontakt gefördert und als zentrale Genesungsfaktoren der Heilstätte angesehen und gepflegt.

Bruce Alexander, der zu diesem Thema (»Sucht und gesellschaftliche Faktoren«) für die WHO geforscht hat, hat aus seiner Forschung weitreichende Schlüsse gezogen, die übrigens keineswegs unwidersprochen geblieben sind. So nimmt er an, dass Sucht weniger ein individuelles, sondern vielmehr ein soziales Problem ist, das immer dann entsteht, wenn eine Gesellschaft fragmentiert, d. h. auseinanderfällt und ihren inneren Zusammenhalt verliert. Demnach nutzen Menschen Drogen und Verhaltenssüchte, um soziale Ausgrenzung, Isolation und Diskriminierung zu bewältigen.

2.3.2 Permission und Restriktion

Für den Bereich der sexuellen Süchtigkeit können wir grundsätzlich zwei entgegengesetzte soziale Faktoren benennen, die süchtiges Verhalten unterstützen. Einerseits permissive – erlaubende – Faktoren, andererseits restriktive – einschränkende – Faktoren. Gewisse erlaubende Faktoren ebnen den Pfad in die Süchtigkeit, jedoch nicht zwangsläufig. So kann z. B. die völlig ungehinderte Computernutzung bei einem männlichen Jugendlichen die Entwicklung einer Spielsucht oder einer Pornografiesucht unterstützen. Zu einengende und verbietende Maßnahmen können jedoch auch zu Trotz und Widerstandsphänomenen führen. Diese wiederum können zu Heimlichkeit führen. So kann zu viel Hemmung ebenso zu Enthemmung führen, wie zu wenig Hemmung dies kann. Die Befundlage ist hinsichtlich der Frage, was und wie viel erlaubt oder verboten sein sollte, meines Wissens nicht ausreichend geklärt.

Um die spezielle permissive Wirkung des Mediums Computer und des Internets besser zu verstehen, ist die Arbeit von Alvin Cooper hervorragend geeignet. Cooper (2013) war in der Lage, wesentliche Beschleunigungsfaktoren für Internetsüchte zu beschreiben.

2.3.3 PC, Tablet und Smartphone: Triple A und die Macht des Internets

Etwa ein Drittel aller Internetnutzer verwenden Websites, die sich um Sex drehen. Die Pionierarbeit des klinischen Stanford-Psychologen Alvin Cooper (2013), der leider 2004 verstorben ist, ermöglicht es uns, die Einflussgrößen und somit die psychologischen Kraft zu bestimmen, welche den explodierenden Pornografie-Konsum im Internet erklären. Cooper beschreibt den Einfluss dreier Größen, die er in ihrer Gesamtheit die Tripple-A-Engine, die 3-A-Maschine oder das 3-A-Triebwerk nennt, denn im englischen Sprachgebrauch beginnen diese Einflussgrößen jeweils mit einem A: Anonymity, Affordability und Accessibility. Auf Deutsch heißen diese Faktoren: Anonymität, Erschwinglichkeit und Zugänglichkeit. Wir wollen uns diese Faktoren nun genauer ansehen:

Anonymität Anonymität bedeutet die Möglichkeit, unentdeckt zu bleiben. Der PC-Nutzer sieht sich hinsichtlich seines Verhaltens keiner sozialen Kontrolle ausgesetzt. Niemand schaut zu. Er kann einfach fast alles tun und lassen, was er will. Der Wegfall von sozialer Kontrolle durch Anonymität kann unser Verhalten allgemein deutlich enthemmen. Durch die Art der Darbietung immer neuer sexueller Reize und die Suche nach neuen Reizen kann es so zur Entgleisung oder Abirrung in perverse Korridore kommen. Reizhunger und Belohnungserwartung können im Schatten der Anonymität zu starken und ungehinderten Antrieben werden.

Erschwinglichkeit Die Kosten, um Pornografie im Internet zu konsumieren, sind inzwischen ausgesprochen gering bzw. zu vernachlässigen. Pornografiekanäle stellen inzwischen millionenfach Videos ohne Zusatzkosten zu Verfügung. So kann heute jeder, der ein Smartphone besitzt, ohne weitere Kosten pornografisches Material betrachten.

Zugänglichkeit Der Weg zu pornografischem Material ist kurz, praktisch ohne Hindernisse und schnell zu erreichen. Ein oder zwei Klicks reichen aus, und schon steht Pornografie in fast unbegrenztem Ausmaß zur Verfügung.

Das Medium Computer kann sowohl den Beginn einer süchtigen Entwicklung initiieren als auch die Entwicklung enorm beschleunigen. Vor allem die Nutzer, deren »echte« Sexualität deutlich gehemmte und wenig in die Persönlichkeit integrierte, übermäßig schamhafte, zwanghafte und unterdrückte Züge trägt, sind besonders gefährdet, im Internet eine unübersehbare Menge medialer sexueller Möglichkeiten zu erfahren.

Allerdings bestehen auch Risiken für Männer und Frauen in zufriedenstellenden und glücklichen Beziehungen, und zwar dann, wenn eine besondere – auch genetisch bedingte – Vulnerabilität vorliegt, d. h. eine Ansprechbarkeit der Person gegenüber sexuellen Reizen, und die Fähigkeit zur Abweisung solcher Reize gering ausgeprägt ist. Nicht zu vergessen sind auch die Einfachheit und der geringe Aufwand, mit der sexuelle Erregung und intensive Orgasmen ohne Beziehungen möglich werden. Da der Orgasmus die stärkste körpereigene Belohnung darstellt, finden intensive – klassische und operante – Lernprozesse statt, die die Wahrscheinlichkeit der Wiederholung desselben Verhaltens deutlich erhöhen. So kann es sein, dass die »Cybersexualität« nach und nach die echte, partnerschaftliche Sexualität ersetzt und die partnerschaftliche Beziehung an Nähe und Intimität einbüßt (Young et al. 2000). Befragt man Frauen, deren Männer betroffen waren, welche Auswirkungen sie hinsichtlich der Pornografiesucht ihrer Männer erlebten, dann gaben diese häufig an, sich betrogen, entwertet, erniedrigt, ignoriert und im Stich gelassen zu fühlen; darüber hinaus erlebten sie sich als unfähig, mit den sexuellen Inhalten und Darstellerinnen mithalten zu können. Einerseits könnte man den Frauen, deren Männer Pornografie konsumieren, hier raten, sich eben nicht mit den Fantasieprodukten der Pornografie zu vergleichen und diese als künstliche, supernormale Produkte auch zu erkennen. Wir vergleichen uns hinsichtlich unseres Aussehens ja auch nicht ständig mit Richard Gere oder Angelina Jolie oder anderen Hollywood-Schönheiten. Unter dieser Perspektive wäre der Gebrauch von Pornografie im Wesentlichen schlicht als eine häufige und relativ unbedeutende Variante der männlichen Masturbation zu verstehen. Andererseits kann es durchaus zum Auftreten von kritischen Suchtmustern kommen, welche die partnerschaftliche Sexualität zunehmend und nachhaltig beeinträchtigen kann. Die betroffenen Männer sind allerdings oft die letzten, die diesen Einfluss zugeben würden.

Unter einem letzten Störungsaspekt kann Sucht als spirituelle Störung verstanden werden. Dabei lässt sich Sucht als eine Suche nach religiösen und quasi-religiösen Erfahrungen, die erlösender und umhüllender Natur sind, beschreiben.

2.4 Sucht als spirituelle Störung

2.4.1 Von Entheogenen, Epiphanien und Selbsthilfegruppen

»*Wen Gott liebt, den macht er zum Alkoholiker.*« Walther Lechler

Als der alkoholkranke Börsenmakler William Griffith Wilson 1934 in New York bei dem berühmten Suchtmediziner Dr. Lambert seine vierte Belladonna-Kur durchführen ließ, erschien ihm »die Gottheit«. Die psychoaktive Kur mit Atropa belladonna, dem tödlichen Nachtschatten, stand damals im Ruf, schwerste Alkohol- und Drogenabhängigkeit binnen fünf Tagen heilen zu können. Am dritten Tag der Behandlung erlebte Mr. Wilson sein spirituelles Erwachen. Kurz zuvor hatte ihn ein ebenfalls alkoholkranker Freund, mit dem er schon häufig getrunken hatte, davon überzeugen wollen, sich in die Hände des christlichen Gottes zu übergeben. Dadurch sollte er endlich Befreiung von den Verwüstungen des Alkohols erfahren. Einige Stunden später schrie Mr. Wilson in einem verzweifelten und irren Zustand die Worte heraus: »Ich werde alles tun! Alles ... wenn da ein Gott ist, dann soll er sich zeigen!« Dann erlebte er ein helles Licht und gelangte in einen ekstatischen Zustand von Freude und Frieden. Die nächsten 36 Jahre seines Lebens bis zu seinem Tode blieb er trocken und gründete am 10. Juni 1935 mit Dr. Bob, dem Arzt Robert Holbrook Smith in Akron Ohio, die Anonymen Alkoholiker. Dies war die Geburtsstunde der weltweiten Anonymen Selbsthilfegruppen, die, aufgebaut auf einige wenige spirituelle Prinzipien – den 12 Schritten –, vielen Millionen Süchtigen auf der ganzen Welt bis zum heutigen Tage einen Weg aus der Sucht und in die Abstinenz gewiesen haben.

Der Suchtexperte und Psychologe William R. Miller, der Begründer der motivationalen Gesprächsführung (Miller & Rollnik 2012; Arkowitz & Miller 2015), von der wir in ▸ Kap. 4 noch lesen werden, hat über diese tiefgreifenden und verwandelnden spirituellen Phänomene ein Buch mit dem Titel *Quantum Change* (Miller & C'de Baca 2001) geschrieben. Dabei geht es darum, plötzliche und umschlagartige Veränderungsprozesse psychologisch zu verstehen. Diese Prozesse sind Ereignisse, die Menschen heimsuchen können, wie »der Blitz aus heiterem Himmel«. Er unterschiedet zwei Erlebnisgruppen: Epiphanien (Offenbarungen) und plötzliche »Eingebungen«.

Die psychologische Erklärung dieser faszinierenden Phänomene ist nicht ganz einfach. Bei der genaueren Untersuchung dieser Vorgänge zeigen sich häufig schwere innere Krisen und tiefe Verzweiflungs- und Ratlosigkeitszustände, die plötzlich einen Umschlag, eine abrupte und durchschlagende Wendung erfahren und die Gestalt einer umformenden spirituellen Erfahrung oder Eingebung annehmen können. In der Regel haben also vorher intensive und spannungsreiche psychologische Prozesse stattgefunden, die dann plötzlich an die Oberfläche des Bewusstseins drängen und zu maßgeblichen oder einschneidenden Erfahrungen werden (James 1901/02; Miller 2001). Der spätantike Philosoph und Kirchenlehrer Augustinus von Hippo Regius hat diesen Vorgang einer plötzlichen, tiefgreifenden und dauerhaften Verwandlung anhand seiner eigenen Bekehrung in Mailand am 15. August im Jahre 386 in seiner Biografie, den Confessiones, so meisterhaft beschrieben wie niemand vor oder nach ihm. William James, der Vater der amerikanischen Psychologie, hat sich als Erster psychologisch mit diesen Phänomenen beschäftigt und beschreibt u. a. die Bekehrung von Augustinus erstmals aus einem explizit psychologischen Blickwinkel (James 1901/02).

In der Psychotherapieforschung haben sich vor allem Tony Tang und Robert DeRubeis (1999, 2005) mit »sudden gains« befasst. Damit sind sprunghafte Verbesserungen des Zustands von Patienten in einem Intervall zwischen zwei Sitzungen gemeint. Meist geschieht dies um die fünfte Sitzung herum. Die sudden gains sind gute Vorhersagewerte für eine erfolgreich verlaufende Therapie. Tang und DeRubeis vermuten, dass sich in der Sitzung vor dem Intervall sehr bedeutsame kognitive und emotionale Einsichtsprozesse anbahnen. Zwar sind diese Verbesserungssprünge nicht primär spiritueller Natur, sie geben aber Einblick in das Wesen sprunghafter psychischer Veränderungen und können als psychologisches Modell plötzlicher, umsturzartiger Veränderung herangezogen werden. Auch Dr. Diana Fosha (2006), deren Arbeit wir noch genauer kennenlernen werden, hat sich ausführlich mit sprunghaften psychologischen Prozessen, die sie Quantum Transformation nennt, befasst.

Spirituelle Erfahrungen und Sucht

Was haben spirituelle Erfahrungen mit Sucht und ihrer Heilung zu tun? Ganz einfach: Sie bieten einem Menschen neue, tiefe und umfassende Erfahrungen, die sonst nur durch Drogen, Alkohol oder sonstige süchtige Aktivitäten, wie obsessive Sexualität, gemacht werden konnten (Koenig 1998; Koenig et al. 2012). Im Wesentlichen sind sie palliativ und soteriologisch, d. h. umhüllend und erlösend, und zwar auf zwei Ebenen: auf der innerseelischen und der zwischenmenschlichen Ebene. Der Mann, der seinen Sohn vergaß und dem wir schon in der Einleitung begegnet sind, hat ja »sein Pornokino« auch mit einer Kirche verglichen. Ein oberflächlich betrachtet eher anstößiger Vergleich, aber hinsichtlich der psychologischen Erfahrungen, die er dort machte – nämlich geborgen, umhüllt und enthoben zu sein , durchaus zutreffend und subjektiv wahr.

Spiritus contra Spiritum

Carl Gustav Jung, der berühmte Psychiater und frühere Schüler Freuds, antwortete am 30. Januar 1961 auf einen Brief von William Wilson, der bei AA nur Bill genannt wurde. Bill hatte von dem Patienten Roland gehört, einem schweren Alkoholiker, den Jung Jahre zuvor behandelt hatte. Jung hatte sich während der Behandlung mehrmals vorsichtig über den Zusammenhang zwischen Sucht und Spiritualität geäußert. Als Bill Jung schriftlich bat, sich dazu zu äußern, schrieb dieser einen Brief, in dem er sein Denken vorsichtig darlegte. Nach Jung ist der Drang zu trinken eine primitive und verkümmerte Form eines spirituellen Durstes nach Ganzheit, Tiefe und Verbundenheit. Jung schreibt dazu Folgendes: »Alkohol auf Lateinisch heißt Spiritus, und wir benutzen fast das gleiche Wort für die höchsten religiösen Erfahrungen. Die hilfreiche Formel ist deshalb: ›Spiritus contra Spiritum‹.« Er meinte damit, dass der Alkoholiker ein Sinnsuchender sei, dessen Sucht eine Suche nach geborgener Umhüllung, Erfüllung und Erlösung darstellt.

In Deutschland hat der Arzt und Reformer Walther Lechler (1923–2013) das Herrenalber Modell zur Behandlung von süchtigen, neurotischen und psychosomatischen Störungen entwickelt. Lechler gründete in Bad Herrenalb im nördlichen Schwarzwald eine psychosomatische Klinik, die bald Patienten aus der ganzen Welt anzog. Lechler hatte als Angehöriger der US-Armee die Anonymen Alkoholiker kennengelernt und war tief beeindruckt von deren Gemeinschaft. Er besuchte ihre Treffen und lernte ihre 12 Schritte und 12 Traditionen kennen. Darüber hinaus integrierte er die Arbeit des New Yorker Psychiaters und Psychoanalytikers Dan Casriel in sein Konzept. Dieses bestand im Wesentlichen aus drei Elementen: einer therapeutischen Gemeinschaft, der Bonding-Psychotherapie (Stauss 2006) und den 12-Schritte-Gruppen. Die zentrale Idee dieses Ansatzes ist die Vorstellung, dass psychische Erkrankungen und stoffliche sowie nicht-stoffliche Süchte auf schweren zwischenmenschlichen Mangel- und Fehlerfahrungen – Deprivation, Neglect und Trauma – beruhen und durch neue, im Wesentlichen zwischenmenschliche und spirituelle Erfahrungen geheilt werden können. Zwei Komponenten der Heilung sind nicht-sexuelle körperliche Nähe, also Körperkontakt und emotionale Offenheit. Casriel war als stationierter US-Soldat erstaunt über die Friedfertigkeit und Zufriedenheit der Menschen auf der japanischen Insel Okinawa und führte dies auf den ausgeprägten Körperkontakt von Mutter und Kind zurück. Intuitiv ahnte er das, was Harry Harlow, John Bowlby und andere in Bezug auf Körperkontakt, Liebes- und Bindungsfähigkeit und seelische Gesundheit erforschten.

Wir beginnen erst heute, diese Prozesse in ihrer ganzen Tiefe zu verstehen. Dank dem Fortschreiten verschiedener Forschungsrichtungen, wie z. B. der interpersonellen Neurobiologie, gelingt dies immer besser. Walther Lechler war mit seiner ausgeprägten Intuition, seiner Inspiration und seiner mutigen und manchmal radikalen Kreativität seiner Zeit voraus. Die »Befreiung des Menschen von seinen Ketten« war das handlungsleitende Motiv seines Lebens – in Anlehnung an den Reformpsychiater der Französischen Revolution Philippe Pinel (1745–1826). Dieser hatte als Erster eine ärztlich-psychiatrische Behandlung von Kranken ohne Zwangsmaßnahmen durchgesetzt. Lechler hat sicherlich nicht zufällig über ihn in Paris seine Doktorarbeit geschrieben.

Derzeit bestehen in Deutschland noch zwei Kliniken im Süden von Deutschland, die stark an diesen Prinzipien orientiert sind, jedoch auch konsequent im Rahmen der Behandlungsleitlinien für psychische Störungen weiterentwickelt wurden. Sie wurden von dem Theologen Dr. Georg Reisach, einem ehemaligen Benediktinerpater mit dem Ziel gegründet, verwandelnde Heilstätten für schweres seelisches Leiden zu sein. Interessanterweise ist der Leitspruch beider Kliniken ein Zitat des bekehrten Augustinus von Hippo: »Porta patet magis cor« – »Tür und Herz stehen offen an diesem Ort« oder auch »Die Tür steht offen, mehr noch das Herz«.

Was die psychoaktiven Belladonna-Kuren in den 20er- und 30er-Jahren des letzten Jahrhunderts waren, wird heute in Bezug auf die Urwalddroge Ayahuasca erforscht und diskutiert. Genauer gesagt, handelt es sich dabei um einen psychoaktiven Pflanzensud aus mehreren Pflanzen, der möglicherweise schon über 5000 Jahre in Gebrauch ist und starke entheogene Wirkungen erzeugt.

Definition

Als entheogen beschreibt man eine Wirkung, die auf religiösen oder quasi-religiösen Erfahrungen basiert.

Bei Ayahuaska tritt diese so stark auf, dass es sogar zur Gründung von Ayahuasca-Kirchen gekommen ist. Die Teilnehmer an den Ritualen beschreiben zum einen eine starke purgatorisch-kathartische, also reinigend-klärende Wirkung, die durch Zyklen tatsächlichen Erbrechens ausgelöst wird, andererseits eine starke religiös-allverbindende Wirkung, die häufig durch das Sehen eines leuchtend-goldenen Netzes, welches aus reiner Liebe besteht und die liebende Gottheit ist, charakterisiert wird.

Das therapeutische Potenzial des Pflanzensuds ist inzwischen gut untersucht und wird im Takiwasi Addiction Treatment Center unter der Leitung des französischen Arztes und Professors für Studien in traditioneller Medizin der Universität in Peru Jacques Mabit (2007) für Heilbehandlungen von Süchtigen genutzt. Die Heilungsquote ist angeblich höher und dauerhafter als bei herkömmlichen Suchttherapien. Der Arzt Mabit hält alle Formen von Sucht für unreife und fehlgeschlagene Initiationsversuche, um mit transpersonalen und archetypischen Kräften, die unser individuelles Sein überschreiten, sinnstiftend in Kontakt zu treten.

Auch der bereits erwähnte Arzt und Suchtspezialist Gabor Maté hat sich mehrmals positiv über den Einsatz psychoaktiver Substanzen zur Heilung von Süchten ausgesprochen. Sowohl an der Universität von Heidelberg als auch an renommierten US-amerikanischen Hochschulen, wie z. B. der Johns Hopkins Universität in New York, wurde dazu geforscht. 2013 fand in Oakland die Psychodelic Science Conference statt, bei der die Wissenschaftler über den medizinischen Nutzen und die Anwendung diverser psychoaktiven Substanzen (wie Psiloscybin, LSD und MDMA) diskutierten. Natürlich verlaufen die entstehenden Diskusionen kontrovers und drehen sich vor allem um die Frage, ob durch den Einsatz psychoaktiver Substanzen tatsächlich ein zusätzlicher dauerhafter Nutzen entstehen kann.

2.5 Sexuelle Süchte als spezifische Verhaltenssüchte

Gibt es überhaupt etwas Besonderes zu den sexuellen Süchten zu sagen? Haben wir überhaupt spezielles Wissen hinsichtlich dieser Verhaltenssüchte, oder ist es nicht so, dass, wenn wir Sucht im Allgemeinen kennen, wir einen ausreichenden Wissensbestand haben und darüber hinaus kein zusätzliches Wissen benötigen?

Frei nach dem Motto: Kennst du eine Sucht, dann kennst du jede Sucht? Die Antwort ist: nein.

Jede Sucht hat ihre Spezifika. Das gilt für Verhaltenssüchte genauso wie für stoffliche Süchte; darüber hinaus gibt es über die sexuellen Süchte bereits einen guten, wenn auch natürlich nicht erschöpfenden Wissensbestand, der uns hilft, diese Form der Süchtigkeit in ihren Facetten zunehmend besser zu verstehen.

Bevor wir einige aufrechterhaltende Aspekte sexueller Süchtigkeit näher betrachten, rufen wir uns ihre diagnostischen Kriterien ins Gedächtnis. Süchtige Sexualität besteht aus mindestens vier Komponenten:

- Das süchtige Verhalten beansprucht regelmäßig mehr Zeit als gewünscht.
- Das Verhalten wiederholt sich zwanghaft.
- Die Versuche, das Verhalten zu unterbinden, misslingen oder werden nicht durchgehalten.
- Das Verhalten wird trotz negativer Konsequenzen fortgesetzt.

Der Psychiater Martin Kafka (1997, 2010) hat folgende Kriterien für die Erfassung der »Hypersexualität« – so bezeichnet er alle Formen sexueller Süchtigkeit – vorgeschlagen:

Über einen Zeitraum von mindestens sechs Monaten kommt es zum Auftreten sich wiederholender und kaum abweisbarer sexueller Fantasien, sexueller Drangzustände und sexuellem Verhalten, die in Verbindung mit mindestens vier der fünf folgenden Kriterien stehen:

- Mehr Zeit als gewünscht wird von sexuellen Fantasien und Drangzuständen und durch die Planung und Durchführung sexueller Handlungen in Anspruch genommen.
- Es kommt zur regehaften Wiederholung von sexuellen Fantasien und sexuellen Handlungen bei Auftreten von dysphorischen Stimmungszuständen (z. B. Angst, Unbehagen, Langeweile, Niedergestimmtheit etc.).
- Es kommt zu regelhaften sexuellen Fantasien, sexuellen Drangzuständen und sexuellen Handlungen als Reaktion auf belastende Lebensereignisse.
- Es kommt zu wiederholten vergeblichen Versuchen, sexuelle Fantasien zu unterdrücken, sexuellen Drangzuständen nicht nachzugeben und sexuelle Handlungen zu unterlassen.
- Das Verhalten wird ausgeführt und fortgesetzt, ohne die negativen Folgen des sexuellen Handelns bzw. ohne die negativen körperlichen, psychischen und sozialen Risiken ausreichend zu berücksichtigen.

Die theoretische Idee für das Auftreten und die Erhaltung der Störung ist das Spannungsreduktionsmodell (Tension Reduction Modell). Damit ist der einfache Umstand gemeint, dass sexuelles Erleben und Verhalten ganz wesentlich dazu beitragen können, unangenehme Spannungszustände zu verringern und dass die Sexualität eines Menschen sich so entwickelt hat, dass sie vorwiegend diesem Zweck dient. Im Wesentlichen ist dies auch die Annahme des vorliegenden Buches.

2.5.1 Kann man sexuelle Sucht messen?

Ja. Zumindest kann man sagen, dass wir sie anhand von geeigneten Befragungsinstrumenten mit hoher Wahrscheinlichkeit richtig bestimmen können. Wir haben im deutschen Sprachraum ein Instrument mit dieser Funktion, den HBI 19 (Klein et al. 2014). Das Kürzel steht für Hypersexual Behavior Inventory 19. Der Fragebogen misst anhand von 19 Fragen den Ausprägungsgrad der sexuellen Süchtigkeit auf den Dimensionen Kontrolle, Bewältigung und Konsequenzen:

- Die Dimension *Kontrolle* bedeutet die Fähigkeit, eigene sexuelle Impulse und Verhaltensweisen zu kontrollieren, d. h. sie hemmen und unterlassen zu können.
- Die Dimension *Bewältigung* bezieht sich auf die Funktion des sexuellen Verhaltens, z. B. die Stress- oder Spannungsreduktion.
- Die Dimension *Konsequenzen* bezieht sich auf die Folgen des sexuellen Verhaltens.

Der Fragebogen besitzt ausreichend gute Testkriterien und kann schnell und unkompliziert verwendet werden, da er sich rasch ausfüllen lässt. Er ist orientiert an der Definition und dem diagnostischen Begriff des hypersexuellen Verhaltens, wie er von dem oben erwähnten amerikanischen Psychiater Martin Kafka entwickelt wurde. Die Begriffe »sexuelle Süchtigkeit« (in diesem Buch meist verwendet) und »hypersexuelles Verhalten« sind so gut wie identisch.

Unfähigkeit zum Lustverzicht und Verlust-Aversion

Ein wichtiger Aspekt der Behandlungsmotivation sexueller Süchte ist die Bereitschaft zum Triebverzicht oder besser gesagt: zum Lustverzicht. Dazu ist es wichtig, den Patienten auf einen Verzichtsprozess vorzubereiten. Dieser steht wiederum in Verbindung mit einem Trauerprozess – dem Verlust der Sucht als Bindungsobjekt. Patienten sollten dahingehend aufgeklärt werden. Wenn sie nur ein unzureichendes Verständnis von diesen Vorgangen haben, dann täuschen sie sich über die tatsächlichen Schwierigkeiten hinweg, ihre Verhaltenssucht zu überwinden, und werden viel häufiger rückfällig.

Die Beziehung zum Suchtmittel sollte als »tatsächliche und reale Beziehung« gedacht werden, deren Verlust betrauert werden muss. Dies vor allem im Hinblick auf die enorm starken kurzfristigen Wirkungen, die zukünftig nicht mehr zur Verfügung stehen können. Kritisch ist dieser Punkt auch aufgrund der Verlust-Aversion, der psychologischen Tendenz, Verluste als schmerzhafter zu erleben und höher zu gewichten als Gewinne. Die Methodik der motivationalen Gesprächsführung liefert hier wertvolle Beiträge, um die schmerzhaften Verzichtsprozesse zu erleichtern und die Veränderungsmotivation zu schaffen, zu erhöhen und dauerhaft aufrechtzuerhalten, bis das süchtige Verhalten gelöscht und dann überwunden ist.

Die Psychologie von Hemmung und Enthemmung

Der Begriff der Hemmung bezeichnet Verhaltenseinschränkungen, vor allem hinsichtlich von Impulsen, Wünschen und Strebungen. Hemmungsprozesse dienen in der Regel mehreren und komplexen sozialen Aufgaben. Die Hemmung erlaubt die Unterlassung von unangemessenen Impulsen, z. B. feindlich-aggressiven oder sexuellen Impulsen. Darüber hinaus erlaubt die Fähigkeit, sich zu hemmen, den Aufschub von Belohnungen. Es gibt einen klaren Zusammenhang zwischen den Fähigkeiten, Belohnungen aufzuschieben und Impulse zu kontrollieren. Das berühmteste psychologische Experiment hierzu ist das Marshmallow-Experiment von dem Psychologen Walter Mischel (2016). Ein Marchmallow ist eine rosa oder weiße, sehr weiche, von Kindern geliebte Süßigkeit. In diesem Experiment wurde einem Kind die Wahl gelassen zwischen einer kleinen Belohnung, die es sofort erhalten konnte, oder zwei Belohnungen, die es nach ca. 15 Minuten erhalten konnte. Mischel fand in Folgestudien heraus, dass die Kinder, denen das Warten auf die zwei Marshmallows – der sogenannte Belohnungsaufschub – gelungen war, in Leistungstests, Ausbildungen und Studiengängen und im Erreichen ihrer Ziele erfolgreicher abschnitten als diejenigen, die sofort das Marshmallow genommen und aufgegessen hatten. Darüber hinaus führten sie stabilere Beziehungen.

Bewusste Hemmung ist eine sehr häufig vorkommende Unterlassenshandlung und tritt immer dann auf, wenn zwei oder mehrere Strebungen oder Wünsche vorliegen, z. B. der Wunsch, einen üppigen Nachtisch zu essen, der im Gegensatz zu dem Wunsch steht, sich gesund ernähren zu wollen. Ein extremer Mangel an Hemmung tritt oft bei Psychopathen oder bei Menschen mit Schäden des Frontalhirns auf. Umgekehrt tritt eine übermäßige Hemmung bei vielen neurotischen Störungen auf, wie z. B. sozialen Phobien oder sexuellen Funktionsstörungen. Die Einnahme von Alkohol und verschiedenen Drogen kann Hemmungsprozesse deutlich lockern. Viele Alkoholiker haben starke soziale Ängste und Hemmungen und trinken Alkohol, um sich zu enthemmen und leichter Gespräche führen zu können.

Im Bereich der sexuellen Süchte finden wir einen Sonderfall von Enthemmung oder unzureichender Hemmung sexueller Impulse vor. Statt auf Mäusespeck kann die Reaktion auf sexuelle Reize nicht oder nur kurz aufgeschoben werden. Sexuelle Impulse haben die Kraft, Willensprozesse zu durchkreuzen.

Interessanterweise weisen sexsüchtige Männer häufig ein hohes Funktionsniveau – High Functioning – in anderen Bereichen auf. Das heißt: Sie sind durchaus in der Lage, sich hinsichtlich verschiedenster Impulse zu kontrollieren und eine hohe Ich-Stärke und Selbststeuerung aufzubringen. Im Bereich der Sexualität jedoch nicht. Erinnern wir uns an Roy Baumeister und seine Erklärung masochistischen Verhaltens. Auch dort lassen sich hochfunktionierende Männer zum Zweck der Ich-Entlastung – der Befreiung von den Zwängen des Ichs – in sadomasochistische Szenarien fallen, um sich willig in die Hände von jemandem zu begeben, um die Lasten des Selbst abzustreifen.

2.6 Über die Ursprünge sexueller Verhaltenssüchte

Warum nehmen bestimmte Verhaltensweisen bei bestimmten Menschen süchtige Formen an, bei anderen jedoch nicht?

Diese Frage hat der Arzt Gabor Maté seinem Kollegen, dem amerikanischen Psychoanalytiker Aviel Goodman, gestellt, der 1998 das Buch *Sexual Addiction – An Integrated Approach* veröffentlicht hat. Goodman antwortete folgendermaßen: »Es hat viel damit zu tun, welche Erfahrungen uns am ehesten Erleichterung von dem verschaffen, was uns peinigt.« Dabei – so Goodman – gibt es zunächst genetische Veranlagungen. Ein pathologischer Automaten-Spieler ist möglicherweise besonders gut empfänglich für die tranceauslösenden Momente der Drehscheiben und rhythmischen Lichteffekte der Geld-Automaten und deren hypnotisierender Wirkung – darüber hinaus ist die Aussicht auf Gewinn ein besonders starker Anreiz für manche Menschen. Von großer biografischer Bedeutung ist es auch, ob ein Kind zwischenmenschliche Beruhigung erfahren hat oder zu einer frühreifen und vorschnellen Selbstregulation gezwungen war, da die Eltern – aus welchen Gründen auch immer – diese Form der Beruhigung nicht zur Verfügung stellen konnten.

Die Möglichkeiten der Selbstberuhigung sind vielfältig: frühe Formen kindlicher Masturbation, exzessives Daumenlutschen oder Hin-und-Her-Schaukeln, Überessen und früh nach äußeren Ersatztröstungen, wie z. B. Spielzeug, Ausschau halten. Dabei lernt der spätere Süchtige zwei Dinge. Erstens: Was ich brauche, kann ich nicht durch andere Menschen bekommen. Und zweitens: Die Erfüllung meiner Bedürfnisse hat nichts oder wenig mit anderen Menschen zu tun.

Merke
Kinder, die in emotional gesättigten, haltgebenden und eingestimmten Beziehungen leben, lernen sich auch selbst zu beruhigen, aber nicht zu früh und nicht in einem Ausmaß, das provoziert, dass zwischenmenschliche Kontakte und deren Aufgaben und Möglichkeiten frühreif und autoregulativ ersetzt werden müssen.

Nach Gabor Maté (2010) beinhaltet der derzeitige Stand unserer Kultur große Risiken hinsichtlich der Entfremdung von zwischenmenschlichen Kontakten und der medialen Ersetzung durch Medien wie Fernseher, Computer und Smartphones. Die Möglichkeiten der Ersatzbefriedigung werden uns von diesen Medien aufgedrängt und führen z. B. durch die erhöhte Bewegungslosigkeit ihrer Nutzer zu Überessen, zu schlechtem und schnellem Essen und letztlich zu Übergewicht und psychologischer Trägheit, welche die Mühsal echter sozialer Kontakte scheut.

Die Wurzeln sexueller Süchtigkeit lassen sich in der Regel bis in die Kindheit zurückverfolgen. Nach Goodman wurde die Mehrzahl von Frauen mit sexueller Süchtigkeit in ihrer Kindheit missbraucht, bei Männern liegt der Anteil bei ca. 40 % (m. E. ist der Anteil geringer, aber genauere Daten besitzen wir nicht). Wenn eine Person lernt, dass sie Kontakt, Liebe und Zuneigung nur dann erhält, wenn dies mit sexuellen Handlungen verbunden ist, wird sie als erwachsene Person nach sexuellen Erfahrungen suchen, durch die sie sich beachtet, geliebt und angenommen fühlen kann. Dies führt zur Ausbildung eher promiskuitiver, hypersexueller und supernormaler, also übertrieben erotisierter Verhaltensweisen und sexueller Suchtmuster.

Merke
Sexsüchtige, deren Prägung durch Deprivation und Vernachlässigung gekennzeichnet ist, entwickeln viel häufiger solitär-masturbatorische Muster. Viele hypersexuelle Frauen sind insofern nicht süchtig nach Sex, sondern süchtig nach dem Belohnungserleben, das signalisiert, bemerkt, gewollt und gemeint zu sein.

Die schmerzliche Kehrseite dieses Geschehens liegt darin, dass die Suche nach Kontakt gepaart ist mit der Angst vor echter Intimität, die eine viel höhere Verletzlichkeit mit sich bringt und die der oder die Süchtige in der Regel aufgrund desaströser früher Näheerfahrungen meidet. Durch eine hohe Promiskuität kann die Angst vor Intimität in einer Beziehung vermieden werden. Der Preis ist allerdings hoch, da das Belohnungserleben die Tiefendimension einer »echten Beziehung« nie erreicht, sondern gezwungen ist, sich lediglich auf der Oberfläche der Beziehung zu bewegen. Süchte können niemals die echten Bedürfnisse befriedigen, die sie ersetzen. Das Gehirn kann niemals tatsächlich davon gesättigt sein – nur sehr kurzfristig kann ein Bedürfnishunger befriedigt oder gestillt werden. Aber genau aufgrund dieser starken kurzfristigen Wirkung sind Süchte so wirksam, aber eben nur für kurze Zeit.

Einerseits können wichtige, frühe und fortgesetzte Bindungserfahrungen schlicht fehlen, andererseits gibt es Phänomene der mangelnden Passung oder Einstimmung zwischen Mutter und Kind. Eine Mutter oder ein Vater sind dann zwar anwesend, jedoch nicht sensibel genug, eingestimmt auf die Bedürfnisse und die emotionale Welt des Kindes. Solche Eltern wirken unkonzentriert und abgelenkt. Diese Form der mangelnden Einstimmung bei körperlicher Anwesenheit nennt man »Proximate Separation« – man könnte diesen Begriff mit »Unverbundenheit oder Abwesenheit in unmittelbarer Nähe« übersetzen. Der Stress, der durch diesen Kontaktmangel trotz körperlicher Nähe erzeugt wird, entspricht dem Stressniveau, welches durch tatsächliche räumliche Trennung entsteht. Dadurch wird das allgemeine Stresserleben des Kindes dauerhaft angehoben, und die Gefahr einer externen Stressregulation durch süchtiges Verhalten steigt stark an. Verhaltenssüchtige Tendenzen können so bereits in Kindern beobachtet werden, die sich durch erhöhten Fernsehkonsum, durch das Spielen an Spielkonsolen u. Ä. oder durch vermehrtes Essen selbst beruhigen und von inneren Spannungszuständen ablenken. Zum Beispiel ist die Verbindung von Vernachlässigung und Missbrauch in der Kindheit und starkem Übergewicht durch Überessen gut belegt. In einer sehr umfassenden Studie konnte gezeigt werden, dass je höher das Gewicht einer Person war, desto größer die Wahrscheinlichkeit war, dass diese Person Missbrauchserfahrungen gemacht hatte.

2.7 Scham, Schuld und sexuelle Süchtigkeit

Die Psychologinnen June Price Tangney und Ronda Dearing (Tangney & Dearing 2003; Dearing & Tangney 2011) haben sich intensiv mit der Erforschung von Scham und Schuld auseinandergesetzt. Ihr Buch *Shame in the Therapy Hour* befasst sich mit den problematischen Auswirkungen, die das Schamerleben bei psychischen Störungen und in der Therapie haben kann. Die Forschung der beiden ist deshalb so bedeutsam, weil sie auf eine versteckte und unsichtbare Emotion hinweist, die enorme hemmende, verbergende und vermeidende Kräfte im zwischenmenschlichen Bereich entwickeln kann. Bildlich gesprochen könnte man sagen: Menschen, die lebensgeschichtlich eine zu hohe Schambereitschaft entwickelt haben, bleiben von ihr umhüllt, sind stark gehemmt und können sich nur schwer von ihr befreien. Da sie sehr zurückhaltend sind, neigen sie dazu, wichtige Themen, die sich um ihre Person drehen, nicht ausreichend tief zu bearbeiten, sondern diese nur »anzureißen«, um dann schnell wieder zu weniger bedeutsamen bzw. weniger schambesetzten Themen zu flüchten.

Der Psychologe Randy Gilliland (Gilliland et al. 2011) hat sich in einer wissenschaftlichen Arbeit mit dem Einfluss von Schuld und Scham auf sexuelle Süchtigkeit auseinandergesetzt. Er argumentiert – ganz im Sinne von June Price Tangney –, dass eine hohe Schambereitschaft die sexuelle Süchtigkeit eher aufrechterhält und eine erhöhte Schuldbereitschaft diese verringert. Seine Befunde konnten diese Annahme untermauern. Gilliland vermutet, dass das Erleben von Schuld verhaltensbezogener und verhaltensaktvierender ist als das Erleben von Scham. Scham hemmt Verhalten, auch positives und erwünschtes Veränderungsverhalten.

In der Therapie sexueller Süchtigkeit sollte die Thematik der Scham so aufgegriffen werden, dass es zu einer deutlichen Verringerung von Scham kommen kann. Schuldgefühle dagegen können besser genutzt werden, um gewünschtes Verhalten zu aktivieren. Natürlich geht es hier nicht darum, Patienten schuldig zu sprechen, sondern deren eigenes Schulderleben zu nutzen, um unerwünschtes Verhalten zu hemmen und gewünschtes und angestrebtes Verhalten zu unterstützen.

Fallbeispiel

Robert war ein 40-jähriger, alleinstehender Mann, dessen Therapieprozess sich schwierig und schleppend gestaltete. Er hatte einmalig einen sexuellen masturbatorischen Kontakt mit dem 12-jährigen Sohn einer Freundin initiiert und war dafür auch strafrechtlich verurteilt worden. In seiner Kindheit hatte er früh hohes Übergewicht entwickelt. Mit 20 Jahren ließ er sich deshalb operativ einen Magenring einsetzen. Seine Mutter war spielsüchtig, sein Vater depressiv. Er wuchs in ärmlichen Verhältnissen auf. Aufgrund seiner Adipositas war er seine gesamte Kindheit und Jugend hindurch gehänselt, verlacht, erniedrigt und verspottet worden. Sein Leben erschien mir wie ein einziges »Spießrutenlaufen«, und genau so empfand ich auch seine Therapie. Es gelang uns zwar immer, wichtige Themen anzuschneiden, aber so gut wie nie zu vertiefen. Stets hatte ich das Gefühl, er würde vor mir flüchten. Schließlich verstand ich, dass er sowohl vor mir als auch vor sich selbst flüchtete. Scham über sich selbst, seine Leibesfülle, seine Eltern und sein Handeln hatte ihn lebenslang begleitet und tiefe Spuren in ihm hinterlassen. Es war fast so, als würde er nur aus Scham bestehen. Als wir sein Schamerleben und die damit verbundenen Fluchtimpulse anhaltender betrachteten, gelang es ihm, sich tiefgreifender mit seiner Thematik zu befassen. Dadurch konnte er echter und tiefer mit mir und sich selbst in Kontakt treten und die »Masken der Scham« besser erkennen und nach und nach ablegen.

2.8 Männliche Homosexualität und Sucht

Um den Zusammenhang zwischen männlicher Homosexualität und sexueller Sucht besser zu verstehen, ist es ratsam, das sexuelle Verhalten schwuler Männer genauer zu betrachten. Schwule Sexualität ist ausschließliche mann-männliche Sexualität. In seinem Werk *The Evolution of Human Sexuality* schlussfolgert der Anthropologe Donalds Symons (1979), dass homosexuelles Verhalten von Männern deshalb durch eine durchschnittlich wesentlich höhere Anzahl von Sexualpartnern als das von heterosexuellen Männern geprägt ist, da ihr sexuelles Verhalten nicht durch die Verhaltenstendenzen und Anforderungen der Frauen beeinflusst wird. Die stärksten evolutionären Einflüsse der heterosexuellen Selektion auf den Mann sind die Sicherheit in die eigene Vaterschaft, der verborgene Eisprung der Partnerin und die damit verbundene Mate-Retention, die partnerschaftliche Einbehaltung. Diese Kräfte wirken stark auf das sexuelle Verhalten des Mannes ein. Man könnte sagen, dass er dadurch wesentlich stärker »monogamisiert« wird als seine homosexuellen Geschlechtsgenossen.

Demnach ist das Verhalten schwuler Männer eine lediglich gesteigerte Form universeller männlicher Verhaltenstendenzen, und zwar völlig unbeeinflusst von der weiblichen Sexualität. Dasselbe gilt übrigens umgekehrt für das sexuelle Verhalten lesbischer Frauen, deren Verhalten in der Regel wesentlich weniger promiskuitiv ist. Heterosexuelle Männer hätten nach Symons genauso viele Sexualpartner wie schwule Männer, wenn sie nur die Möglichkeit dazu hätten und ihr sexuelles Verhalten nicht so stark durch Frauen beeinflusst und an sie gebunden wäre.

2.8.1 Gaetan Dougas – der Mann, der »Patient Zero« war

Der Flugbegleiter Gaetan Dougas wurde zum Ausgangspunkt für Spekulationen zum Ausbruch und zur Ausbreitung der AIDS-Epidemie. Dougas war Franco-Kanadier und verkehrte häufig in den homosexuellen Zentren Nordamerikas, wie Los Angeles, San Francisco und New York. Zu dieser Zeit hatten sich homosexuelle Männer erstmals politischen Einfluss erkämpft und sich zunehmend emanzipiert. Viele schwule Männer pflegten damals einen promiskuitiven Lebensstil mit häufigem »Recreational Sex« – also Sex zu Erholungszwecken – in Saunen, Kinos, Backrooms und Darkrooms. Sex war damals so gut wie immer und jederzeit schnell und in allen erdenklichen Variationen zu haben. Dougas wurde durch die akribische Befragung von an AIDS erkrankten Männern durch Mediziner und Wissenschaftler entdeckt, die fieberhaft nach Infektionsquellen des sich schnell ausbreitenden Virus suchten.

Tatsächlich konnte gezeigt werden, dass Dougas mit mindestens 40 der ersten 248 AIDS-Patienten in den USA sexuellen Kontakt gehabt hatte. Insgesamt hatte er in zehn Jahren ungefähr 2500 Sexualpartner. Dougas starb 1984 in Quebec an den Folgen von AIDS. Kurz darauf – am 25. Juli 1985 – schockierte das AIDS-Bekenntnis von Rock Hudson die Weltöffentlichkeit und führte dank seiner mutigen Haltung zu einer beispiellosen Mobilisierung von Forschungsanstrengungen und Sympathie der westlichen Weltöffentlichkeit für die Betroffenen.

Zur gleichen Zeit wie Dougas starb der weltberühmte französische Philosoph Michel Foucault an den Folgen der Immunschwäche. Foucault war ein bekennender homosexueller Sadomasochist, der diese extreme Form der Sexualität in der Subkultur von San Francisco kennengelernt hatte. Trotz recht genauer Kenntnis der Risiken weigerte er sich – ganz ähnlich wie Dougas –, Vorsichtsmaßnahmen gegen AIDS zu ergreifen, und betrieb seine sexuellen Praktiken trotzig weiter, ohne sich zu schützen. Viele schwule Männer hielten die AIDS-Gerüchte schlicht für eine weitere Form der Diskriminierung oder für ein Märchen und konnten einfach nicht glauben, dass es eine »Schwulenseuche« geben sollte, von der nur sie betroffen sein sollten.

Waren Gaetan Dougas und Michel Foucault sexsüchtig? Vermutlich und im Verständnis dieses Buches: ja. Für die Domina, die meine Patientin war, sind all ihre Kunden und Sklaven sexsüchtig gewesen, vor allem deshalb, da sie ihrer Ansicht nach Intimität mit Intensität verwechselten. Für sie war die Sehnsucht nach Liebe pervertiert oder transformiert in die Sehnsucht nach intensivem Erleben, und sie schloss echte personale Bindungsfähigkeit aller Wahrscheinlichkeit nach aus. Eine hohe Anzahl an Partnern ist dennoch kein zwingender Beweis für das Vorliegen einer sexuellen Süchtigkeit. Sie ist aber ein Hinweis auf süchtiges Verhalten. Auch die Minimierung und Leugnung von Gefahren kann andere Ursachen haben.

2.8.2 Sexuelle Süchte bei schwulen Männern

> *»Ich wunderte mich, wie viele Männer sich mit HIV infizierten, weil sie unbehandelte Sexsüchtige waren, die dazu neigten, zuerst Sex zu haben und sich erst später über die Konsequenzen Gedanken machten.«* Robert Weiss

Robert Weiss ist ein Suchtberater, Sexualtherapeut und Autor aus Kalifornien. Er war Schüler von Patrick Carnes. Weiss hat 2005 das erste Buch über sexuelle Süchte bei homosexuellen Männern geschrieben. Er ist selbst gleichgeschlechtlich orientiert und in Kalifornien mit einem Mann verheiratet.

Weiss machte als Erster auf die sexuelle Süchtigkeit bei Männern und die besonderen Risiken schwuler Männer aufmerksam. Demnach sind Männer, die Sex mit Männern haben, vor allem durch die Praxis des ungeschützten Analverkehrs rund 18-mal mehr gefährdet, sich mit HIV zu infizieren, als jene, die ungeschützte Kontakte zwischen Penis und Vagina praktizieren. Die Praxis des Barebackings – Reiten ohne Sattel, d. h. Analverkehr ohne Kondom – ist, trotz Kenntnis der Risiken, weit verbreitet. So gibt es z. B. Barebacking-Partys, auf denen ganz explizit auf geschützten Sex mit Kondomen verzichtet wird. Wie ist dieses risikoreiche Verhalten zu erklären? Vermutlich durch verschiedene Mechanismen, wie Leugnung von Gefahren und Verharmlosung von Sachverhalten. So gibt es z. B. unter schwulen Männern die Annahme, dass Safer Sex nicht mehr nötig sei, da die Viruslast bei den Betroffenen inzwischen durch die Medikamente so weit reduziert ist, dass Schutzmaßnahmen vor Infizierung überflüssig wären. Darüber hinaus spielt in der schwulen Sexualität der Konsum von Alkohol und Drogen (wie Poppers, Kokain oder Ketamin) eine nicht unwesentliche Rolle. Die exzessive und hedonistische Qualität, die männliche Homosexualität auszeichnen kann, bringt hier besondere Risiken mit sich.

Durch den schwulen Aktivisten und Bundestagabgeordneten Volker Beck, der mit vermeintlich 0,6 Gramm Crystal Meth in Berlin erwischt wurde, begann eine Diskussion um die Verbreitung und den Konsum dieser gefährlichen Droge im Allgemeinen, aber auch im Besonderen in der schwulen Szene. Crystal Meth wird dort auf mehrtägigen sogenannten Chem-Sex-Partys konsumiert. Der Begriff Chem steht dabei als Abkürzung für chemische oder synthetische Drogen. Männer treffen sich und konsumieren Crystal Meth, oft in Kombinationen mit Viagra, Ketaminen, Poppers und Liquid Ecstasy. Dabei kommt es häufig zur Inkaufnahme enormer gesundheitlicher Risiken, vor allem deshalb, da z. B. Crystal Meth die Schmerzgrenze deutlich herabsetzt und so zu immer riskanteren und intensiveren sexuellen Praktiken einlädt.

Merke
Obwohl es im Bereich der männlichen Homosexualität diese besonderen Risiken gibt, zeigen Untersuchungen, dass auch Heterosexuelle zu diesen ungeschützten Risikoverhaltensweisen neigen. Psychologische und biologische Vorgänge, welche die Einschätzung der Risiken beim Sex massiv einengen, gibt es bei Menschen aller Orientierungen.

Sexuelle Süchtigkeit ist in den oben beschriebenen Szenarien oft kombiniert mit dem Gebrauch multipler suchterzeugender Substanzen. Diese komplexen Suchtmuster sind bisher wenig untersucht und bergen erhebliche gesundheitliche Risiken.

Wir wollen uns nun einigen Menschen zuwenden, die unter verschiedenen sexuellen und romantischen Süchten gelitten haben, um so ein anschaulicheres Bild von den vielfältigen Formen sexueller Süchtigkeit zu erhalten.

2.9 Die Vignetten: Gestalten sexueller Süchtigkeit

Die folgenden Vignetten sind kurze, nicht erschöpfende, jedoch um Prägnanz bemühte Darstellungen süchtiger, zwanghafter und impulsiver Verhaltensfiguren. Die Namen und andere Daten sind aus Gründen des Persönlichkeitsschutzes verändert worden. Sie sollen ein Bild vermitteln von der Unterschiedlichkeit und Vielgestaltigkeit sexueller oder erotischer Süchte. Außerdem sollen sie einen ersten Eindruck vermitteln von den wirksamen Aspekten therapeutischen Handelns. Im Folgenden werden wir einige süchtige Verhaltensformen kennenlernen und dabei den Blick auf verschiedene Formen sexueller Süchte und deren Behandlung richten. Die Beispiele stammen sowohl aus meiner psychotherapeutischen Praxis im Einzelsetting als auch aus der Behandlung in der Klinik. In der Klinik sind die therapeutischen Einzelkontakte eingebunden in ein breiteres Behandlungsspektrum. Im stationären Setting der Klinik spreche ich die Patienten mit »Du« an. Im Setting der Einzelpsychotherapie der Praxis mit »Sie«.

Die Vignetten sollen darüber hinaus einen persönlichen Einblick vermitteln von meinem therapeutischen Handeln, den inneren Kämpfen, meinen therapeutischen Grenzen, meinen Misserfolgen und der Auseinandersetzung mit den Abwehrmechanismen und den Heilungswünschen der Patienten, die in ihrer Not therapeutische Hilfe gesucht haben. Besonders wichtig ist es mir dabei, auf das zwischenmenschliche Geschehen in diesen Begegnungen zu achten, sowohl auf das Geschehen in der Zweiheit der Einzelsitzung als auch auf das im Gruppengeschehen. Dabei sollen auch Heilungsmechanismen sichtbar werden.

Lilly oder die Sucht nach Romanzen

Lilly war eine 25-jährige Studentin der Politologie. Sie kam sehr verzweifelt, depressiv, mit Panikzuständen und akuten Suizidgedanken in die Behandlung. Als ich sie nach dem möglichen Grund für ihre jetzige Krise befragte, konnte sie diesen eindeutig benennen. Sie hatte auf einem internationalen Kongress Jason kennengelernt. Jason war ein Amerikaner aus Kalifornien, dem an der Columbia Universität in New York – einer der renommiertesten Universitäten der Welt – eine Juniorprofessur angeboten worden war und der gerade dabei war, sich in der Welt der politischen Wissenschaft einen Namen zu machen.

Als sie sich in einem Workshop – den er leitete – trafen, waren sie beide magnetisch voneinander angezogen. Sie saß in der ersten Reihe, und in einer Pause sprach sie ihn an. Sie waren fasziniert von den Ähnlichkeiten, die sie schnell aneinander entdeckten. Sie hatte das Gefühl, dass er der Mann war, auf den sie immer gewartet hatte. Zuerst gingen sie einen Kaffee trinken. Doch bereits abends trafem sie sich zu einem romantischen Essen bei Kerzenschein und hatten anschließend wunderbaren Sex, der zum Ausdruck ihrer »Seelenverbindung« wurde. Lilly sagte: »Es war so, als ob ich ihn schon immer gekannt hätte, er war mein Seelengefährte.« Nach dem Kongress kehrte Jason nach Kalifornien zu seiner Frau und seinen zwei Kindern zurück. Sie telefonierten noch zweimal kurz miteinander, dann bat er sie, sich nicht mehr zu melden. Obwohl er die Abwechslung mit Lilly sehr genossen hatte, war diese erotische Episode ein einmaliges Ereignis für ihn gewesen, das seiner Ansicht nach keiner Fortsetzung bedurfte.

Lilly war untröstlich und stürzte in tiefste Not und Verzweiflung. Immer wieder wollte sie Kontakt mit ihm herstellen und verfolgte sein Tun auf Facebook. Sie war der Überzeugung, dass sie die Richtige für ihn war und er die falsche Frau geheiratet hatte und in einem falschen Leben gefangen war. Dennoch erahnte sie den illusionären Charakter ihrer Haltung und wollte sich von ihm ablösen. Die

Loslösung von Jason oder, genauer, von der idealisierten Person war ausdrückliches und gemeinsam vereinbartes Ziel der Behandlung. »Ich muss von ihm loskommen, sonst gehe ich zugrunde – aber ich habe auch das Gefühl, zugrunde zu gehen, wenn ich ihn loslasse.« Eine wahrlich leidvolle und äußerst verwickelte Situation, jedoch nicht unüblich für eine klinische bzw. psychotherapeutische Fragestellung.

Meine Frage, ob ihr so etwas schon häufiger passiert sei, bejahte sie und sagte dann zögerlich: »Eigentlich immer wieder«. Bisher war es ihr nicht möglich gewesen, Beziehungen zu führen, die länger als drei Monate angehalten hatten. Bereits nach kurzer Zeit habe sie sich gelangweilt, und es hätten sich Gedanken eingeschlichen, dass der Mann an ihrer Seite wohl doch nicht der Richtige sei. Häufig habe sie die Beziehung dann schnell beendet, oft indem sie eine neue Affäre begann.

Lilly geriet mit Männern, die ihr gefielen, fast unverzüglich in einen Zustand von Limerence – intensiver Verliebtheit. Dieser Ausdruck wurde von Dorothy Tannov geprägt und meint einen starken, rauschhaft-euphorischen Zustand der romantischen Verliebtheit, welcher den Realitätsbezug deutlich einschränkt – es kommt zu einer Art romantischer Verblendung oder Trance. Wir könnten sagen, dass Menschen wie Lilly eine extrem rosane Brille tragen, welche ihr den Realitätsblick trübt. Aus Männern, die ihr gefallen, liest sie nach kurzer Zeit ihren »Traumprinzen« heraus.

Problematisch wird die Limerence vor allem dann, wenn sie für Liebe gehalten wird. Frauen, die Limerence mit Liebe verwechseln, können die Schwelle zur Liebe und damit zur Vertiefung ihrer Beziehung nicht überschreiten. Sie halten das Abklingen von Limerence für das Abklingen von Liebe und wenden sich dann oft enttäuscht ab, um auf erneute Suche nach »dem Richtigen« zu gehen. Frauen, die viele Affären eingehen, haben dieses Problem häufig.

Folgender Dialog entspann sich mit Lilly in der fünften Stunde. Er gibt Einblick in die »verträumte Trance« der Patientin und in den inneren Zustand, den wir weiter oben Romanzensucht genannt haben. Er zeigt deutlich, wie stark romantische Fantasien die Patientin beherrschen und wie wenig sie noch in der Lage ist, sich von Jason – »dem Mann ihrer Träume« oder besser: »dem Mann, den sie sich erträumt« – zu distanzieren. Das Gespräch zeigt auch, wie hartnäckig sie an ihren romantischen Vorstellungen festhält, trotz seines offensichtlich abweisenden Verhaltens. Ihr diesen Mann auszureden macht absolut keinen Sinn. Im Laufe der Therapie wird sie ihn sich selbst ausreden. Ich versuche, sie selbst entdecken zu lassen, was ihr geschieht, und helfe ihr, sich nach und nach von ihm abzulösen, auch um ihre Liebesfähigkeit zu fördern, die zunächst einmal darin besteht, zu erkennen, dass Liebe mehr ist als ein Zustand von Verliebtheit, und Verliebtheit die Schwelle zur Liebe ist.

Psychotherapeutisch verwende ich verschiedene Vorgehensweisen, die in allen therapeutischen Schulen meist unter anderen Namen Verwendung finden. Zum Beispiel das geleitete Entdecken und der Aufbau von Ambivalenz zur Stärkung ihrer Ablösungsbereitschaft mit empathischer Konfrontation. Darüber hinaus den metatherapeutischen Dialog, also den Austausch über das therapeutische Geschehen innerhalb der Stunde an deren Ende.

Eine kurze Anmerkung zu den Behandlungsdialogen: Wir können unseren Patienten nicht vorschreiben, was wir wann von ihnen zu hören bekommen. Die wörtlichen Schilderungen sind natürlich keine Rezepte, sie sind Richtungshinweise, die man oft genug im Kopf hat, dann aber gerade nicht so umsetzen kann, wie man es für richtig hält. Das muss uns nicht entmutigen. Die Psychotherapieforschung belegt eindeutig, dass das rigide Festhalten an lehrbuchhaften Vorgaben viele psychotherapeutische Prozesse bremst, lähmt und zum Erliegen bringt – vor allem in Behandlungskrisen (Safran & Muran 2003).

Lilly in der fünften Sitzung

Zunächst fasste ich kurz den Behandlungsstand zusammen. Daraufhin begannen wir, die Frage zu betrachten, wo Lilly im Moment steht. Sie klagt über ihre sehnsüchtige (und schmachtende) Liebe zu Jason und begibt sich schnell in ihre romantische Trance. Ich denke an ihren Behandlungswunsch und habe das deutliche Gefühl, sie aus ihrer süchtigen Trance aufwecken zu müssen. Dies ist der Kampf um das Suchtmittel, welches Bindungsersatz ist – sie ist abhängig von dieser fantasierten Bindung, nicht von einer realen Person.

Nach 20 Minuten: Geleitetes Entdecken und Aufbau von Ambivalenz. Der Kampf um das Suchtmittel.

Th.: Was hält Sie denn jetzt noch an Jason? Hat er Ihnen denn nicht deutlich genug gesagt, dass er keine Fortsetzung der Romanze will?

Lilly: Ja schon, aber ich glaube ja, er täuscht sich. Das mit uns war etwas ganz Besonderes. Das wird er bestimmt bald merken.

Th.: Was spricht denn Ihrer Ansicht nach für Ihre Annahme, dass er das bald merken wird und dann mit Ihnen zusammen sein will?

Lilly: Hm. Irgendwann wird er es merken.

Th.: Ja, aber was spricht aktuell dafür, dass er es bemerkt? Haben Sie denn Hinweise, dass er es bald bemerkt?

Lilly: Wenn er genauer über uns nachdenkt, dann wird er es bemerken.

Th.: Was spricht denn für die Annahme, dass er genauer über sie beide nachdenkt?

Lilly: Verdammt nochmal, das wird er schon noch tun!

Th.: Meine Fragen regen Sie auf, kann das sein?

Lilly: Ja, irgendwie schon.

Th.: Lilly, ich habe den Eindruck, dass wir feststecken, und ich möchte mich entschuldigen dafür, dass meine Fragen Ihnen scheinbar einige Not bereiten, aber wenn ich Sie recht verstanden habe, dann haben Sie doch den Wunsch, von ihm loszukommen, und Sie möchten, dass ich Ihnen genau dabei helfe. Das bringt Sie doch zu mir. Oder soll ich Ihnen helfen, mit ihm zusammenzukommen?

Lilly: Nein, ich will ja loskommen.

Der obige Dialog zeigt den Kampf um die romantische Trance und die Abwehr von ernüchternder Einsicht. Dem wiederum liegt die Abwehr von Verlust und

Trauer um die fantasierte Person Jasons zugrunde. Es ist ein Kampf gegen die Ausnüchterung vom Suchtmittel »Romanze«.

Nach 35 Minuten: Es taucht die Frage auf, ob eine Unterweisung gewünscht wird. Fokus im »Wir-Modus«. Frage nach Irritationen gegenüber dem Therapeuten.

Th.: Wenn Sie mir gestatten, dann würde ich Ihnen gerne mitteilen, zu welchem Verständnis ich bisher hinsichtlich unseres Zusammenseins und Ihrer Behandlungswünsche gekommen bin.

Lilly: Ja.

Th.: Sie möchten von einem Mann loskommen, mit dem Sie eine kurze, sehr intensive Affäre hatten. Überhaupt sind wir zu dem Eindruck gekommen, dass Romanzen und Affären Ihr bisheriges Liebesleben stark bestimmt haben und eine tiefere, liebende Erfüllung trotz Ihres Wunsches bisher ausgeblieben ist. Sie sind mit Männern intensive romantische Zustände gewöhnt. Bisher ist es Ihnen jedoch nicht gelungen, eine tiefere Beziehung zu führen. Was es heißt, eine tiefere Liebesbeziehung zu haben, das möchten Sie herausfinden, das möchten Sie wissen und können. Ist das richtig so?

Lilly: Ja. So ist es, dennoch habe ich ständig das Gefühl, Sie möchten mir etwas wegnehmen …

Nach 40 Minuten: Metatherapeutischer Dialog und Aufgabe

Th.: Wir haben uns jetzt ca. 40 Minuten ausgetauscht. Mir wäre es wichtig, an dieser Stelle nochmals rückblickend das Geschehen unserer Behandlungsstunde mit Ihnen zu besprechen.

Lilly: Ja, das können wir tun.

Th.: Wie haben Sie denn die Stunde mit mir erlebt? Besonders wichtig scheint es mir, darauf zu achten, wo wir uneins waren und was damit geschehen ist.

Lilly: Ich finde, Sie haben mich heute übelst bearbeitet. Sie wollen mir meine romantischen Gefühle nehmen, und ich soll »lieben lernen«! Ihrer Ansicht nach sind das zwei völlig verschiedene Dinge. Darüber bin ich richtig wütend. Andererseits sind Sie so nah bei mir, auch in diesen Meinungsverschiedenheiten. Das ist neu und sehr verwirrend für mich.

Th.: Wie fühlt sich das denn an, was zwischen uns passiert?

Lilly: Komisch, aber auch richtig und gut – ich kann das irgendwie fühlen. Ein Brennen im Körper, aber auch seltsame Wärme im Bauch und Herzbereich …

Th.: Ah … das freut mich sehr … Wenn Sie es mir gestatten, dann würde ich Ihnen noch gerne eine Aufgabe geben, die gut zu unserer Stunde passt.

Lilly: Ok.

Th.: Verzichten Sie bitte darauf, bis zu unserer nächsten Stunde im Internet nach Jason und seinen Facebook-Aktivitäten zu suchen. Macht das Sinn für Sie?

Lilly: Ja, leider. (Ironisch) Ich hasse Ihre Aufgaben!

Th.: Stattdessen können Sie mir entweder am Ende eines Tages oder auch dann, wenn Suchtdruck entsteht, eine E-Mail schreiben oder, wenn es sehr dringend ist, eine SMS. Ich antworte Ihnen dann, so schnell ich kann, und ich werde Sie ermutigen durchzuhalten.

Lilly verließ die Stunde verwirrt, aber auch glücklich. Sie spürte, dass sie einen Kampf mit mir überstanden hatte. Eigentlich war es der stellvertretende Kampf mit ihrer Verhaltenssucht. Es ist gut, wenn wir uns an dieser Stelle an Carolin Knapp erinnern, die in ihrem Buch *Drinking: A Love Story* ihre Liebe zum Rauschmittel als Ersatz für tatsächliche Liebes- und Nähe-Erfahrungen beschreibt. Ein Süchtiger möchte sich nicht gerne sein Suchtmittel entreißen lassen. Am besten ist es, wenn er es selbst aus der Hand legt und beginnt, zu erkunden, was er verliert und was er gewinnt. Dazu kann die therapeutische Beziehung als korrigierende und beistehende Erfahrung extrem nützlich sein.

Die nächste Vignette gestaltet sich ganz anders. Hier geht es nicht um die obsessive Verwirklichung romantischer Szenarien, sondern um die Realisierung einer gerontophilen Missbrauchsthematik.

Benno oder: »Ich will missbraucht werden«

Benno war ein junger Mann, den ich schon kannte. Einige Monate zuvor wollte er bereits in Behandlung kommen, hatte es in der Klinik aber nur einen Tag ausgehalten und war vor der Behandlung geflüchtet. Er hatte bisher noch nichts in seinem Leben durchgehalten. Immer war er bei den ersten auftretenden Schwierigkeiten geflohen, trotz schwerster Konsequenzen für sein Leben. Jetzt war er wiedergekommen, um seine Ängste, Depressionen und seine sexsüchtigen Muster behandeln zu lassen. Diese bestanden aus exzessiver Masturbation vor dem PC und aus einem gerontophilen homosexuellen Muster.

> **Definition**
> Der Begriff gerontophil umschreibt die Neigung, wesentlich ältere Partner oder Partnerinnen sexuell attraktiv zu finden und Sex mit diesen haben zu wollen.

Als ich Benno im Zuge der Eingangsgesprächs fragte, ob er vielleicht homosexuell sei, antwortete er zunächst mit einem klaren Nein. Später sagte er: »Wenn, dann bin ich höchstens bisexuell, aber eher hetero – ich weiß es aber auch nicht so recht. Das mit den Männern kommt mir komisch und irgendwie fremd vor, aber ich muss es tun«. Damit meinte er eine sexuelle Nebenströmung, die ihn seit der Pubertät begleitete und die er z. T. exzessiv ausgeübt hatte. Über schwule Plattformen hatte er Kontakt zu wesentlich älteren Männern aufgenommen – in der Regel zwischen 60 und 70 Jahren alt, um sich mit diesen zu treffen und zu Sex zu haben.

»Was zieht dich denn zu diesen älteren Männern hin?«, fragte ich. »Genau weiß ich das auch nicht, aber ich will irgendwie missbraucht werden.« »Wenn du magst, dann erzähl mir mehr davon, mir scheint es wichtig, diesen Aspekt deiner Sexualität besser zu verstehen.« Im Folgenden betrachteten wir das sexuelle Szenario genauer. Besonders wichtig und bereits erregend war es für ihn, einen Mann für sich zu begeistern, und das Wissen, sein Verlangen erregen zu können. Dabei wollte er sich dominiert, schließlich auch gedemütigt fühlen und sich »in den Händen eines Mannes wissen«. Nach dem Sex fühlte er sich allerdings ausgesprochen schlecht, schämte und verachtete sich selbst. Die älteren Männer verließ er dann immer angeekelt und fluchtartig.

Im weiteren Behandlungsverlauf konnte die Herkunft des sexuellen Szenarios nicht gänzlich erhellt werden. Wir konnten nicht klären, ob er selbst sexuell missbraucht worden war. Allerdings zeigte sich bei genauerer Betrachtung das, was wir eine *inzestvulnerable Familie* nennen. Sowohl die Mutter als auch weitere Familienmitglieder waren sexuell missbraucht worden. Die Grenzen zwischen den Familienmitgliedern waren verwaschen und unscharf, die Koalition der Eltern schwach und oft brüchig. Die familiären Rollen waren lose und kaum definiert. Die Atmosphäre war zu offen, grenzenlos oder latent sexualisiert, und die Ausdrucksfähigkeit aller anderen Gefühle war stark herabgesetzt.

Als sehr hilfreich für die Behandlung hat sich für Benno die Teilnahme an der 12-Schritte-Gruppe SLAA (Sex and Love Addicts Anonymous) erwiesen. Er hatte bereits eine sogenannte Inventur gemacht und einen Sponsor gefunden, mit dem er sich regelmäßig oder in akuten Zuständen des Andrängens sexueller Impulse traf oder telefonierte. Einen guten Einblick in SLAA gibt der Film »Thanks for Sharing« mit Mark Ruffalo, Gwyneth Paltrow und anderen wunderbaren Schauspielern. Darüber hinaus werden wir weiter unten noch mehr über die Selbsthilfegruppen erfahren.

Benno in der achten Sitzung

Zunächst frage ich Benno, ob er ein Anliegen in die Stunde mitgebracht hat. Er hat es, aber er »dissoziiert«, sobald es darum geht, sich der Thematik zu stellen. Dissoziation können wir als eine Art innerer Flucht verstehen. Wichtig ist hier, anzuerkennen, dass er nicht wie sonst tatsächlich wegläuft und einen eindeutigen Wunsch geäußert hat, der jedoch zunächst völlig blockiert ist.

Benno: Ich möchte wissen, woher dieser perverse und dreckige Drang kommt, Sex mit diesen alten Männern zu haben.

Th.: Okay. Dann würde ich dich gerne dazu befragen, und wir schauen, ob es uns gelingt, zu einem tieferen Verständnis dieses Verhaltens zu kommen.

Benno: Ja.

Th.: Lass uns eine Episode dieses Verhaltensmusters anschauen. Wann kommt es denn zu diesem Wunsch nach Sex mit älteren Männern?

Benno: Weiß nicht.

Th.: Na, wann tauchen diese Fantasien denn auf?

Benno: Keine Ahnung.

Th.: Kannst du mir sagen, was gerade passiert?

Benno: Ich bin leer.

Th.: Leer im Kopf?

Benno: Im Kopf und im Körper – wie eine Hülle. Total leer.
Th.: Kennst du dieses Erleben?
Benno: Ja, nach dem Sex mit den Männern.
Th.: Können wir jetzt bei dieser Leere bleiben?
Benno: Schon, aber was soll das?
Th.: Wenn wir dabei bleiben und versuchen, sie besser verstehen, sie quasi auszuleuchten, dann bekommen wir vielleicht Hinweise, um dein Anliegen begreifen zu können.
Benno: Diese Leere kann ich nicht teilen.
Th.: Was bedeutet sie denn?
Benno: Völliges Abgeschnitten-Sein, von mir selbst und von allem was mich umgibt …

Wir sind jetzt in einer paradoxen Situation angekommen. Benno teilt ein Erleben mit mir, das sich eigentlich nicht teilen lässt. Wir stecken gemeinsam in einer leeren und dissoziierten Sackgasse fest. Ich fühle mich jetzt auch mehr wie ein Zuschauer, nicht mehr wie anteilnehmender und verbundener Therapeut. Es zeigt sich ein tiefer liegendes Thema: Ich-Leere, Unverbundenheit, Verlorenheit und Nicht-Identität. Klinische Aspekte, wie wir sie von Borderline-Zuständen kennen, und in der Tat trug sein Verhalten viele emotional instabile Borderline-Züge.

Nach 45 Minuten: Metatherapeutischer Dialog. Grenzen des Erkennens.
Th.: Lass uns bitte noch gemeinsam darauf schauen, was wir heute miteinander erlebt haben.
Benno: Ja, in Ordnung. Aber eine Frage möchte ich dir stellen.
Th.: Ja, bitte.
Benno: Wie ging es dir denn heute mit mir?
Th.: Oh, danke für die Frage. Das ist wunderbar, dass du wissen möchtest, wie es mir mit dir ging.
Benno: Ja, das will ich.
Th.: Darf ich fragen, warum?
Benno: Ich habe heute in der Sitzung einen Zustand erlebt, den ich noch niemals mit jemandem geteilt habe.
Th.: Wie ist das für dich?
Benno: Das ist etwas Besonderes. Bisher war ich immer maximal allcine damit, diesmal nicht. Aber sag mir jetzt bitte, wie es dir mit mir ergangen ist.
Th.: Ich möchte mich zuerst für dein Vertrauen bedanken und dafür, dass du mich diesen leeren und einsamen Zustand hast sehen lassen, das hat mich tief berührt und auch traurig gemacht. Zu ahnen, wie einsam und verloren du dich in deinem Leben oft gefühlt haben musst.

Was ich tue, nennt Diana Fosha (2000, 2009) die »empathische Konfrontation«. Benno bricht in Tränen aus. Wir überziehen die Stunde um 15 Minuten, so lange, bis sich der Schmerz und die Trauer über seine Einsamkeit und die Freude über das Erkannt-worden-Sein zu einem vorläufigen Ende und zu einer gewissen Ruhe gekommen sind.

Der Hirnforscher Gerald Hüther (2010) betont die Wichtigkeit der »geteilten Aufmerksamkeit« (shared attention) für uns Menschen als soziale Wesen: »Ich sehe dich und erfasse, wie es dir geht. Du siehst mich und verstehst, dass ich dich verstanden habe. Wir richten unsere Aufmerksamkeit auf etwas Gemeinsames, so fühlen wir uns miteinander verbunden, wir verbinden uns über etwas Gemeinsames.« (ebd.)

Geteilte Aufmerksamkeit hat eine enorm heilende Wirkung. Ich befrage die Patienten häufig im metatherapeutischen Dialog zur geteilten Aufmerksamkeit. Diana Fosha nennt das dabei auftretende Geschehen auch »Einsamkeit aufheben« (undoing aloneness). Für Benno war es sehr wichtig, ausgedehnte Einsamkeits- und Abgetrenntheitszustände gemeinsam mit mir zu entdecken und sie mit mir zu teilen. Wir könnten auch sagen: Wo Unverbundenheit war, ist zunehmende Verbundenheit geworden. Das bedeutet: Unverbundenheit und stumme Leere sind mehr Verbundenheit und mitteilbarem Erleben gewichen.

Ein »Quick Hit« oder: Der schnelle Treffer

Der schnelle Treffer oder »Quick Hit« kann eine vollständige Form oder ein Aspekt sexueller Süchtigkeit sein. Er tritt häufiger bei schwulen Männern als bei heterosexuellen Männern in Erscheinung. Das liegt daran, dass ihr homosexuelles Verhalten nicht durch Frauen beeinflusst wird, die in der Regel moderierende Formen der Annäherung, wie Gespräche, und ein ansatzweises Gefühl der Nähe brauchen, um sexuell zugänglich und erregt zu sein. Männer brauchen dies nicht. Sie reagieren stark auf sichtbare Reize und können recht unvermittelt sexuelle Erregung aufbauen, Lust empfinden und sexuell handeln.

Einer meiner homosexuellen Patienten, Mark, ein sehr hübscher, intelligenter und sensibler 23-jähriger Medizin-Student, war außerordentlich begabt darin, andere homosexuelle Männer zu erkennen. Er konnte die sexuelle Bereitschaft dieser Männer in Sekundenbruchteilen einschätzen, um dann schnellen und anonymen Sex mit ihnen zu haben. Diese besondere Fähigkeit wurde in der Forschung unter dem Begriff Gaydar (Gay Radar) bekannt. Er meinte dazu: »Ich habe so etwas wie einen sechsten Sinn, einen Radar, mit dem ich jeden schwulen Mann in meiner Umgebung entdecken und sofort abchecken kann, ob er Sex mit mir haben will oder nicht. Es ist wie ein Jagd-Instinkt, ich erkenne diese Männer sofort, es ist kaum ein Blick, ein Wimpernschlag, eine Elektrizität, und ich habe mich wirklich selten getäuscht …«.

In unserer ersten gemeinsamen Stunde fragte ich ihn Folgendes: »Diese Fähigkeit, die Sie gerade beschrieben haben, ist doch außerordentlich beeindruckend. Warum kommen Sie zu mir? Was wünschen Sie sich denn von mir? Soll ich Ihnen vielleicht helfen, diesen Radar abzustellen, aber warum sollte ich dies tun, was für einen Sinn würde das machen?«

Er antwortete mir mit folgender Erzählung:

»Einerseits finde ich diese Fähigkeit voll geil, ich kann, wenn ich will, innerhalb von zwei Minuten Sex mit einem wildfremden Mann haben – quasi aus dem Stand heraus –, andererseits habe ich den Eindruck, dass mein Verhalten zunehmend außer Kontrolle gerät und immer zwanghafter und wahlloser wird. Als wir in der Vorweihnachtszeit mit meinem Freund und meinen Eltern essen gegangen sind, habe ich mich schon nach kurzer Zeit total gelangweilt, es war alles so krass spießig, bürgerlich und anständig, da kam dann dieser süße Kellner, der die Bestellungen aufnahm, wie gerufen. Mein Gay Radar hat mir gesagt: Er ist schwul, und er ist geil! Also los. Bei der Aufnahme der Bestellung konnte ich diesen speziellen elektrischen Blickkontakt mit ihm aufnehmen, der so etwas wie eine gegenseitige Bereitschaft oder Übereinkunft signalisiert. Kurz darauf habe ich gesagt, ich müsse eben mal zur Toilette, was gestimmt hat – aber nicht, um auszutreten. Wenige Momente nachdem ich die Toilette betreten hatte, kam der Kellner nach, und wir hatten kurzen, völlig anonymen und echt geilen Sex. Als ich an den Tisch zu meinem Freund und meinen Eltern zurückkam, waren diese ahnungslos in eine Unterhaltung vertieft und hatten meiner Ansicht nach nicht das Geringste bemerkt. Was mir an mir selbst aufgefallen ist und was mich auch irgendwie schockiert hat, war dieses seltsame und krasse Triumphgefühl, das ich gegenüber meinen Eltern hatte. In ihrer Welt war ich immer der brave, fleißige und süße Junge aus gutem Hause gewesen. Der Augenstern meiner Mutter; aber wenn ich auf der Jagd bin, fühle ich mich wild, schmutzig, männlich und geil und überhaupt unglaublich lebendig. Für meinen Freund tut es mir irgendwie schon leid, aber in solchen Momenten ist er mir eigentlich vollkommen egal. Er gehört dann auch zu dieser langweiligen Spießerwelt meiner Eltern. Als der Kellner später zum kassieren an den Tisch kam, hatte ich einen kurzen, verstohlenen Blickkontakt mit ihm, der meinem Freund auffiel. ›Kennst du den?‹, fragte er. ›Nein‹, antwortete ich, und ich hatte das Gefühl, ihn eigentlich nicht einmal belogen zu haben, denn den Namen des Kellners habe ich nie erfahren. Er war mir auch egal.«

Mark in der fünften Stunde

In dieser Sitzung geht es um die lebensgeschichtliche Erkundung des Verführungsschemas. Die Thematik kreist um das »falsche Selbst« – der gute und überangepasste Junge – und sein » wahres, lebendiges Selbst«.

Th.: Haben Sie eine Idee, wie es zu diesen »Quick Hits« kommt?

Mark: Ja, ich glaube immer, wenn ich mich langweile.

Th.: Wieso langweilen Sie sich denn, wenn Sie mit Ihren Eltern und Ihrem Freund zusammen sind?

Mark: Es ist alles so spießig, so artig – ich spiele den »Sohn aus gutem Hause«.

Th.: Warum spielen?

Mark: Das war schon immer so. Ich bin der Vorzeigesohn, und ich mache, was von mir gewünscht wird.

Th.: Vordergründig schon, aber hinter den Kulissen lassen Sie es krachen. Da lassen Sie die Sau raus, oder?

(Mark grinst und schaut mich intensiv an)

Th.: Wie fühlt sich das an, jetzt in diesem Moment, in Ihnen.

Mark: Aufregend und lebendig. Mein Körper kribbelt, und ich stehe unter Strom.
Th.: So wie bei den »Quick Hits«?
Mark: Genau so. Ich fühle mich, als könnte ich Bäume ausreißen.
Th.: Oder schnell mal jemanden aufreißen.
Mark: (lacht) Vielleicht?
Th.: Was geschieht denn in der Beziehung mit mir, wenn Sie mir diese Seite zeigen.
Mark: Ich zeige Ihnen etwas von mir – ich bin unartig, wild und rebellisch, und Sie wissen das. Das ist aufregend …

Nach und nach nähern wir uns der Funktion des sexuellen Verhaltensmusters an. Mark hat sich schon früh stark den Wünschen seiner Eltern untergeordnet. Vor allem für die ehrgeizige und vom Vater frustrierte Mutter ist er der fleißige Vorzeigesohn geworden. Er lernte bereits früh, ihr zu gefallen. Dafür hat er den Preis der Überanpassung und eigenen mangelnden Lebendigkeit bezahlt und gerät in einen Zustand des falschen Selbst und der Entfremdung. Mit den »Quick Hits« holt er sich zurück, was in seinen Beziehungen durch sein überangepasstes Verhalten keinen Platz hat. Die »Quick Hits« sind libidinöse Triumphe der Lebendigkeit bei vordergründiger Anpassung an die vermuteten Wünsche anderer.
Th.: Sie wollen ja zukünftig mit diesem Verhalten aufhören. Darf ich Sie nochmals fragen, warum? Bei dem, was Sie mir geschildert haben, sind die »Quick Hits« ja Ihre Ich-Ekstasen oder Ich-Triumphe, die Sie immer dann erleben können, wenn Sie sich übermäßig angepasst haben.
Mark: Ja, das stimmt. Aber es wird immer stärker und drängender, und es läuft irgendwie aus dem Ruder. Es ist ja auch oft ungeschützter, heftiger Sex mit Poppers (ein kurz wirkendes Rauschmittel, welches sehr gebräuchlich in der Schwulenszene ist). Poppers habe ich immer dabei.
Th.: Wenn ich Sie bitten würde, heute mit diesem Verhalten Schluss zu machen und es zu unterlassen, wie würde sich das für Sie anfühlen?
Mark: Grauenhaft. Leer … (Nach ca. 1 Minute:) Ich müsste mich fragen, was an die Stelle dessen treten könnte.
Th.: Was könnte das sein?
Mark: Keine Ahnung, aber ich bekomme Angst vor einer endlosen Öde und grauen Langeweile, die mich dann erwartet.

Wir sind nun auf eine Schicht des Erlebens gestoßen, die Sandor Rado »tense depression« genannt hat. Ein grauer Zustand der Ich-Ferne, der Langeweile und der Leblosigkeit, in dem Marc gelernt hat, in erster Linie als Wunscherfüller der anderen und nicht als er selbst zu funktionieren. Deutlich sichtbar wird hier auch die narzisstische Beschädigung des Selbst (narcissistic damage), die Aviel Goodman für so zentral hält in der Entwicklung von Verhaltenssüchten. Mark holt sich mit den »Quick Hits« das an eigener Lebendigkeit zurück, was er in der Überanpassung an die Wünsche anderer verloren hat. Er balanciert die Zustände der Ich-Verleugnung mit seinen »Quick Hits« aus.

Drei Tage mit Mama

Richard kam in Behandlung, nachdem er zunehmend depressiv, demoralisiert und verzweifelt geworden war. Er hat drei Kinder aus erster Ehe, jetzt war er mit einer Frau verheiratet, die ihn vergötterte und mit der er einen 10-jährigen Sohn hatte. Er war selbstständig und ziemlich erfolgreich. Seine Firma befand sich in einer größeren Stadt im Norden Deutschlands. Er wohnte mit seiner Familie in einem Häuschen im Umland. Als ich ihn fragte, warum er zu mir komme, schilderte er mir ein sexuelles Szenario, welches immer häufiger und stärker Besitz von ihm ergriffen hatte und dem er sich immer zwanghafter ausgeliefert fühlte.

Er berichtete Folgendes:

»Alle 4–5 Wochen verspüre ich einen unwiderstehlichen Drang in mir aufsteigen. Dieser aufsteigende, enorm starke Drang wird begleitet von sexuellen Fantasien mit mindestens 2–3 Frauen, die sich eng an mich schmiegen, mir ganz zu Diensten sind und mit denen ich mindestens zwei volle Tage verbringe. Dazu miete ich mir ein Hotelzimmer und wenigstens zwei Prostituierte, die ich dann mit auf das Zimmer oder die Suite nehme, je nachdem, wie viel Geld ich gerade habe. In diesen 2–3 Tagen trinken wir fast nur Alkohol, meist Sekt, manchmal auch Champagner, und nehmen auch Drogen wie Kokain, und ich nehme Viagra. Ich will die Zeit ja vollkommen ausnutzen. Meiner Frau sage ich, dass ich einen längeren Kundentermin habe, und in der Firma sage ich, dass ich zu Hause bleiben musste. So was … also das mit den Frauen kostet mich einmalig bis zu 2000 Euro … Das geht also wirklich ins Geld. Ich schätze, ich habe dafür schon eine viertel Million ausgegeben. In letzter Zeit habe ich bemerkt, dass die Abstände zwischen diesen Szenarien immer kleiner werden und die ganze Sache enorm ins Geld geht und aus dem Ruder läuft.« Als ich ihn frage, ob er eine Idee habe, warum die Abstände immer geringer werden, antwortet er nach einer Zeit stummen Nachdenkens assoziativ und unvermittelt: »Meine Mutter ist gestorben.«

In der Therapie ging es zunächst darum, das sexsüchtige Muster mit der Hilfe von Richard zu stoppen. (Wir werden später erläutern, wie das geht.) Dann begannen wir die psychologische Tiefenstruktur oder Prägungsgeschichte von Richard genauer zu untersuchen. Die zentrale Frage ist ja: Wie können sich solche sexuellen Muster herausbilden, und warum bleiben sie aufrechterhalten oder nehmen, im Falle einer süchtigen Entwicklung, das Leben des Betroffenen immer mehr in Beschlag?

Bei Richard wurde deutlich, dass er, kurz bevor seine Eltern sich trennten, ein – wie er es nannte – ganz »himmlisches Wochenende« mit seiner Mutter verbracht hatte. Er erlebte vor der endgültigen Trennung der Eltern eine für ihn rauschhafte kurze »Hoch-Zeit« mit seiner Mutter. Die Trennung ging vom Vater aus. Er verließ die Familie wegen einer anderen Frau, die von ihm schwanger war.

Das Wochenende war eigentlich eine erotische Feier in liebender Verbundenheit. Er war 14 Jahre alt und mitten in der Pubertät. In der gemeinsamen Rückschau wurde deutlich, dass Richard durch sein sexuelles Szenario eigentlich eine Nähe – oder palliative Fantasie – mit seiner Mutter erlebte. Diese Fantasie war die

Vorlage seines süchtigen Szenarios. Sie war vielschichtig: eine phantasierter Triumph über den Vater, eine Tröstung für die Mutter und eine Tröstung für sich selbst.

Seltsamerweise war ich mir bei Richard nie im Klaren darüber, wie aufrichtig er war und was er mir an Details verschwiegen oder wo mich möglicherweise sogar belogen hatte. Bei manchen Patienten ist mir völlig klar, dass sie nichts verschweigen, sondern alles sagen wollen. Bei anderen bin ich mir nicht sicher und habe meine Zweifel. Zunächst einmal gehe ich aber davon aus, dass Patienten alles sagen wollen, was sie zu ihrer Genesung brauchen. Meist sage ich den Patienten Folgendes: »In unserem Zusammensein werde ich gelegentlich Dinge fragen, die sehr unangenehm oder schambehaftet sein können und die Sie vielleicht noch nicht mit einem anderen Menschen geteilt haben. Je ehrlicher Sie hinsichtlich der Themen sein können, die Sie zu mir geführt haben, desto besser. Falls ich den Eindruck gewinne, dass Sie mir wichtige Punkte, vielleicht aus Scham, verschweigen, ist das nicht weiter tragisch. Falls die Therapie aber keine Fortschritte macht und in einen Stillstand gerät, werde ich darauf zu sprechen kommen, und wir werden erörtern, was zu dieser Stockung geführt hat.«

Vor allem Männer brauchen diese Art der Ansprache. Sie möchten auf schwierige Themen angesprochen werden, wenn sie sich tatsächlich verändern wollen. Allerdings gibt es auch Männer, die eine Therapie beginnen, um sich nicht zu verändern. Diese Männer machen eine Art »Scheintherapie«, die es ihnen erlaubt, sich im Glauben zu wähnen, dass sie doch etwas tun. Es ist eine Art Selbstbetrug, eine Selbsttäuschung. Die Stanford-Psychologin Kelly McGonigal (2011, 2012) nennt diesen Vorgang »moralische Rechtfertigung mit Zielentbindung«. Ein Patient denkt dann z. B. nach der Behandlungsstunde: Jetzt habe ich so hart an mir gearbeitet, da kann ich auch nochmal – bevor ich ganz aufhöre – ein paar Pornos schauen.

Falls das Problem auf den Tisch der Therapie kommt, kann man gut damit arbeiten. Ganz wichtig ist es, an dieser Stelle nicht pädagogisch oder moralisierend zu sein, sondern anzuerkennen, dass es sich um paradoxe, aber allgemeine gegenläufige Mechanismen der Willensbildung und der Zielbindung handelt, und damit zu arbeiten, damit es dem Patienten gelingen kann, seinen Behandlungszielen treu zu bleiben und ein Leben im Sinne seiner Wertvorstellungn führen zu können.

Ein Dorf in Sibirien oder: Das Abgleiten in perverse Korridore

Mattes war ein ca. 50-jähriger alleinstehender Mann, der aus Hamburg mit den Diagnosen schwere Depression, kombinierte Persönlichkeitsstörung und Störung der Impulskontrolle/Hypersexualität in die Klinik kam. Er war seit längerer Zeit arbeitslos und völlig vereinsamt. Im Erstgespräch fiel mir seine Weinerlichkeit auf, und die ersten emotionalen Reaktionen, die er bei mir auslöste, waren Abneigung und Ekel, den ich mir zunächst nicht erklären konnte. Wenn das Erleben von Ekel und Abneigung als therapeutisches Beziehungserleben die Situation dominiert, zeigt sich in der Lebensgeschichte des Patienten häufig eine frühe Ablehnung der Mutter gegen die Männlichkeit des Sohnes. Diese Aussage ist durch die Forschung nicht belegt, entspricht jedoch meiner klinischen Erfahrung.

Im Erstkontakt entwickelte sich folgendes Gespräch:

Th.: Was bringt Sie denn zu uns in die Klinik?
Pat.: Ich habe Depressionen und diese Sexsucht.
Th.: Können Sie mir das, was Sie »diese Sexsucht« nennen, etwas genauer beschreiben?
Pat.: Na, ich schau mir halt Pornos an.
Th.: Darf ich Sie dazu genauer befragen?
Pat.: Na ja, wenn's sein muss.
Th.: Nein, das muss nicht sein, aber könnte es denn sinnvoll sein, wenn wir uns damit befassen?
Pat.: Ja, wahrscheinlich schon.
Th.: Wie oft schauen Sie denn?
Pat.: Jeden Tag.
Th.: Und wie lange am Tag?
Pat.: Na, so morgens und abends.
Th.: Wann beginnen Sie denn?
Pat.: Beim Frühstück.
Th.: Und wann hören Sie auf?
Pat.: Wenn ich ins Bett gehe.
Th.: Und dazwischen?
Pat.: Gehe ich einkaufen.
Th.: Das heißt, Sie schauen eigentlich den ganzen Tag, immer wenn Sie zu Hause sind?
Pat.: Irgendwie schon …

Was der Patient und ich hier tun, kann man getrost als jenen Vorgang bezeichnen, den man umgangssprachlich »Würmer aus der Nase ziehen« nennt. Er antwortet widerspenstig und im Stenogrammstil – also sehr einsilbig – und gibt mir das Gefühl, dass ich ihn bloßstelle und dass ich durch meine Fragen eine peinliche Wahrheit ans Licht zerre, die er selbst nicht gerne genauer betrachtet wissen möchte. Wer befasst sich schon gerne mit den dunkelsten Schattenaspekten seiner Existenz?

Wenn der Vorgang der Befragung zu sehr ins Stocken gerät und zu versanden droht, sage ich meist Folgendes: »Ich kann mir vorstellen, dass es schwer für Sie ist, wenn wir uns mit diesem Thema befassen, und Sie haben es bisher ganz gut gemacht. Ich möchte Sie ganz ausdrücklich ermuntern, dass wir uns weiter dem Verständnis dessen, was sie ihre ›Sexsucht‹ nennen, zuwenden. Deshalb sind Sie doch auch hergekommen, oder? Wenn es zu schwer für Sie ist, können Sie mich auch jederzeit darauf aufmerksam machen, und wir schauen dann gemeinsam, was Sie brauchen und was wir tun können.«

Was ich hier mache, nennt Diana Fosha »Druck durch Empathie«. Ich bestätige die Schwierigkeit der Aufgabe, betone aber ausdrücklich die Notwendigkeit ihrer Bearbeitung.

Zu einem fortgeschrittenen Zeitpunkt gestaltete sich die erste Befragung von Mattes folgendermaßen:

Th.: Sie haben also im Laufe der letzten drei Jahre sehr viele pornografischen Filme heruntergeladen und jetzt auf Ihrer Festplatte gespeichert?
Pat.: Ja.
Th.: Was schauen Sie eigentlich an? Welche Inhalte haben die Filme?
Pat.: Ach ganz normal, Sex zwischen Männern und Frauen halt.
Th.: Keine besonderen Vorlieben?
Pat.: Naja, junge Frauen mag ich eigentlich ganz gern.
Th.: Wie jung sollen die Frauen denn sein?
Pat.: Schon 18, aber sie sollten halt jünger aussehen.
Th.: Wie alt war denn die jüngste?
Pat.: Drei Jahre alt.

In diesem Moment hatte mich der Patient »schockgefrostet«. Ich war sprachlos und entsetzt. Am liebsten hätte ich ihn zusammengeschrien, in Grund und Boden gestampft, vor die Tür gesetzt und nie wieder ein Wort mit diesem widerlichen Menschen gesprochen. In diesem inneren Sturm der Entrüstung entstanden enorme Empörungs- und Bestrafungsimpulse. Vor allem vermutlich auch deshalb, da eine meiner Töchter gerade erst drei Jahre alt geworden war.

Was nun von seiner Seite aus einsetzte, war mindestens genauso schlimm, denn er geriet in eine Art Rechtfertigungszwang, mit dem er meines Erachtens noch tiefer sank und der meine Abneigung gegen ihn nur noch größer machte, indem er seine inneren Rechtfertigungsstrukturen vor mir ausbreitete.

Th.: Sie wissen schon, dass es sich hierbei um Kinderpornografie handelt?
Pat.: Ja, aber die Sachen kommen aus Russland. Da gibt es ein ganz armes Dorf in Sibirien, und die haben sich spezialisiert auf die Herstellung von Pornos. Die müssen dort ja auch irgendwie leben, und da haben die halt so eine Art Marktlücke entdeckt.
Th.: Halten Sie sich denn für pädophil, also haben Sie sexuelle Empfindungen, die sich vorwiegend auf kleine Mädchen beziehen?
Pat.: Nein, eigentlich steh ich auf Frauen, aber ich bin da so reingerutscht.
Th.: Wie meinen Sie das?
Pat.: Naja, ich schau ja so viel, und da beginne ich halt manchmal, auch nach besonderen Sachen zu suchen …
(Nun konnte ich nicht mehr.)
Th.: Es tut mir leid, aber ich muss mir ernsthaft überlegen, ob ich Sie weiterhin behandeln kann. Ich erlebe einen sehr starken Widerwillen gegen Ihr Handeln und auch gegen die Art, wie Sie dieses Verhalten vor mir und vor sich selbst rechtfertigen. Ich habe eine Tochter im Alter von drei Jahren, und ich muss mich mit meinen Kollegen besprechen, wie unsere weitere Zusammenarbeit aussehen kann.

Meine Kollegen ermutigten mich, die Behandlung fortzusetzen. Ich weiß bis heute nicht, ob dies eine gute Idee war. Ich verlangte von ihm, dass er nach Hause fahren, alle Filme und Bilder löschen, am gleichen Abend ein AS-Meeting besuchen und dann in die Klinik zurückkehren solle, damit wir die Behandlung fortsetzen konnten. Er fühlte sich ungerecht behandelt und meinte, dass ich ihm zu viel auferlegen würde und ihn schlechter behandeln würde als meine anderen Patienten. Er hatte nicht ganz unrecht, denn mein Bedürfnis, ihn büßen zu lassen, war groß.

Im weiteren Behandlungsverlauf beschrieb der Patient einen Prozess zunehmender sozialer Isolation und einer immer stärker werdenden Abkopplung seiner Sexualität von seinen eigenen Wertvorstellungen. Dabei sanken seine eigenen ethischen Standards. Er wurde durch die Pornografie, die er so ausgiebig konsumierte, in immer »perversere Korridore« hineingezogen. Dies, obwohl er meines Erachtens nicht primär pädophil oder paraphil war. Die Pornografie hatte ihn fast völlig absorbiert. Da er aus der Nähe von Hamburg kam, war es ihm möglich, sehr häufig die Treffen von AS (Anonymous Sexaholics) zu besuchen und sich nach der Behandlung an das Institut für Sexualwissenschaft in Hamburg-Eppendorf zu wenden. Dies geschah, um eine genauere Diagnostik seiner sexsüchtigen bzw. pädophilen Strukturen vornehmen zu lassen, eine Medikamentengabe zu bedenken und einen geeigneten und versierten ambulanten Therapeuten zu finden.

Das kleine Pornofenster und der »Quell des Lebens«

Erwin war ein etwas kleiner, gedrungener Mann, der als Sachbearbeiter bei einer Krankenkasse arbeitete. Ein blasser, unscheinbarer Mann, der kaum Zugang zu seinem inneren Erleben hatte. Die Beziehung zu seiner Frau war über die Jahre hinweg eingeschlafen. Vieles in seinem Leben wirkte leb- und farblos. Im Gespräch mit ihm überkam mich häufig Langeweile, und meine Gedanken begannen von ihm wegzuwandern. Es war schwer, mit meiner Aufmerksamkeit bei ihm zu bleiben.

Er war das fünfte Kind einer Mutter, die eigentlich kein Kind und vor allem keinen Sohn mehr wollte, und eines Vaters, der nur wenig Interesse an ihm zeigte. Er kam in Behandlung, nachdem er wegen wiederholten Konsums von Pornografie am Arbeitsplatz fristlos gekündigt worden war. Zunächst hatte er sich in Pausen oder nach dem Abschluss einer Aufgabe mit »etwas Porno« belohnt. Dann begann er, nach »guten Pornos« zu suchen, und dann, nach noch besseren Pornos zu suchen. Immer in dem Gefühl, gleich das ultimativ Richtige zu finden. Schließlich richtete er sich ein kleines Fenster ein, das es ihm gestattete, parallel zur Arbeit pornografisch online zu sein. Liebevoll nannte er es »mein kleines Pornofenster«.

Erwin in der ersten Stunde

(Untersuchung des Suchtverhaltens)

Th.: Wie oft haben Sie das Fenster denn geöffnet?

Pat.: Es war zum Schluss eigentlich immer offen. Nur wenn ich befürchtete, dass jemand kommt, dann schloss ich es schnell.

Th.: Haben Sie eine Idee, warum es immer offen bleiben sollte?

Pat.: Ich weiß es auch nicht recht. Aber wenn es offen war, dann habe ich mich wie angeschlossen gefühlt an etwas Lebendiges und Aufregendes, so wie ein sprudelnder Quell des Lebens.

Im Verlauf der Therapie zeigte sich, dass Erwin früh in seinem Leben eine Dysthymia erworben hatte, also eine dauerhafte depressive Grundstimmung, die seit Kindestagen sein Leben eintrübte und überschattete. Es bestand eine Wand zwischen ihm und der ihn umgebenden Welt. In diese Wand hatte er gewissermaßen ein Loch geschlagen und schließlich ein Fenster eingesetzt, durch welches Leben und Vitalität in Form von Erotik in seine graue Welt hineinströmen konnten. In der weiteren Erkundung seiner sexuellen Entwicklungsgeschichte wurde deutlich, dass Erwin früh – ab dem Alter von etwa vier Jahren – in der Lage war, bei sich selbst ein orgasmisches Erleben zu erzeugen. Damit hatte er einen Weg gefunden, sich in einen angenehmen und lebendigen Zustand zu versetzen, wann immer die Tristesse seines Lebens Überhand genommen hatte.

Acht Frauen am Tag

Ein junger Mann mit schwarzen Haaren und einem stechenden Blick betrat stürmisch den Behandlungsraum. Es gibt Menschen, die ab dem ersten Moment eine enorm starke Ausstrahlung entfalten können, und Jakob hatte solch eine Ausstrahlung. Er war sehr beeindruckend, dominant und verführerisch. Von der ersten Sekunde unseres Zusammentreffens ging es um die Fragen »Wer kontrolliert hier wen?« und »Wer gewinnt zuerst Macht über den anderen?«. Die Thematik des In-Besitz-Nehmens, Beherrschens und Verführens war deshalb auch zentral für ihn und zentral in unserer Beziehung.

Es entfaltete sich sehr schnell und intensiv ein zwischenmenschliches Geschehen, das wir erst nach und nach besser verstehen konnten.

Merke
Das Motiv des Beherrschens des Therapeuten entspringt einem starken Kontrollbedürfnis, dessen Ursprung meist in schlimmen Hilflosigkeitserfahrungen wurzelt. Beherrschung und Dominanz von anderen sind demnach gegenläufig ausgleichende, sogenannte kompensatorische Verhaltensmuster zu eigenen Ohnmachtserfahrungen.

Wenn ich Männern wie Jakob begegne, beginnt zunächst ein archaisch anmutender Kampf um Beherrschung und Unterwerfung. Wenn es mir früh gelingt, einen solchen Mann zu mögen und seinen Schmerz und seine Verletzung zu erahnen, kann ich ihm auch zeigen, dass er mich zwar nicht beherrschen kann, dass wir aber einen guten und heilsamen Einfluss aufeinander haben können. Außerdem zeige ich ihm dadurch, dass ich stark genug bin, ihn zu führen, denn ich kann ihm standhalten und widerstehen. In mir passend scheinenden Momenten verwende ich die Nasenring-Metapher, die folgendermaßen geht: »Bevor wir miteinander arbeiten, möchte ich Sie eines wissen lassen. Ich werde mich nicht von Ihnen an einem Nasenring durch die Therapie ziehen lassen, und auch ich werde Ihnen keinen Nasenring anlegen. Es kann sein, dass Sie noch niemals eine entsprechende Erfahrung mit einem Mann gemacht haben, und sie nicht wissen, dass es so was wie heilsame und gute Lenkung gibt.«

Nach dem turbulenten Auftakt wurde in der genaueren Betrachtung von Jakobs Lebensgeschichte deutlich, dass sein Vater ihn zutiefst verunsichert und beschämt hatte und sehr starke widerstreitende Gefühle in ihm tobten. Einerseits war da der Liebeshunger eines Sohnes nach seinem Vater, andererseits gab es abgrundtiefe Verachtung »diesem dreckigen Schwein und Totalversager« gegenüber, der ihm, als er 15 Jahre alt war, Drogen angeboten hatte und ihn durch den Besuch bei Prostituierten zu einem Mann machen wollte. Die Übertragung bewegte sich deshalb auch stark zwischen einem Beachtungshunger und subversiven, feindseligen und zerstörerischen Tendenzen.

Wir kamen erst in der zweiten Stunde zur genaueren Betrachtung seiner zwanghaften sexuellen Muster.

Jakob in der zweiten Stunde

Th.: Worin besteht denn jetzt eigentlich Ihr sexuelles Problem?

Pat.: Na ja, ich treffe mich immer häufiger mit Frauen, die mir eigentlich nichts bedeuten, allein um sie ins Bett zu kriegen.

Th.: Wie muss ich mir das denn vorstellen? Wie machen Sie das?

Pat.: Na, über Foren, Chats und Sex-Dating-Plattformen im Internet, z. B. Poppen.de.

Th.: Das machen doch viele Männer, worin besteht denn Ihr Problem?

Pat.: Darin, dass es immer mehr werden, und das will ich so eigentlich gar nicht.

Th.: Wie viele denn?

Pat.: An einem Tag waren es acht Frauen.

Th.: Wie bitte?

Pat.: An einem Tag habe ich mit acht Frauen geschlafen.

Th.: Wenn Sie möchten, dann sage ich Ihnen, was gerade in mir vorgeht?

Pat.: Ja, das möchte ich.

Th.: Zunächst bin ich sprachlos, und ich erlebe eine ganz gemischtes Gefühl, bestehend aus Bewunderung, dass Ihnen etwas gelingt, das vermutlich nicht allzu viele Männer schaffen könnten, obwohl es mit Sicherheit einige gibt, die sich so eine Fähigkeit wünschen. Andererseits frage ich mich, wie sehr Sie möglicherweise innerlich bedrängt und getrieben sein müssen, und das tut mir leid und macht mich traurig.

An dieser Stelle begann er zu laut weinen. Der Schmerz, der in ihn einschoss, beinhaltete viele Facetten von Einsamkeit, Überforderung und Angst. Jakob hatte seine Kindheit überlebt, aber in ihm steckte ein wütender, hassender, verletzter, großspuriger und zwergenhaft kleiner Junge, der äußerst verwirrt war über alles, was ihm das Leben bisher zugemutet hatte. Er fühlte sich gesehen und verstanden, und nach einiger Zeit konnten wir beginnen, die obsessiven Tendenzen seines Verhaltens genauer und tiefer zu betrachten.

Der Dildo ist mein Vater oder: Eine analerotische Obsession

Adrian wandte sich voller Verzweiflung und in tiefer Scham an mich. Er war ein 22-jähriger junger Mann, der Medizin studierte und zunehmend von einer homoerotischen Obsession in Beschlag genommen wurde. Seine Masturbation war immer stärker vom Gebrauch immer größer werdender Dildos abhängig. Als ich ihn fragte, ob er sich für homosexuell halte, antwortete er mit Nein. Er habe noch nie sexuelle Kontakte mit anderen Männern gehabt und wünsche dies auch nicht. Er habe nicht das Gefühl, schwul zu sein. Er wolle mit Frauen zusammen sein, habe aber ausgesprochen starke Ängste vor sexuellen Kontakten mit ihnen. Er habe Angst, bei Frauen zu versagen und ihnen nichts bieten zu können. Es habe noch nie einen sexuellen Kontakt mit einer Frau gegeben, bei dem er nicht völlig betrunken gewesen sei. Diese spezielle Angst vor Frauen, die Heterophobie, ist eine Sonderform der sogenannten sozialen Phobien, der starken Angst vor Menschen im Allgemeinen oder in bestimmten Situationen oder Zusammenhängen, in denen Menschen anwesend sind.

Als wir die Prägungen seiner Herkunftsfamilie einer genaueren Untersuchung unterzogen, zeigte sich folgendes Bild: Sein Vater war ein selbstverliebter Womanizer, also ein Frauenheld gewesen. Er war bekannt für seine Untreue und brüstete sich auch oft vor seinen männlichen Freunden damit. Frauen waren für ihn begehrte Sexualobjekte, die es zu erobern galt. Seine Mutter hatte deshalb immer wieder sehr gelitten. Sie hatte jedoch anscheinend nie erwogen, ihn zu verlassen, vermutlich auch deshalb, da er ein erfolgreicher Chirurg war und so den Status und den Wohlstand der Familie sicherte. Der Vater war stark in Anspruch genommen von seinen Eskapaden und Affären. Am Sohn hatte er kein sonderliches Interesse, und der Junge lernte früh zu verstehen, dass sein Vater »hinter jedem Rockzipfel«, aber nicht hinter ihm her war.

Im weiteren Verlauf der Therapie und mit der Selbstverpflichtung, analerotische Masturbation für die Dauer der Therapie zu unterlassen, konnten wir nach und nach die tiefere Symbolik seiner sexuellen Obsession verstehen. Seine autoerotische Leidenschaft war demnach eine Symbolhandlung, eine sexualisierte Vereinigungsfantasie mit dem Vater, in der sich der Sohn als gewünscht und begehrt erleben konnte, aber eben nur in Form einer Frau, die vom Vater begehrend penetriert wird.

Der erhellende Dialog in der dritten Stunde

Th.: Könnte es sein, dass Sie durch Ihre spezielle Art des Masturbierens eine Möglichkeit gefunden haben, Ihrem Vater nahe zu sein? Dass Sie sich gar nicht vorstellen können, anders als in einem sexuellen oder erotischen Raum Ihren Vater bei sich zu haben oder bei Ihrem Vater zu sein?

Pat.: Das ist ja total abartig. Ich steck mir einen Dildo hinten rein und bin dann bei meinem Vater?

Th.: Möglicherweise schon. Wenn wir in Betracht ziehen, dass dies in Ihrer Vorstellungswelt die einzige Möglichkeit ist, ihm nahe zu sein.

Durch den vereinbarten Verzicht auf analerotische Masturbation mit den Dildos erlebte er einen immer stärkeren Vatermangel und Vaterhunger. Durch den Zugang zu diesen Mangelerfahrungen gelang es uns, die Vaterbeziehung zu verstehen und korrigierend zu bearbeiten.

Ein weiterer innerer Konflikt wurde durch seine ausgeprägte Heterophobie deutlich, der störungswertigen Angst vor dem anderen Geschlecht. Eine wesentliche, ambivalente Blockierung in seinem Zugang zu Frauen bestand in seiner unbewussten Angst, so zu werden wie sein Vater, aber auch in seinem uneingestandenen Verlangen, so omnipotent sein zu können wie sein Vater. Er hatte bisher in seinem Leben kein angemessenes männliches Rollenmodell gefunden, das ihm einen Weg aus diesem Dilemma hätte weisen können. In der therapeutischen Beziehung gelang es ihm, sein männliches Rollenbild zu überdenken und zu verändern. Vor allem war es wichtig, verzerrte Vorstellungen über Männlichkeit zu korrigieren. Sechs Monate nach Beginn der Behandlung fand er eine Freundin. Ich schlug ihm vor, mit ihr den Sensate Focus und Karezza einzuüben, um seine Fähigkeit zu Intimität und Kontaktbehagen zu fördern.

Mark in der 15. Stunde

(Unterscheidungslernen, Betrachtung der Fähigkeit zur Intimität)

Th.: Darf ich Sie heute, nachdem wir uns zwei Wochen nicht gesehen haben, nach Ihren Erfahrungen mit Ihrer Freundin fragen. Sie hatten ja die Aufgabe, den Sensate Focus und Karezza einzuüben. Sind Sie dazu gekommen?

Pat.: Ja, schon.

Th.: Ahh, das freut mich sehr. Da bin ich aber gespannt auf Ihre Erfahrungen.

Pat.: Ich denke gerade daran, dass mein Vater an Ihrer Stelle mich wahrscheinlich gefragt hätte, wie oft ich sie in den letzten zwei Wochen gebumst habe.

Th.: Das ist wichtig, was Sie mir jetzt sagen. Zunächst einmal vielen Dank für die Offenheit, dass Sie mir diesen unwillkürlichen Gedanken mitgeteilt haben. Das hilft uns, Ihre Vaterprägung besser zu verstehen, und wie sehr diese wohl von Sexualisierung geprägt war. Wie ist es denn für Sie, wenn ich mich nicht auf Ihre sexuelle Leistung, sondern auf Ihre Erfahrungen mit Intimität beziehe?

Pat.: Gut.

Th.: Und wir fühlt sich das an für Sie?

Pat.: Gut (senkt den Kopf und beginnt zu weinen) … ganz gut.

Th.: Können Sie mir beschreiben, was in Ihnen vor sich geht?

Pat.: Ich bin berührt … Ich bin traurig darüber, dass ich so etwas nicht schon früher mit meinem Vater erlebt habe.

Th.: Ja, das wäre gut gewesen, wenn Ihr Vater das gekonnt hätte.

Adrian betrauert die Vaterbeziehung, die durch die sexuelle Besessenheit und die mangelnde Einfühlungsfähigkeit des Vaters starken Schaden genommen hatte. Er hatte eine tiefe narzisstische Wunde erlitten, die eine unbefangene Männlichkeit – vor allem im Kontakt mit Frauen – bisher blockierte.

16-mal am Tag ist nicht genug

Christian war ein 22-jähriger Elektrotechniker. Er hatte in der Pubertät an starker Akne gelitten und die Überzeugung entwickelt, aufgrund seiner verbliebenen Gesichtsnarben niemals eine Freundin bekommen zu können. Er erlebte sich als entstellt – was er definitiv nicht war – und hatte eine starke Abneigung gegen sich und sein Gesicht entwickelt. Als er endlich eine Freundin gefunden hatte, war es ein großes Vergnügen für die beiden, in der Phase der Verliebtheit oft miteinander zu schlafen. Er fühlte sich zunächst angenommen und akzeptiert. Allerdings wurde seine Sexualität zunehmend zwang- und dranghaft. Zunächst war seine neue Freundin hocherfreut über die Stärke seiner Lust – sie fühlte sich begehrt. Doch nach und nach fühlte sie sich bedrängt, da er immer häufiger Sex haben wollte. Für ihn war die Sexualität ein Beweis ihrer Liebe zu ihm. Er konnte sich nur geliebt fühlen, wenn er wusste, dass sie gerne mit ihm schlief. An einem Tag hatten sie 16-mal Sex miteinander. Als er erneut mit ihr schlafen wollte, lehnte sie ab. Er war tief verunsichert und am Boden zerstört und fühlte sich abgelehnt. Im Laufe der folgenden Wochen war es zu einer ernsten partnerschaftlichen Krise gekommen. Seine Freundin bestand darauf, dass er sich mit einem Therapeuten in Verbindung setzen müsse. Schließlich stimmte er widerwillig zu.

Christian in der dritten Stunde

(Gemeinsame Untersuchung der auslösenden Situation)

Th.: Können wir vielleicht nochmal den Moment betrachten, an dem Ihre Freundin nicht nochmals mit Ihnen schlafen wollte, nachdem sie an diesem Tag schon sehr oft Sex gehabt hatten.

Pat.: Von mir aus.

Th.: Darf ich Sie etwas fragen, Christian?

Pat.: Von mir aus.

Th.: Was geht gerade in Ihnen vor? Sie wirken auf mich irgendwie abweisend. Ist es schwer für Sie, diesen Moment mit mir zu betrachten?

Pat.: Ja.

Th.: Wissen Sie denn, warum?

(Christian schweigt nun, ich bemerke aber, wie intensiv er mit etwas beschäftigt ist, und lasse ihm Zeit.)

Pat.: Sie hat mir die Maske unserer Liebe vom Gesicht gerissen.

Th.: Und was hat sie gesehen?

Pat.: Nicht sie – ich habe etwas gesehen.

Th.: Und was?

Pat.: Kennen Sie das »Phantom der Oper«?

Th.: Ja.

Pat.: Na, dann wissen Sie es ja.

Th.: Sie hat Ihre Fratze gesehen? Nein, ich muss mich korrigieren: Sie haben in Ihre eigene Fratze geblickt?

Pat.: Mit 14 Jahren begann diese Akne in meinem Gesicht. Ich bin zum Monster geworden, und alle haben es gesehen, und die anderen Jungs haben mich »Eiterbeule« und »Pizzafresse« genannt.

Th.: Durch die Ablehnung Ihrer Freundin fühlten Sie sich zurückkatapultiert in eine schreckliche Zeit Ihres Lebens.

Pat.: Ja.

Th.: Was geht denn in Ihnen vor, wenn wir uns an diese Episode Ihres Lebens annähern?

Pat.: Da sind Angst und Hass. Angst, dass mich alle anglotzen und Hass auf die ganze Demütigung und die ganze Erniedrigung.

Th.: Das muss furchtbar gewesen sein.

Pat.: Das war es auch ...

Die Verknüpfung der Ablehnung durch die Freundin und der dadurch ausgelösten traumatischen Erinnerungsreihen war uns nun deutlich geworden. Wir konnten jetzt beginnen, diese schmerzhafte Schreckensepisode seines Lebens durchzuarbeiten. Es zeigten sich aggressive und sadistische Amokfantasien gegenüber seinen Peinigern, denen er in imaginierten Rachefeldzügen das Gesicht und die Genitalien zerschnitt, um sie in seiner Fantasie letztlich zu töten. Manchmal ist es unumgänglich, die angestaute primitive Vergeltungswut zu verarbeiten, um die eigene Würde und Ehre wiederzuerrichten. Dabei müssen auch sehr archaische seelische Prozesse behandelt werden.

Escort oder: »Herr Müller, was machen Sie da auf dem Klo?«

Herr Müller war Sachbearbeiter bei einer Versicherung. Er wurde vorstellig, nachdem er massive Konzentrationsprobleme bei der Arbeit bekommen hatte und mehrfach von seinem Chef ermahnt worden war, effizienter zu arbeiten. Er befand sich in einem depressiven Zustand, war niedergeschlagen und fühlte sich einsam. Im Laufe der letzten Jahre hatten sich zwei Suchtmuster aufgebaut. Eines bestand darin, sich teure Escort-Frauen zu bestellen, mit diesen Zeit zu verbringen und Sex zu haben. Dieser wiederkehrende Wunsch hatte zu einer Verschuldung von über 50 000 Euro geführt. Das andere Muster bestand aus Masturbation am Arbeitsplatz ohne Pornografie. Dabei war es auch schon zu ausgesprochen peinlichen Szenen gekommen. Nachdem er bereits mehrere Male auf der Herrentoilette masturbiert hatte und immer länger brauchte, um zum Orgasmus zu kommen, klopfte sein Abteilungsleiter an der Toilettentur und rief: »Herr Müller, was machen Sie da auf dem Klo?« Zwei Mitarbeiter hatten sich bei ihm beschwert und darüber geklagt, wie häufig er an seinem Arbeitsplatz abwesend war.

Herr Müller in der vierten Stunde

(Gemeinsame Untersuchung des Wunsches nach Escort-Frauen)

Th.: Können Sie mir sagen, warum Sie nicht einfach zu Prostituierten gehen, sondern sich teure Escort-Frauen bestellen?

Hr. Müller: Ja, ich denke schon. Ich will ja nicht nur Sex. Ich will das Gefühl haben, eine Frau an meiner Seite zu haben.

Th.: Warum ist genau das so wichtig? Dieses Erleben, eine Frau an Ihrer Seite zu haben.

Hr. Müller: In der Pubertät hatten die meisten anderen Jungen Freundinnen. Ich hatte sehr fettige Haut und einen Sprachfehler, bei dem manchmal etwas Speichel aus meinem Mund kam. Dann haben sie mich »Schleimi« genannt und ausgelacht. Das war furchtbar. Ich war am Ende. Ich konnte mir überhaupt nicht vorstellen, jemals eine Freundin zu bekommen.

Th.: Der Escort-Service hilft Ihnen, den Wunsch nach einer Freundin zu verwirklichen?

Hr. Müller: Ja, genau.

Herr Müller »kaufte« sich seine Freudinnen also. Er hatte so gut wie keine Erfahrungen mit tatsächlichen, realen Beziehungen. Umso wichtiger war es, ihm Mut zu machen, an seine Beziehungs- und Liebesfähigkeit zu glauben und ihn darin zu unterstützen, diese zu entwickeln. In meinem Erleben war ich dabei hin- und hergeworfen zwischen dem Pol der Entschlossenheit und dem Pol eines Vergeblichkeitserlebens – auch deshalb, da Herr Müller fast alles getan hätte, um eine Partnerin zu bekommen, und deshalb zu ausgesprochen unterwürfigem Verhalten neigte, welches er oft an den Tag legte.

Pick Up oder: »Ich habe noch nie verführt«

Christoph war ein 28 Jahre alter Mann. Er hatte ein Studium und zwei Ausbildungen abgebrochen und war nicht in der Lage, einem geregelten Broterwerb, geschweige denn, einer Tätigkeit, die seinen Fähigkeiten entsprochen hätte, nachzugehen. Er konnte einfach nichts durchhalten. Er wirkte deutlich jünger und unreifer, als sein biologisches Alter hätte vermuten lassen. Er war ausgesprochen hübsch und hatte eine enorm starke Ausstrahlung. Oft wirkte er wie ein Kind in einem männlichen Körper. Er hatte eine sechs Jahre ältere Freundin, die sich mehr wie eine Mutter als eine Partnerin um ihn kümmerte und ihm seine Eskapaden stets verzieh.

Seine Eskapaden bestanden aus einem sexuellen Verhaltensmuster, das sich mindestens 2- bis 3-mal im Monat wiederholte. Er ging dann mit einigen Kumpel in eine Disko, stellte sich an einen gut einsehbaren Platz an eine Säule und wartete. Er wartete, bis er von einer Frau angesprochen wurde, ohne selbst irgendetwas zu tun, außer sich etwas umzuschauen. Stets wurde er nach einiger Zeit angesprochen. Im Gespräch »checkte« er die Frau und überlegte, ob er Sex mit ihr haben wollte. Wenn ja, ging er meistens mit der Frau nach Hause. Dann hatte er Sex mit ihr und verließ danach schnell ihre Wohnung. Als er dieses Muster in unserer Gruppe berichtete, war zu bemerken, wie einigen der Mund offen stehen blieb. Vor allem die stark gehemmten und autoerotisch auf sich selbst bezogenen Männer konnten nicht fassen, dass es so etwas gab. Sich irgendwo hinstellen, um dann von einer Frau zum Sex abgeholt zu werden. Die Gruppe reagierte dann auch entsprechend: mit einer Mischung aus Bewunderung und Verwirrung.

Christoph in der dritten Stunde

Therapeut: Was hast du denn gegen dieses Verhaltensmuster, dieses Sich-abholen-Lassen von Frauen?

Christoph: Irgendwie wird es immer zwanghafter, wahlloser und häufiger. Ich habe auch schon mehrmals mit Frauen geschlafen, vor denen ich mich bereits während des Sex und danach richtig geekelt habe … und vor mir selbst dann auch.

Herbert: Wie viele hast du denn gehabt?

Christoph: Vielleicht 50 oder 60.

Samuel: Weiß deine Freundin davon?

Christoph: Eigentlich nicht.

Samuel: Passt du denn auf, wenn du mit den Frauen Sex hast? Also Verhütung und so …

Christoph: Oft bin ich zu betrunken, um aufzupassen.

Die Gruppe befragt Christoph und setzt ihm auch zu. Durch die Befragung werden die Zwanghaftigkeit des Verhaltens, das Absinken eigener Standards und die Risiken, die er eingeht, herausgearbeitet. Nach dieser Sequenz der Befragung durch die Gruppe versuche ich Christophs Verhalten zu interpretieren.

Therapeut: Wenn du magst, dann würde ich dir gerne eine Interpretation deines Verhaltens anbieten. So können wir vielleicht zu einem tieferen Verständnis deines Handelns kommen. Falls sich Einwände bei dir regen, können wir diese natürlich besprechen.

Christoph: Ja, ok.

Therapeut: Wie du uns berichtet hast, bist du in deinem Leben von deiner Mutter sehr verwöhnt worden. Auch deine »ältere« Freundin verwöhnt dich und lässt dir alles durchgehen. Man könnte sagen, du hast deine Mutter durch deine Freundin ersetzt. Da dir wenig Grenzen aufgezeigt wurden und du meist bekommen hast, was du wolltest, bist du wie ein Junge, der sich nimmt, was er will, oder sich eben abholen lässt, wenn er will, ohne über die Konsequenzen nachzudenken. Ein Grundgedanke von dir ist: »Ich kann tun und lassen, was ich will, und ich muss nichts tun, das zu anstrengend ist.« Dabei hast du weder gelernt, etwas durchzuhalten, noch, auf etwas zu verzichten. Du bist in mancherlei Hinsicht unreif geblieben. Das nennt man einen Puer Aeternus. Vermutlich bist du ein Puer Aeternus.

Christoph: Ich bin ein was?

Therapeut: Ein ewiger Jüngling – ein Mann, der nicht erwachsen werden will …

Merke
Ein Puer Aeternus ist ein erwachsener Mann, der jedoch nicht die Merkmale männlicher Reife erfüllt. Die Reifung ist auf einem höchstens adoleszenten Niveau steckengeblieben. Diese Männer sind unreif und nicht fähig zu erwachsener Verantwortungsübernahme. Sie fühlen sich in Beziehungen schnell eingeengt und können echte und tiefe Bindungen nicht herstellen. Das macht sie attraktiv für Frauen, die es gewöhnt sind, Männer »zu retten«. In der Regel nehmen diese »Retterinnen« mütterliche Positionen ein und können keine echten Partnerinnen werden.

Christoph wurde nachdenklich, und ich erörterte der Gruppe den »ewigen Jüngling« als einen unreifen Mann, der sich nicht verpflichten und verantworten will und deshalb in seiner seelischen Reifung steckenbleibt. Christoph brach die stationäre Behandlung nach fünf Wochen ab. Es gelang ihm nicht – wie so oft –, das durchzuhalten, was er sich vorgenommen hatte. Seine Freundin holte ihn ab.

18 000 Euro im Monat

Der Patient, den ich hier Markus nennen möchte, kam zweimal in Behandlung. Das erste Mal war er in einem wirklich desolaten und erschreckenden Zustand. Er war schwer depressiv, gereizt, angespannt, ungehobelt und drückte sich häufig so grob aus, dass er andere Patienten – vor allem Patientinnen – in die Flucht schlug. Mehrmals berieten wir uns, ob er in unserem Hause überhaupt behandelt werden könne. In meinen Behandlungsgesprächen mit ihm hatte ich wiederkehrend ein hoffnungsloses Gefühl, verbunden mit dem Impuls, »diesen groben Rüpel« am liebsten loswerden zu wollen. Später verstand ich, dass dieses Übertragungsgefühl mir vermutlich genau jene widerstrebenden Empfindungen und jenes unbehagliche Erleben vermittelte, das er möglicherweise vonseiten seiner Mutter erlebt hatte. Allem Anschein nach hatte sie Markus nicht gemocht, und er konnte dies sehr genau an ihrem Umgang mit ihm spüren.

Aufgewachsen in einem Elternhaus, in dem seine Mutter ihn offen ablehnte und er vielerlei Lieblosigkeiten ausgesetzt war, hatte sich früh eine hyperaktive Störung mit einem starken Aufmerksamkeitsdefizit gezeigt, das unbehandelt geblieben war und in der Regel mit Beschimpfungen und Bestrafungen in Elternhaus und Schule einherging.

Im Laufe der Behandlung begann ich Markus zu mögen und konnte bemerken, wie viel tiefe und aufrichtige Sehnsucht nach menschlicher Beziehung in ihm war und wie viel Angst er vor Verletzung hatte. Er hatte die Masturbation bereits vorpubertär entdeckt, mit 8 Jahren, und sie zunächst vorwiegend zur Spannungsreduktion genutzt. In der Pubertät kam es zu einem sprunghaften Anstieg der Selbstbefriedigung. Mit 15 Jahren entdeckte er den Telefonsex und führte heimliche erotische Gespräche. Dies entdeckten die Eltern jedoch schnell und unterbanden die Telefonate. Mit 18 Jahren zog er von zu Hause aus. Dies kommentierte er so: »Dann begann meine Hölle.«

Er begann, alle ihm zur Verfügung stehenden Medien exzessiv für sexuelle Kontakte zu nutzen. Da er sich nicht vorstellen konnte, eine Frau auf normalem Wege kennenzulernen, kaufte er sich erotische Kontakte telefonisch und später im Internet vor der Kamera. In einem Monat gab er 18 000 Euro für Telefonate und Sex-Chats aus. Darüber hinaus begannen seine sexuellen Fantasien immer gewalttätiger zu werden. Hier bekam er jedoch Angst und wollte die Brutalisierung seiner Sexualität nicht zulassen. Er suchte ärztliche und therapeutische Hilfe und fand sie auch. Ohne es zu wissen, geriet er an einen der besten Psychotherapeuten für sexuelle Störungen. Dieser ermutigte ihn, zusammen mit einem Medikament gegen die Hypersexualität das triebdämpfende Mittel Androcur einzunehmen, und tatsächlich kam es zu einer deutlichen Absenkung der permanenten sexuellen Übererregung. Als ich ihn das zweite Mal zur Behandlung in der Klinik aufnahm, sagte er: »Obwohl ich später ohne das Medikament leben will, fühle ich mich das erste Mal wie ein Mensch, und nicht wie eine triebgesteuerte Maschine.«

Sexuelle Anorexie oder: »Da unten bin ich taub«

Die Kehrseite der sexuellen Süchtigkeit sind Formen der sexuellen Magersucht oder sexuellen Anorexie (Carnes 1997). Sexuelle Süchte und sexuelle Magersucht stehen nicht immer, aber häufig in einem direkten Zusammenhang – Romanzensucht und sexuelle Magersucht ebenfalls, da die Flucht in die »idealisierende oder fantastische Romanze« eine Abwehr gegen die leiblichen oder leibnahen Aspekte der Sexualität sein kann. Ein Beispiel soll diesen Sachverhalt erhellen.

Johann, ein 28 Jahre alter Veranstaltungsmanager aus einer mitteldeutschen Großstadt, kam schwer depressiv in Behandlung. Zunächst hatte ich den Eindruck, dass er aufgrund seiner Depression seine Libido zeitweise verloren hatte. Bei genauerer Befragung zeigte sich allerdings, dass er eine tiefe Abneigung gegen seine Genitalien und seine eigene Lust hatte. Gleichzeitig beklagte er ein Phänomen, das sich regelhaft ereignete. Wenn er sich für eine Frau interessierte und er begann, dieser den Hof zu machen, dann erotisierte sich die Bekanntschaft niemals, sondern nach einiger Zeit wollte die Frau lediglich eine Freundschaft ohne Sexualität. »Lass uns doch einfach Freunde sein, du bist so ein dufter Kumpel«, bekam er dann zu hören. Vordergründig belastete ihn dieses Geschehen, unbewusst jedoch war er entlastet, nicht mit seiner eigenen Genitalität, ja mit seinen eigenen Genitalien in Kontakt kommen zu müssen. Als ich ihn fragte, wie sich der Bereich seiner Genitalien für ihn anfühle, antwortete er sofort: »Taub – da unten bin ich taub.« Das Taubheitsgefühl ging so weit, dass er starke Erektionsprobleme entwickelt hatte und sogar die morgendliche Erektion ausblieb. Die Ärzte konnten jedoch keinerlei organische Gründe für das Ausbleiben der Erektionen finden. Wir schon, allerdings erst bei weiterem Fortschreiten der Therapie. Eines Tages kam Johann in höchster Bedrückung zu mir, und es entspann sich folgender Dialog.

Johanns dritte Stunde

(Selbstoffenbarung und Unverzeihlichkeit)

Johann: Ich muss Ihnen etwas sagen.

Th.: Ja, bitte …

Johann: Als ich 18 Jahre alt war, da hat mich mein Chef zu sexuellen Sachen gedrängt.

Th.: Hm, was meinst du denn damit?

Johann: Na, er hat mir klargemacht, dass, wenn ich eine Stelle bei ihm haben will, ich Sex mit ihm haben muss.

Th.: Und du hast dich drauf eingelassen?

Johann: Ich schäme mich wahnsinnig. Ich habe mich verkauft. Ich kann mir das niemals verzeihen.

Th.: Warum nicht?

Johann: Weil ich mich verkauft habe, um den Job zu bekommen. Ich hasse mich so sehr dafür. Ich kann mir das niemals verzeihen.

Th.: Hm … wenn du willst, dann befassen wir uns damit, was das Ganze so unverzeihlich für dich macht. Ich glaube, das könnte hilfreich sein …

Im weiteren Gesprächsverlauf wurde deutlich, wie sehr Johann in Selbsthass und Selbstekel gefangen war. Seine Sexualität bzw. der Kontakt zu seinen Genitalien war abgespalten und betäubt, seit er sich widerwillig und voller Abscheu auf die sexuellen Handlungen mit seinem Chef eingelassen hatte. Im Laufe der weiteren Therapie ging es vor allem darum, ihm zu helfen, mit verschiedenen Methoden, wie z. B. intensiver Körperpsychotherapie, seine Körperlichkeit und seine Genitalität zurückzugewinnen und zu integrieren. Nachdem wir einen guten Teil der traumatischen Ereignisse durchgearbeitet hatten, konnten wir die Geschehnisse auch vor dem Hintergrund seiner Prägungs- und Lerngeschichte sehr viel besser begreifen. Dies half ihm, versöhnlicher mit sich selbst zu sein und dem jungen, einsamen und leidenden Mann, der er damals gewesen war, besser zu verstehen. Zum Abschluss der Behandlung sagte er: »Jetzt muss ich nicht mehr superverständnisvoll zu Frauen hinüberfließen, sondern kann viel standhafter ich selbst in einer Beziehung sein. Das fühlt sich gut an.«

3 Was ist Heilung?

»Wir werden eine neue Freiheit kennenlernen.«
Alcoholics Anonymous – The Big Book

»Wer lange genug in eine Frage hineinlebt, dem wächst die Antwort entgegen.«
Unbekannter Autor

3.1 Heilung sexueller Süchtigkeit

Obwohl Sucht im Allgemeinen als überdauernde oder als anhaltende Störung betrachtet wird, möchte ich trotz des Vorliegens einer lebenslangen süchtigen Neigung oder bleibender neurobiologischer Pfade von der Möglichkeit der Heilung sprechen. Es gibt im Wesentlichen zwei Komponenten, die erfüllt sein müssen, um von der Heilung sexueller Sucht sprechen zu können. Die erste betrifft die völlige Unterlassung bzw. die Aufgabe oder sehr starke Verringerung des süchtigen Verhaltens. Die zweite betrifft die Behebung der Verhaltens- und Erlebensdefizite des Patienten im Verhältnis zu sich selbst, zu anderen Menschen und im Speziellen in der zwischenmenschlichen Sexualität. Dies ist die Behebung der Störung der Intimität und damit die Ersetzung oder Kompensation süchtiger Sexualität.

In diesem Buch spreche ich von nahen und fernen Faktoren, die einerseits mit kognitiv-behavioralen Methoden behandelt werden, andererseits mit relationalen Methoden, die häufig – jedoch nicht zwingend – aus tiefenpsychologisch-psychoanalytisch orientierten Ansätzen kommen. Meines Erachtens verweist die Kombination beider Ansätze auf zukünftige psychotherapeutische Behandlungspfade, die vorwiegend integrativ sein werden (Norcross & Goldfried 2005). Diese Behandlungspfade integrieren je nach Bedarf des Störungsbildes diejenigen Elemente, die sich als nützlich und heilsam erwiesen haben und realisieren die kurative Kraft der therapeutischen Beziehung maximal.

In der interpersonellen Neurobiologie spricht Alexandra Katehakis (2016) in Bezug auf die Behandlung von sexuellen Süchten von links- und rechtshemisphärischen Ansätzen, wobei die linke Hemisphäre logisch dominant und die rechte affektiv dominant ist. Auch wenn diese Heuristik vereinfachend ist, veranschaulicht sie die absolute Notwenigkeit des funktionierenden Zusammenspiels affektiver und kognitiver Prozesse.

3.1.1 Nicht-klinische Verläufe und suchtnahe oder kritische Verdichtungen

Zunächst ist es wichtig zu sehen, dass sich mit dem Aufkommen des Internets fast jeder Benutzer mit pornografischen Inhalten konfrontiert sieht und vor die Frage gestellt wird: »Wie gehe ich damit um?« Jungen nutzen die Internet-Pornografie häufiger als Mädchen und bewerten sie auch als deutlich erregender. Insofern können die entstehenden Kontaktmuster zur Pornografie im Internet sehr vielfältig sein. Oft ist es jedoch so, dass das Interesse an Pornografie mit zunehmender eigener Erfahrung und mit zunehmendem Alter nachlässt und deutlich in den Hintergrund rückt. Die Pornografie erfährt dann eine weitgehende Ersetzung durch die »echte Sexualität« oder ist eine bleibende Masturbationshilfe, ohne weitere Bedeutung. Insofern können wir von Kontaktmustern sprechen, die sich

- lockern oder auflösen,
- verdichten und zu kritischem Konsum führen,
- zu ernsthafter Sucht verdichten und zur schweren Abhängigkeit der Betroffenen führen.

3.1.2 Genesung bei vorliegender Abhängigkeit

Thaddeus Birchard (2015), der klinische Direktor des Marylebone Centres in London, hat in über 30 Jahren viel klinische Erfahrung mit der Behandlung aller Formen sexueller Süchte gesammelt. Birchard geht davon aus, dass von zehn Männern zwei völlig geheilt werden, sechs ihr Verhalten sehr deutlich zum Besseren verändern können und zwei durch die Behandlung keine Veränderung erfahren. Jon Grant bezieht sich in seiner Bewertung von Behandlungen der Störungen der Impulskontrolle zwar lediglich auf Befunde, die das pathologische Spiel betreffen, aber dort konnte gezeigt werden, das über 80 % einer Behandlungsgruppe nach einer störungsspezifischen kognitiv-behavioralen Behandlung nicht länger die Charakteristika des pathologischen Glücksspiels aufwiesen. Kritisch muss angemerkt werden, dass wir nicht wissen, wie dauerhaft oder anhaltend diese Effekte tatsächlich sind und wie ihre Dauerhaftigkeit am besten erhalten wird. Allerdings wissen wir doch Einiges darüber, wie Behandlungserfolge aufrechterhalten werden können.

Meines Wissens gibt es bisher keine exakten kontrollierten Studien über die Behandlungseffekte der Störungen der sexuellen Impulskontrolle. Einige Forschungsbefunde weisen deutlich darauf hin, dass wir substanzbezogene Süchte und Verhaltenssüchte nicht einfach gleichsetzen können. In den Körper aufgenommene Substanzen wirken anders und unter Umständen viel stärker und direkter. Sie können das Gehirn durch ihre Schädlichkeit tatsächlich akut und nachhaltig vergiften und schädigen. Das wissen wir von Alkohol, Cannabis, Kokain und Heroin mit absoluter Sicherheit. Bei den Verhaltenssüchten müssen wir uns daher eher fragen, was zu dieser extremen und unkontrollierbaren Abhängigkeit des Gehirns an diese speziellen Reize führt und wie wir den Reaktionszwang und die obsessive Anhaftung auflösen können. Das heißt, dass sich in Zukunft möglicherweise neue und bessere Verständnis- und Erklärungsmodelle für Verhaltenssüchte entwickeln lassen, die uns helfen, sehr effektive Behandlungen zu entwickeln.

3.1.3 Die Behandlungsperspektiven: nah und fern

Im Folgenden werden wir uns an zwei Hauptachsen der Behandlung orientieren, die wir auch benennen können: nahe, sogenannte proximale Faktoren und ferne, sogenannte distale Faktoren. Beide tragen zur Aufrechterhaltung der Störungsbilder bei (Fiedler 2004).

In neuerer Zeit hat sich Jon E. Grant, ein Suchtmediziner und Psychiater, intensiv mit der Behandlung von Störungen der Impulskontrolle auseinandergesetzt (Grant et al. 2011). Grant ist Mitglied der Forschungsgruppe für süchtige, zwanghafte und impulsive Störungen der Universität in Chicago. Für ihn sind Verhaltenssüchte und Störungen der Impulskontrolle identisch. Er hat auf dem Boden der kognitiv-behavioralen Therapietradition ein Behandlungsmanual entwickelt, mit dem sich in einer relativ kleinen Anzahl von Stunden wesentliche Behandlungsaspekte realisieren lassen. Im deutschen Kassensystem können damit die relevanten Behandlungsschritte – in Bezug auf die nahen Faktoren – bereits im Rahmen einer Kurzzeittherapie den Patienten angeboten werden.

Die zweite Behandlungsachse betrifft die distalen oder fernen Faktoren, d. h. die in Kindheit und Jugend lebensgeschichtlich erworbenen und verankerten zwischenmenschlichen Vermeidungsmuster und Verhaltensdefizite, die aufrechterhalten bleiben und regelhaft perpetuiert werden. In neurobiologscher Hinsicht handelt es sich dabei um Defizite in der Ausreifung des »sozialen Gehirns«, insbesondere des dopaminergen Systems und der präfrontalen Rinde. Die Psychotherapie bietet hier viele Möglichkeiten, um diese sozialen Störungen der Intimität zu erkennen und zu beheben. Meine eigenen Hauptlehrer sind diesbezüglich James McCullough (2005a, 2005b; Belz et al. 2013) und Diana Fosha (2000, 2009), welche die therapeutische Beziehung in ganz einzigartiger Weise nutzen, um stetig fortschreitende, aber auch sprunghafte Veränderungs- und Heilungsprozesse anzustoßen.

Zunächst werden wir uns ganz grundsätzlich mit der therapeutischen Beziehung und ihrer Wirkung befassen und uns dann auf den Behandlungspfad von Jon E. Grant begeben. Danach werden wir einzelne Behandlungsaspekte, etwa süchtiges Denken oder die Rückfallvermeidung, genauer betrachten, bevor wir uns mit den therapeutischen Ideen von James McCullough und Diana Fosha – die ich für transdiagnostisch halte – befassen, um die tieferliegenden Ursachen der Störungen der Impulskontrolle mit Psychotherapie behandeln zu können.

Jeder Therapeut, jede Therapeutin arbeitet im Stil einer eigenen Behandlungstradition, jeder hat eigene klinische Erfahrung gemacht, sie als therapeutisch nützlich erachtet und sich ihrer bedient. Jede therapeutische Tradition birgt m. E. einen Fundus an wirksamen Elementen und lässt sich häufig auch integrieren. Denn die Themen der psychotherapeutischen Heilung bleiben in Variationen ja immer dieselben, müssen aber immer wieder auf verschiedene Weise neu gehört, ausgesprochen und praktiziert werden. Zum Beispiel lässt sich die Acceptance and Commitment Therapy (ACT, Hayes et al. 2003) gut nutzen, um die Zielbindung der Patienten an ihre Behandlungswünsche deutlich zu verstärken. Darüber hinaus verfügt die ACT ein hohes Integrationspotenzial.

Hinsichtlich der Haltung in der therapeutischen Beziehung, die als eine zentrale Kraft der therapeutischen Heilung gut belegt ist, ist die hier vorgestellte therapeutische Haltung personal, verstärkend, aktiv unterstützend und wir-bezogen. Dabei ist es besonders wichtig, Irritationen innerhalb der therapeutischen Beziehung wahrzunehmen und ansprechen zu können, um offene und verdeckte Brüche in der Beziehung zu bearbeiten und zu bewältigen (Safran & Muran 2003) – vor allem, da viele therapeutische Prozesse versanden, wenn Beziehungsirritationen nicht offen angesprochen, bearbeitet und gelöst werden. Da alle Männer und Frauen mit sexuellen und romantischen Süchten mehr oder weniger ausgeprägte Störungen der Intimität aufweisen, tauchen diese Schwierigkeiten zwangsläufig in der Therapie auf; glücklicherweise, denn dort sind sie auch behandelbar.

Das Ziel einer gelingenden therapeutischen Beziehung ist es, den Zeitraum zu maximieren, der es gestattet, sich in positiven, störungsverringernden und wachstumsfördernden Erfahrungen zu befinden. Dazu gehört es, sich in einer ausreichend sicheren Dyade – also der Zweiheit zwischen Patient und Therapeut – zu befinden. Dabei wird von Therapeutenseite aus versucht, die Merkmale einer vertrauensvollen und sicheren Bindung zu verwirklichen. In dieser Form von Bindung werden verschiedene innere Kräfte in Bewegung gesetzt: Neugierde, Schambewältigung, Selbsterfahrung, Stolz, Belebung von Ressourcen und weitere heilsame Verhaltenstendenzen, die Genesung erzeugen oder selbst Genesung sind. Wir werden weiter unten genauer darauf zu sprechen kommen.

Die eingeschobenen Exkurse (»Unter der Lupe«) beleuchten einige wichtige und zusätzliche Aspekte der Genesung von süchtiger Sexualität, die von Jon Grant m. E. noch nicht ausreichend berücksichtigt worden sind. Dabei geht es um

- die Behandlung von Formen krankhafter und chronischer Scham,
- die Bewältigung von sexueller Magersucht (der Kehrseite der sexuellen Süchtigkeit),
- häufig anzutreffende Mischzustände von exzessiver, solitärer und verarmter zwischenmenschlicher Sexualität.

Des Weiteren wird die geistige Haltung der Achtsamkeit und des Selbstmitgefühls dem süchtigen und obsessiven Denken gegenübergestellt, denn man kann sagen: Wo Achtsamkeit ist, kann Obsession nicht sein. In der Sprache der Selbsthilfegruppen: Wo Nüchternheit ist, kann Sucht nicht sein.

Exkurs

Unter der Lupe: Scham, Bindungsverlust und die bleierne Ummantelung des Selbst

> *»Von frühester Kindheit an hängt die Fähigkeit, unser Innenleben zu steuern, davon ab, ob eine zentrale Person unseres Lebens ähnliche Zustände mit uns teilt und austauscht.«*
> Daniel Siegel

Dr. Kenneth Adams (2001) ist ein US-amerikanischer Psychologe, der sich sehr um die Behandlung sexueller Süchte verdient gemacht hat. Er stellt vor allem die Bedeutung einer Lern- und Prägungsgeschichte der ausgeprägten und durchdringenden Scham der Patienten in den Vordergrund der

Behandlung. In einem viel beachteten Artikel beschreibt Adams die sexuelle Sucht als eine Störung der Intimität, die in frühen eingeschränkten, mangelnden und/oder traumatischen Bindungserfahrungen wurzelt. Diese geminderte oder beeinträchtigte Fähigkeit zur Verbundenheit mit bedeutsamen anderen führt zu einer schamhaft-vermeidenden Entwicklung des Selbst, sodass dieses von Scham ummantelt oder umhüllt wird. Primäre soziale Bedürfnisse, Triebe und Wünsche werden als verachtungsvoll erlebt, geringgeschätzt und innerlich sowie äußerlich abgewiesen. Darüber hinaus ist die Fähigkeit, sich selbst und sich durch den Kontakt mit anderen zu regulieren und zu steuern, durch negative Bindungserfahrungen reduziert. Die Fähigkeit zu zwischenmenschlicher Bedürfnisbefriedigung ist eingeschränkt. Sexuelle Süchtigkeit ist Adams zufolge ein zwanghafter, sich relativ gleichförmig wiederholender Kreislauf, mit dem Ziel der Selbstberuhigung, Selbstablenkung, der Bewältigung von Stressoren und unangenehmen inneren und zwischenmenschlichen Zuständen. Der Suchtkreislauf selbst erzeugt Wirkungen, die Scham und problematische Bewältigungsmechanismen aufrechterhalten.

Die Behandlung sexueller Süchtigkeit erfordert Strategien der Verringerung verschiedener Formen von Scham, z. B. Intimitätsscham, Identitätsscham und Körperscham (Hilgers 2012), darüber hinaus den Erwerb der Fähigkeit, mit Gefühlen und Belohnungswünschen angemessen umzugehen, und der Fähigkeit, in selbstbestimmten Grenzen zu leben und selbstgesteckte Ziele einhalten zu können. Erst dadurch können bedeutungsvolle Beziehungen und ein sinnbezogenes Leben dauerhaft gestaltet werden.

Adams macht fünf Behandlungsvorschläge hinsichtlich der Bearbeitung lebensgeschichtlich erworbener krankhafter Scham:

- Untersuchung und Erkennen der Ursprünge von lebensgeschichtlicher Scham und den Zusammenhang von Kontakt-, Innigkeits- und Bindungsverlusten (sogenannter deprivierender Faktoren)
- Herausarbeitung von Scham- und Schuldprozessen und die Psychoedukation über die Wirkung beider Emotionen
- Abwehr- und Vermeidungsanalyse hinsichtlich der Vermeidung schmerzlicher Gefühle und psychischer Zustände aus der Vorgeschichte und in gegenwärtigen Problemlagen
- Anwendung von schamverringernden Strategien und Erkennung schamaufrechterhaltender Gedanken
- Behandlung der schambasierten, negativen Glaubenssätze, z. B. über einen »hässlichen Körper«, den man »niemandem zumuten kann«, oder einer entsprechenden Einstellung (»Mein Körper kann niemals wirklich ein Quelle partnerschaftlicher Lust sein«)

Die Behandlung störungswertiger Scham kann ein wichtiger Baustein in der Behandlung sexueller Süchte sein. An die Stelle von Scham können dann Selbstachtung, Annahme, Stolz und Würde treten, also positive und affirmative Gemütszustände, die in der Psychotherapie zunehmend im Rahmen der positiven Psychologie untersucht werden.

Heilung durch die therapeutische Beziehung

Eine gute therapeutische Beziehung ist ein besonders wichtiger Aspekt der Heilung in der Psychotherapie. Es ist ja nicht so, dass wir zu einem Psychotherapeuten wie zu einem Automechaniker gehen, der seine Arbeit sehr gut machen kann, es aber letztlich egal ist, was für eine Beziehung wir zu ihm haben. Das muss man wissen. Viele Forscher gehen davon aus, dass einer der wichtigsten Wirkfaktoren in der Psychotherapie die »therapeutische Allianz« darstellt (Safran & Muran 2003). Viele Metastudien belegen diesen Befund. Vor allem das erlebte Vertrauen des Patienten in den Therapeuten oder das Vertrauen zwischen Patient und Therapeut hat einen Einfluss von 30–70 % auf jegliche Form von Psychotherapie, und zwar weitgehend unabhängig von der angewandten psychotherapeutischen Methode. Dieser Befund ist einer der stabilsten in der Psychotherapieforschung. Wenn ein Vertrauensverhältnis besteht, wird in den Gehirnen von Patient und Therapeut das bereits erwähnte Bindungshormon Oxytocin ausgeschüttet. Dieser Stoff stellt die Grundlage der engen Bindung dar und reduziert die Wirkung des Stresshormons Kortisol. Es führt zudem zu Beruhigung und Wohlbefinden durch die Steigerung des Serotoninspiegels. Wichtig ist es allerdings, zu wissen, dass dieser Effekt am Anfang der Therapie die größte Rolle spielt und dem Aufbau und der Konsolidierung der therapeutischen Beziehung dient und die »Tiefenarbeit« vorbereitet. Er ist die Voraussetzung für die weitere tiefgreifende und heilende therapeutische Begegnung bei schwerwiegenden Störungen – nicht ihr Ziel.

Die Güte der therapeutischen Beziehung ist der Vorhersagewert des therapeutischen Erfolges. Dabei ist das Erleben des Patienten von wesentlich größerer Vorhersagekraft als das Erleben des Therapeuten (Lambert 2013). Wir Psychotherapeuten neigen dazu, die Güte der therapeutischen Beziehung deutlich zu überschätzen, und meinen unsere Patienten besonders schnell und gut zu kennen und sie darüber hinaus auch noch sehr gut zu behandeln. Dies sind häufig anzutreffende Urteilsverzerrungen, die leider oft genug ohne angemessene und behandlungsverbessernde Korrektur bleiben. Das liegt daran, dass unsere Tätigkeit in der Regel viel zu wenige externe Feedbackprozesse, wie z. B. Videoaufnahmen von realen Behandlungssitzungen, beinhaltet und unser tatsächliches Handeln in den Therapiestunden und mit dem Patienten viel zu wenig reflektiert ist (Rousmaniere 2016). Zu positiven Urteilsverzerrungen neigen übrigens fast alle Menschen, und Psychotherapeuten sind hier keine Ausnahme. Allerdings ist es wichtig, sich nicht fälschlicherweise in dem Glauben zu wähnen, dass die Dauer der Erfahrung das eigene klinische Handeln verbessert. Dies ist in unserer Profession nicht der Fall, da unsere tatsächliche klinische Praxis weitgehend unbeobachtet und unkorrigiert von anderen Fachkollegen bleibt. Auch die Supervision bietet hier kein zufriedenstellendes Korrektiv und beeinflusst das reale Behandlungsgeschehen kaum. Vor allem deshalb, da die Inhalte von Supervisionen subjektive Erinnerungen von Therapeuten sind und deshalb hochgradig verzerrt sein können (ebd.).

Übergeordnetes Ziel der Therapie ist das gemeinsame vertiefte Verständnis der Probleme des Patienten und deren Bewältigung. Diesen Vorgang nennen wir – zugegebenermaßen etwas nüchtern – das Fallverständnis. Das Fallverständnis ermöglicht es uns, zu einem ganz individuellen Bild der Probleme des Patienten zu gelangen. Für einen Patienten bedeutet dieser Prozess, dass er das erste Mal überhaupt offen über seine sexuellen Süchte spricht bzw. dass er sich selbst darüber sprechen hört und die Thematik verbalisiert aufdeckt. Entsprechend hoch sollte die Würdigung durch den Therapeuten sein. Häufig bringen die Patienten eine Prägungs- und Lerngeschichte von Vernachlässigung, Verheimlichung, Desinteresse, Isolation und traumatischer Erfahrung mit in die

Therapie; deshalb ist der vertrauliche Kontakt mit dem Therapeuten oft schon eine heilsame Erfahrung in sich selbst.

Bei Männern mit sexuellen Süchten ist das sie bestimmende Gefühl fast immer die Scham. Allerdings gibt es bei zwei Patientengruppen auch Gefahren für den Therapeuten, die meiner Ansicht nach nicht unterschätzt werden dürfen.

- die Verführungsgewalt der promiskuitiven Narzissten,
- die vikarielle Traumatisierung des Therapeuten durch den Patienten bei zusätzlichen perversen bzw. paraphilen Themen.

Die erste Patientengruppe findet selten den Weg in die Therapie, und wenn, dann häufig wegen sogenannter narzisstischer Krisen und nicht wegen einer sexsüchtigen Thematik. Letztere wird häufig gar nicht als Problem wahrgenommen und ist meist mit dem Größenselbst des Patienten verwoben und gut rationalisiert. Hier zwei Beispiele:

Fallbeispiel
Ein Mann, der von einem Kollegen in meine Gruppe geschickt wurde, prahlte damit, »polyamorös« zu sein und fünf Frauen gleichzeitig zu haben. Dies entsprach seiner Ansicht nach einem völlig natürlichen Bedürfnis von Männern, die seiner Meinung nach überhaupt nicht zur Monogamie geboren seien.

Fallbeispiel
Aktuell ist der Fall des bayerischen Landtagsabgeordneten Linus Förster, dessen Prozess im September 2017 begonnen hat. Diagnostisch ist bei ihm ein störungswertiger Narzissmus beschrieben. Er hat mehrere Frauen betäubt, dann missbraucht und seine Taten gefilmt. Darüber hinaus hatte er 40 000 pornographische Dateien, darunter 1338 Dateien mit Kinderpornografie gespeichert, sortiert und zum Teil mit Namen versehen.

Im Rahmen einer Einzeltherapie neigen narzisstische Männer dazu, sich grandios darzustellen und den Therapeuten zu kritisieren und abzuwerten. Manchmal tun sie dies als Kompensation für erlebte Kränkung und zur Abwehr von eigenem Kleinheitserleben. Häufig geschieht dies jedoch auch, weil sie unverhältnismäßig oft gelobt, verwöhnt und »in den Himmel gehoben« wurden, sodass früh Gefühle von Grandiosität, Besonderheit und Überlegenheit genährt worden sind, welche die Beziehungsgestaltung in der Therapie dann deutlich beherrschen. Im deutschen Sprachraum hat sich Rainer Sachse (Sachse 1997, 2017; Sachse & Sachse 2011) intensiv mit dem Konzept der narzisstischen Persönlichkeitsstörung befasst und sehr wertvolle Hinweise zur Behandlung von Narzissten und zur komplementären Gestaltung der therapeutischen Beziehung gegeben.

Die zweite Patientengruppe sind Männer mit zusätzlichen Paraphilien, Präferenzstörungen und/oder Mustern von Dissexualität (Beier 1995). Vor allem, wenn diese von der Norm stark abweichende sexuelle Verhaltensweisen zeigen, die mit einer Persönlichkeitspathologie verwoben sind, kann der Kontakt extrem schwierig sein. Das Zusammentreffen mit solch einem Menschen kann sehr seltsam und verwirrend sein, und es kann zu einer quasi-traumatisierenden Gegenübertragung mit dem Erleben von Ekel, Selbstentfremdung, Beschmutzung und Unheimlichkeit kommen. Instinktiv spürt man, dass man einen Menschen mit einem anderen inneren Koordinatensystem vor sich hat. Dies fühlt sich seltsam und befremdlich an, und häufig kommt es beim Therapeuten zu einem inneren Kampf zwischen Abneigung bis hin zu Abscheu und Mitgefühl. Beide Patientengruppen sollten nicht ohne Unterstützung durch kollegialen Austausch – die Intervision – oder Supervision behandelt werden.

Beziehungsbrüche und Wiedergutmachung

Ein wichtiges Element der therapeutischen Beziehung ist der Umgang mit auftretenden zwischenmenschlichen Spannungen und Problemen. Viele Therapien versanden deshalb, weil Patienten nicht ansprechen, was sie stört, und das tun sie leider häufig. So entstehen feine Risse in der therapeutischen Beziehung, die zu einem »stillen, aber auch lauten Bruch« der Beziehung und zu deren Untergang und Zerstörung führen können (Safran & Muran 2003; Muran 2010). Wenn man Patienten nach diesen Vorgängen fragt, sagen sie z. B.: »Wir hatten uns irgendwie nichts mehr zu sagen.« Ich antworte dann meistens: »Dann scheint mir aber vieles nicht gesagt worden zu sein.«

In meinen Therapien ermuntere ich meine Patienten ausdrücklich, Beziehungsschwierigkeiten mit mir an- und auszusprechen. Es ist überaus kostbar – wenn auch manchmal sehr mühselig und schwer –, diese Beziehungsprobleme zu bearbeiten, und häufig genug geben sie mir die Möglichkeit, bestimmte Aspekte des Patienten und seine spezielle Beziehungsgestaltung sehr viel genauer kennenzulernen und mich auch zu entschuldigen, wenn ich einen bestimmten Fehler gemacht habe oder mir ein Versäumnis unterlaufen ist.

Dabei lernen die Patienten meine eigene Fehlerhaftigkeit und Begrenztheit kennen. Dies wirkt häufig entwaffnend, entspannt eine verfahrene Situation und lässt neue Nähe entstehen. Dieser Vorgang kann aber auch zu Angst auf beiden Seiten führen. Wir dürfen aber tatsächlich nicht vergessen, dass wir nicht perfekt, sondern lediglich ausreichend gut sein müssen, um den Menschen zu helfen, die uns in ihrer Not in Anspruch nehmen. Mit »ausreichend gut« ist keine Schulnote gemeint, sondern das Wissen, trotz unserer psychologischen und psychotherapeutischen Fähigkeiten begrenzt in unserer therapeutischen Wirkung zu sein.

Zwei Meister der therapeutischen Beziehungsgestaltung

Ich möchte den Abschnitt über die Heilung in der therapeutischen Beziehung nicht abschließen, ohne wenigstens skizzenhaft die Behandlungsansätze von Diana Fosha und James McCullough skizziert zu haben. Beide Kollegen haben mich maßgeblich in meinem Umgang mit Patienten geprägt und tun dies immer noch bis zum heutigen Tage und in jeder Behandlungsstunde.

Diana Fosha

Die klinische Psychologin Diana Fosha lehrt meist in New York und an der amerikanischen Westküste die Accelerated Experiential Dynamic Psychotherapy (AEDP). Diese therapeutische Methode ist aus der Tradition der psychodynamischen Kurzzeittherapie hervorgegangen, die ursprünglich von Habib Davanloo entwickelt (Della Selva & Malan 2006; Gottwik 2009) und von seinen Schülern weiterentwickelt und z. T. stark modifiziert wurde (Fosha 2000, 2009; McCullough Vaillant 1997, 2003). Sie bezieht neuere Forschung aus der interpersonellen Neurobiologie (Siegel 2012), der Polyvagaltheorie (Porges 2011) und den affektiven Neurowissenschaften ausdrücklich in ihre Konzeption mit ein. Sie erlaubt es, den Prozess der therapeutischen Dyade sehr feinkörnig, zeitnah, von Moment zu Moment und veränderungsorientiert zu verfolgen und im sich anschließenden metatherapeutischen Dialog das Heilungsgeschehen mit dem Patienten vertiefend zu reflektieren.

Der Psychologie- und Psychiatrie-Professor James McCullough (2005a, 2005b, 2011) entwickelte die CBASP-Methode zur störungsorientierten Behandlung chronischer Depressionen. Er hat mit dem Konzept der »umsichtigen Selbstöffnung« (disciplined personal involvement) eine Nähe und Unmittelbarkeit in die Psychotherapie eingeführt, die bisher so nicht konzipiert und möglich gewesen war. Die Methode ist in Deutschland inzwischen durch Elisabeth Schramm, einer Psychologie-Professorin in Freiburg, und einem Therapeutennetzwerk vertreten und relativ gut etabliert. Das Konzept der umsichtigen Selbstöffnung ist ein recht unmittelbares Beziehungs- und Rückmeldegeschehen, welches dem Patienten ermöglicht, seine Wirkung auf andere Menschen zeitnah und unmittelbar kennenzulernen. Das ist die Hauptaufgabe dieses speziellen Therapeutenverhaltens. In der Psychotherapieforschung wird seit längerem die Frage diskutiert, wie sinnvoll und hilfreich die Selbstöffnung im psychotherapeutischen Prozess ist. Ich würde sagen: In angemessenem Rahmen ist sie sehr sinnvoll! Patienten mögen persönlich saliente Therapeuten, die in der Lage sind, Stellung zu beziehen, Orientierung zu geben und eine Meinung haben, und sie profitieren davon. Viele Therapeuten, vor allem junge, haben zu viel Angst vor ihrer eigenen Sichtbarkeit und verbergen sich hinter ihrer Methode.

Merke
Erfahrene Therapeuten zeichnen sich durch eine hohe Flexibilität aus. Grundsätzlich wichtig ist es allerdings, nie feindselig auf einen Patienten zu reagieren. Das ist manchmal sehr schwer, da das Patientenverhalten selbst enorm feindselig, entwertend oder angreifend sein kann.

Beide Ansätze – AEDP und CBASP – ermöglichen eine nahe, intensive, authentische, lebendige und bedeutsame therapeutische Beziehung und lassen sich als psychotherapeutische Haltungen gut in die Richtlinienverfahren integrieren. Beide Verfahren sind auch tief in der allgemeinen Psychotherapietradition verwurzelt, obwohl sie aus zwei voneinander verschiedenen Richtungen kommen.

Jon E. Grant

Jon E. Grant (2011) bietet ein überschaubares, zeitlich und thematisch begrenztes Behandlungsvorgehen zur Therapie der Störungen der Impulskontrolle (Aboujaoude & Lorrin 2010; Grant & Potenza 2011) an. Sein Behandlungsmodell besticht durch seine Kürze und Prägnanz. Es lenkt die Aufmerksamkeit gerade dadurch auf die Selbstverantwortung des Patienten. Es kann in seiner strengsten Form in sechs Doppelstunden im Rahmen einer Kurzzeittherapie durchgeführt werden. In Deutschland kann dieser Leitfaden des therapeutischen Vorgehens gut im Rahmen einer Kurzzeittherapie durchgeführt werden. Der Leitfaden hilft dabei, mit dem Patienten einen klar umrissenen Genesungsweg kennenzulernen und zu beschreiten. Er hilft ihm, in relativ kurzer Zeit möglichst vieles von dem zu vermitteln, was nötig ist, um sexsüchtiges Verhalten völlig zu unterlassen oder sehr stark zu verringern. Ich selbst weiß, wie schwer es sein kann, vor allem Patienten, die einem schnell »ans Herz wachsen«, nur kurz zu behandeln. Meine therapeutische Zuneigung ist dann hoch, und ich möchte die Menschen weiterhin begleiten und unterstützen. Allerdings erinnere ich mich dann auch an Patrick Carnes, der hinsichtlich der Behandlung von Tiger Woods – dem lange Zeit besten Golfspieler der Welt – Folgendes gesagt hat: »Ich kann ihn zur Quelle führen, aber trinken muss er selbst.«

3.1.4 Erste Sitzung: Das Suchtmuster erfassen und bewerten

»Störungen der Impulskontrolle sind Verhaltenssüchte.« Jon Grant

Süchtige Menschen mögen es verständlicherweise nicht gerne, wenn sie sich detailliert mit ihren Suchtmustern auseinandersetzen sollen. Ich habe in dieser Situation häufig den Eindruck, als ob ich derjenige wäre, der nach einer Kinovorstellung das Licht im Kinosaal vorschnell anmacht, noch ehe der Abspann eines guten Films vorüber ist und die Filmmusik endet. Im hellen Raumlicht sieht man plötzlich jede Menge Unrat herumliegen, und man wird jäh, unliebsam und gefühlt verfrüht aus der Stimmung des Films herausgerissen. Süchtige Menschen mögen es, nicht »genau hinzuschauen«. Dies hängt vor allem mit intensiven Scham- und Schuldgefühlen zusammen, die in der Regel bis zum Auftreten gravierender Konsequenzen völlig in den Hintergrund des seelischen Erlebens abgedrängt werden können oder überhaupt nicht bewusst wahrgenommen werden.

Der Mann, der seinen Sohn vergaß, aus der Einleitung dieses Buches, ist dafür ein gutes Beispiel. Vor allem die Arbeit mit Scham und Schuld kann sehr gewinnbringend sein. Isolierung, Abspaltung und Abschottung süchtiger Aspekte der Persönlichkeit sind ganz gewöhnliche süchtige Mechanismen. Oft sind süchtige Menschen »blind« gegenüber ihrem süchtigen Verhalten und wollen auch blind bleiben, falls nicht gravierende Konsequenzen sie zum Hinschauen zwingen. Die Auseinandersetzung mit dem Suchtmuster stellt bereits eine starke Konfrontation für den Patienten dar und kann als anstrengend, beängstigend und beschämend erlebt werden. Zwar geraten einige Patienten auch fast in eine Euphorie, wenn sie endlich ihre lange gehüteten Geheimnisse erzählen können, aber hier ist Vorsicht geboten.

Es gibt verschiedene Grundfiguren, die sich bei Patienten bei der Erfassung ihrer Verhaltenssüchte einstellen und die unterschiedliche Risiken in sich bergen. Zum Beispiel gibt es die Figur des »reuigen Sünders«. Für ihn stellt die Erfassung des Suchtmusters eine Art Beichte dar. Er sucht die Entlastung und findet sie auch. Er distanziert sich dadurch leider zu oft vorschnell von seinen süchtigen Anteilen und will danach nicht mehr viel mit ihnen zu tun haben. Er will bereuen, dann er will eine Absolution und einen Sündenablass, und damit soll es dann aber auch genug sein. An dieser Stelle ist es wichtig, dem Patienten zu vermitteln, dass es gut und richtig ist, dass er sich entlastet und dass damit ein guter Anfang gemacht ist, aber dass dies eben nur der Anfang ist.

Andere Patienten, bei denen das Suchtmuster noch sehr aktiv ist, können sich bei der Erfragung des kritischen Verhaltens in eine Lüsternheit hineinreden. Beim Therapeuten können hier unterschiedliche, unangenehme Gefühlszustände entstehen. Manche fühlen sich angeekelt oder abgestoßen, wenn Patienten großspurig oder triumphierend darüber berichten, mit wie viel Raffinesse sie ihren Konsum auf der Arbeit geheim halten konnten. Bei wieder anderen Patienten kann man eine Art erotischer Trance beobachten, in die sie fast automatisch hineingeraten, wenn sie sich mit ihrer Sucht befassen. Einer meiner Patienten begann bei der Befragung schwärmerisch zu säuseln, ganz so, als wolle er mich augenzwinkernd in seine »süßen, lange gehüteten sexuellen Geheimnisse« einführen und in eine Komplizenschaft hineinziehen.

Die Ziele der erstmaligen Erfassung des Suchtmusters sind:

- die Bewertung des Ausmaßes, d. h. des Schweregrads der Sucht und ihrer Konsequenzen, z. B. das Vorliegen ernsthafter partnerschaftlicher Probleme, Probleme am Arbeitsplatz oder finanzielle Schwierigkeiten etc.
- die Klärung der Frage, warum der Patient gerade jetzt kommt, um die Behandlungsmotivation und die Veränderungszuversicht zu überprüfen
- die Erfassung der Veränderungsmotivation und die eigene Wahrnehmung des süchtigen Verhaltens
- die Erfassung anderer Störungen, z. B. depressiver Folge- oder Begleitzustände oder anderer Süchte

Bei der Befragung treffen wir früher oder später auf die starke Ambivalenz, die Menschen mit Süchten aufweisen. Dabei ist es wichtig, sich daran zu erinnern, dass, obwohl das kritische Verhalten negative Auswirkungen hat, während der Aktivität ein ausgesprochen starker dopaminerger Handlungsrausch bzw. eine starke Belohnungserwartung auftritt. Die Sexualtherapeutin Dorothy Hayden (2013), die ein Buch über die Genesung von sexueller Sucht geschrieben hat, nennt dies den Erotic Haze – den erotischen Dunstschleier oder den erotischen Nebel. Die starke Wirkung des Handlungsrausches bewirkt einen ganz unmittelbaren, eigentümlichen Zustand: die süchtige Belohnungserwartung. Sie lässt alle mittel- und langfristigen Konsequenzen in den Hintergrund des Erlebens treten.

Ein weiterer Schritt besteht in der Beurteilung der eigenen Handlungskontrolle über das süchtige Verhalten: In welchem Ausmaß hält sich der Patient in der Lage, dem Handlungsdrang zu widerstehen, wenn er auftritt, und welche Situationen stellen die größten Risiken für ihn dar?

Dadurch kann festgestellt werden, in welchen Bereichen der Patient besonders gefährdet ist, zukünftig in sein Suchtverhalten zurückzufallen. Der Therapeut sollte die wichtigsten und schwierigsten Situationen und Anreizbedingungen ermitteln und die Zuversicht des Patient bezüglich seines Widerstandes untersuchen. Dabei ist es wichtig, die Gewohnheitsstärke, die ein eigentlich unerwünschtes Verhalten – süchtig zu agieren – durch die Häufigkeit des Tuns angenommen hat, nicht zu unterschätzen. Wir nennen solch ein Verhalten »überlernt« oder hochautomatisiert, d. h., es haben bereits viele implizite und prozedurale Lernvorgänge stattgefunden.

Fallbeispiel

Einer meiner Patienten – ein Lehrer – erlebte mit dem Hochfahren seines Computers zu Beginn des Schultages den unwiderstehlichen Drang, sich »nur kurz« einige Nacktbilder von jungen Frauen anzuschauen, bis dieses Verhalten zur täglichen Gewohnheit geworden war und ca. eine Stunde seiner morgendlichen Zeit beanspruchte.

Exkurs

Unter der Lupe: Sexuelle Magersucht in der Partnerschaft

> *»Wir leben in einer Gesellschaft, die die sexuelle Entwicklung nicht unterstützt. Im Gegenteil, sie macht mehr, um uns zu schaden.«* Patrick Carnes

Patrick Carnes (2009, 2013) hat als erster Forscher und Kliniker festgestellt, dass über 70 % aller Sexsüchtigen ein weiteres störungswertiges sexuelles Muster aufweisen, das zusätzlich zur Süchtigkeit Züge sexueller Magersucht aufweist. Dabei können auch »bulimische Verhaltensmuster« entstehen, wie wir sie von den Essstörungen her kennen. So kann es zu sich wiederholenden Pendelbewegungen zwischen rigidem Verzichtszwang und Kontrollverlust kommen.

Diese Erlebens- und Verhaltensfiguren fallen in den größeren Bereich der Störungen der Intimität, der Kehrseite der sexuellen Süchte. Damit sind Verhaltensweisen gemeint, die auf diese Art und Weise bisher vorwiegend im Bereich der Essstörungen beschrieben wurden. Mit der Zunahme des klinischen Wissens im Bereich der Störungen der Impulskontrolle ist es zu einer deutlichen Erweiterung unseres Störungsverständnisses gekommen. Die stärkste Ausprägung findet die sexuelle Magersucht im Erleben sexueller Abneigung oder eines sexuellen Ekels in intimen, persönlichen Beziehungen. Diese höchst unangenehmen und problematischen Reaktionen auf partnerschaftliche Sexualität hatte als erste Forscherin die bereits erwähnte Helen Singer Kaplan entdeckt, beschrieben und in den Zusammenhang mit Panikstörungen (Singer Kaplan 2014) gebracht. Demnach ist die sexuelle Magersucht eingebettet in ein Geschehen, das sich zwischen völligem Verzichtsverhalten in der Partnerschaft und/oder exzessivem, süchtigem Verhalten und rigidem Verzichtsverhalten hin- und herbewegt bzw. hin- und herkippt.

Sexuelle Magersucht als früh erworbenes Verhaltensdefizit

Wenn ein Mensch in Kindheit und Jugend ein hohes Maß an zwischenmenschlicher Entbehrung erlitten hat, lernt er verfrüht, sich so gut wie möglich selbst zu beruhigen, zu trösten oder anderweitig auf sich selbst einzuwirken. Für einige Menschen wird die eigene sexuelle Stimulation früh zu einer Ablenkung von Unbehagen und anderen unangenehmen inneren Zuständen. Mit der weiteren sexuellen Reifung kann dieser Pfad der Selbststimulation und Selbstberuhigung die Form eines süchtigen Korridors oder Sperrraums annehmen, der ihn dauerhaft in der Begegnung mit für ihn bedeutsamen Menschen einschränkt. Der Psychologe und Mitbegründer der interpersonellen Neurobiologie Alan Schore nennt dies die »Selbst- oder Autoregulation in autonomen Kontexten«, wobei er süchtige Verhaltensweisen für rigide und einseitige Formen von übersteuerter Selbstregulation hält, welche menschliche Bindungen ersetzen (Katehakis 2016).

Die bereits erwähnte amerikanische Bestseller-Autorin Caroline Knapp kann m. E. hier als tragisches Beispiel dienen. Sie verstarb 2002 an den Folgen ihrer Nikotinsucht, über 20 Jahre ihres Lebens war sie Kettenraucherin. In ihren schmerzhaft-ehrlichen Büchern über ihre multiplen Süchte wird deutlich, wie ihr ihre Süchte die Mühsal, aber auch die Wonnen und das Behagen von echten und tiefen zwischenmenschlichen Kontakten ersetzten. In *Drinking: A Love Story* beschreibt sie ihre Liebe zum Alkohol als problematische Liebesgeschichte. Das Suchtmittel ist zum Ersatz für menschliche Bindungen geworden. Partner von sexuell Magersüchtigen haben oft das Gefühl, dass der andere in der Sexualität »nicht richtig da« ist, auf eine unbestimmte und wenig greifbare Art und Weise abwesend. Der betroffene Partner hat meist kein Bewusstsein von diesen Vorgängen. Die Vermeidung ist häufig ausgesprochen unbewusst. Das partnerschaftliche Zuwendungsverhalten und die partnerschaftliche sexuelle Aktivität sind dadurch ernsthaft eingeengt oder gedrosselt, und viele Partner oder Partnerinnen fühlen sich überflüssig.

Sexuelle Magersucht als Folge der sexuellen Süchtigkeit

Sexuelle Magersucht kann auch als Folge sexueller Süchtigkeit entstehen, da sie die Integrität der Person angreift, indem sie Schamhürden aufbaut, die den unverstellten oder unbefangenen Kontakt mit dem Partner deutlich erschweren. Die Männer in meinen therapeutischen Gruppen berichten häufig von verschiedenen Effekten der Pornografie auf den Kontakt zur Partnerin. Zum Beispiel werden unwillkürliche Erinnerungen an pornografische Bilder – sogenannte Intrusionen – oder Szenen ins Bewusstsein gerufen, wenn es zu einem zärtlichen oder erotischen Kontakt mit der Partnerin kommt. Diese Bilder haben häufig einen unwillkürlichen und bedrängenden Charakter. Sie wirken wie Folien, die sich zwischen die Partner legen. Diese Irritation ist spürbar. Viele Frauen von Betroffenen Männern sagen dann etwas wie: »Ich habe den Eindruck, du bist gar nicht richtig da«. Oder sie fragen: »Wo bist du denn gerade in deinen Gedanken?«

Einigen Männern gelingt es schließlich, diese störenden Inhalte zu ignorieren.

Andere dagegen beginnen pornografisch zu agieren und die Partnerin in eine sexuelle Handlungsphantasie einzubeziehen. Meist bemerken die Partnerinnen dies und fühlen sich benutzt und im schlimmsten Falle missbraucht.

Häufig ist die sexuelle Lust – die Libido – der Betroffenen auch einfach erschöpft und aufgebraucht. Sie haben keine Lust mehr auf partnerschaftlichen Sex, da sie nach vielen Stunden des Konsums pornografischen Materials gesättigt oder übersättigt sind. Wenn ich Männer dazu befrage, sind die meisten eifrig bemüht, den Zusammenhang zwischen pornografischer Sättigung und Unlust im partnerschaftlichen oder ehelichen Bett zu minimieren oder zu leugnen. Erst nach und nach beginnen sie den Zusammenhang besser zu erkennen und lernen, dass sie sich nicht an ihre Partner, sondern an »ihre Pornografie« gebunden haben.

Das gemeinsam sexuell magersüchtige Paar

Sexualängste gleicher oder unterschiedlicher Herkunft beider Partner können eine unbewusste Partnerwahl herbeiführen, bei der sich das Paar einvernehmlich, jedoch in der Regel unausgesprochen auf eine magersüchtige Beziehung einlässt.

Fallbeispiel
Einer meiner Patienten hatte eine solche Beziehung mit seiner Frau, die aufgrund sehr unangenehmer Erfahrungen ausgeprägte Sexualängste entwickelt hatte. Das Paar hatte ein Vermeidungsmuster entwickelt, bei dem sie meist früh ins Bett ging (gegen 21.30 Uhr) und er spät (gegen 0 Uhr und nach Pornografiekonsum). Ohne sonstige Absprachen hinsichtlich der Gestaltung eines erotischen Raumes war das Sexualleben des Paares seit Jahren vollständig zum Erliegen gekommen. Ich besprach mit dem Paar zunächst die Frage, ob sie vorhätten, sich erotisch wieder aneinander anzunähern. Dies bejahten sie beide. Ich schlug ihnen vor, mit partnerschaftlichen Übungen, in Anlehnung an den Sensate Focus, zu beginnen, die zunächst Berührung und Betrachtung des Partners beinhalten sollten. Die Frau lehnte ab. Sie konnte den Gedanken des Betrachtet-Werdens und des Betrachtens nicht ertragen. Bei dieser Vorstellung erlebte sie eine Mischung aus Ekel und Angst. Wir einigten uns zunächst auf sanfte Berührungsübungen in nicht-erogenen Zonen im völlig abgedunkelten Schlafzimmer. Nach und nach gelang es dem Paar, so viel Kontaktbehagen zu erleben, dass schließlich eine sehr vorsichtige erotische Annäherung entstehen konnte. Meines Wissens blieben die Vorhänge auch weiterhin geschlossen, und das Licht blieb aus. Was nicht weiter schlimm ist, wenn das Paar Nähe, Intimität und Erotik auf diese Art und Weise genießen kann.

3.1.5 Zweite Sitzung: Wissensvermittlung, Erhöhung der Motivation und Mitgefühl

Die spezielle Informationsvermittlung (oder Psychoedukation) bemüht sich um die korrekte Einordnung und ein Verständnis der Störung der Impulskontrolle bzw. der Verhaltenssucht mit ihren biologischen und psychologischen Wurzeln. Sie hilft dem Patienten, die Störung als tatsächliche Störung und nicht als moralisches Versagen zu verstehen. Dadurch können bereits früh Schamgefühle abgebaut und die therapeutische Arbeitsbeziehung aufgebaut werden.

Biologisch orientierte Kollegen sprechen zunächst klar und deutlich von den biologischen Grundlagen der Störung, für deren Entstehung ein Betroffener zwar nichts kann, deren Verlauf und Überwindung er jedoch maßgeblich beeinflussen kann. Das bedeutet, dass die Betroffenen durchaus Kontrolle über ihr unerwünschtes Verhalten gewinnen können. Der Vergleich mit der Diabetes-Erkrankung kann hier sehr hilfreich sein. Für diese körperliche Erkrankung kann ein Betroffener zunächst eigentlich nichts; wenn der Diabetes aber festgestellt wird, kann er lernen, mithilfe einer Diät und bestimmten Lebensstiländerungen seinen Blutzucker konstant zu halten. Klärt man den sexuell süchtigen Patienten also über den Wissensstand der Sexualsüchte auf, sollte man ihm alles Nötige vermitteln, was derzeit über die Störungen der Impulskontrolle bekannt ist, z. B. über die Aufrechterhaltung und das eventuelle Fortschreiten der Störung, wenn sie nicht behandelt wird, und über das mögliche Rückfallgeschehen während der Behandlung. Ein Kernelement der Aufklärung und Wissensvermittlung ist der »Suchtkreislauf«.

Den Suchtkreislauf verstehen

Die Stressmomente des täglichen Lebens können zu verschiedenen inneren, sehr unbehaglichen Zuständen führen, die Angst, Einsamkeit, Scham, Ärger, Langweile, Wut und Unbehagen auslösen. Diese Zustände sind – je nach Person – der Nährboden für die Entstehung einer Bereitschaft, süchtig auf sexuelle Reize zu reagieren oder auf Reizsuche zu gehen, da sexuelles Erleben Ablenkung, Entspannung, Wohlbehagen, Vergessen, Dämpfung usw. bringt. Je höher die Gewohnheitsstärke, desto schneller und automatischer kommt es zu dieser sexuellen Reaktion. Scheinbar unbedeutende Ereignisse, wie z. B. das Hochfahren des Computers, können bereits eine Kaskade an Neurotransmittern auslösen, verbunden mit inneren Bildern, welche die Handlung immer zwingender bahnen und sexuelle Erregung aufbauen. Schließlich geht die betroffene Person tatsächlich und aktiv auf Reizsuche und strebt nach spezifischen sexuellen Reizen. Der Abstinenzverletzungseffekt (Marlatt & Gordon 1985) führt jetzt dazu, dass die bisherigen Vorbehalte aufgegeben werden und »die Dämme brechen« – das Verhalten wird immer unvermeidlicher und kann kaum mehr abgebrochen werden, es kommt zum Acting Out, d. h. zur Ausführung des süchtigen Handlungsmusters.

Fallbeispiel
Einer meiner Patienten konnte gut beschreiben, wie er je nach Stimmungslage auf seinem Heimweg an einer Kreuzung mit seinem Auto regelmäßig vor der Entscheidung stand, ins Rotlichtviertel zu fahren oder nicht – je nachdem, ob die Ampel auf Rot oder auf Grün stand. Rot bedeutete für ihn die »magische Einladung und Erlaubnis«, bei Stress eine Prostituierte aufzusuchen.

Nach dem Ausagieren kommt es zum Bedauern, zu Selbstvorwürfen und zu Enttäuschung über das eigene Handeln. Die betroffene Person verurteilt sich selbst, hält sich für schuldig und schämt sich. Diese negativen Gefühlslagen können bereits zu neuen Auslösern für den nächsten Rückfallprozess werden.

Die Psychologin Kelly McGonigal (2011, 2012) gibt in Bezug auf Schuldgefühle, Schamerleben und Selbstverurteilung nach Verhaltensrückfällen eine klare Anweisung im Umgang mit diesen Gefühlen. Statt sich selbst zu verurteilen sollten die Patienten Selbstmitgefühl entwickeln. Wenn wir intuitiv annehmen, wir müssten endlich härter und strenger bei uns selbst durchgreifen, liegen wir falsch. Im Gegenteil: Denn Selbstmitgefühl, Selbstunterstützung und Freundlichkeit uns selbst gegenüber erhöhen unsere Motivation und unsere Selbstkontrolle, gerade angesichts unseres Versagens. Die Kluft zwischen unserem Wollen und unserem Handeln deutlich und achtsam wahrzunehmen, vergebend anzuerkennen und zu bedauern, bringt uns zurück auf den Pfad von Genesung und Abstinenz von süchtigem Handeln. Interessanterweise zeigt uns die Achtsamkeits- und Empathieforschung, dass es die Vergebung ist und nicht unser Schulderleben, die unsere Fähigkeit zur Selbstverpflichtung erhöht und damit unsere die Genesung vorantreibt.

Hausbesuch

Wenn sie in einer Praxis arbeiten und über verhaltenstherapeutische Fachkunde verfügen, können sie mit ihrem Patienten auch bei ihm zu Hause arbeiten. Oft macht es Sinn, dies zu tun. Hausbesuche zum Zwecke der Exposition sind gestattet, und sie können sich ein Bild machen, vor allem dann, wenn der Patient am häuslichen Computer ausagiert, eine exzessive Internetpornografie vorliegt und das Suchtmuster solitär-masturbatorisch ist.

Der kalifornische Suchttherapeut George Collins (2011) ist sogar mit seinen Patienten zu Prostituierten gefahren, um mit diesen zu sprechen. Dies sollte die Sexualsierung der Frauen als reine Objekte löschen und die Frauen als menschliche Wesen und Personen mit Gefühlen – also »personal« – kenntlich machen. Statt Sex hat der Patient bei diesen Sitzungen das Gespräch mit der Prostituierten bezahlt. Verhaltenstherapeutisch macht dieses Vorgehen absolut Sinn sind, denn es kommt zu Löschungsvorgängen bestimmter illusionärer Erlebnisweisen durch eine nüchterne und persönlichere Betrachtung der Situation. So entstehen unvereinbare Eindrücke – sogenannte kognitive Dissonanzen –, welche süchtige Illusionen und Verzerrungen deutlich zurechtrücken können. Collins berichtet, dass ihm ein Patient nach dem Gespräch mit einer Prostituierten gesagt habe, nun das Gefühl zu haben, ein wirklich menschliches und verletzliches Wesen vor sich zu sehen. Dies würde ihn stark hemmen, eine Frau weiterhin einfach für seine sexuellen Zwecke benutzen zu wollen.

Exposition und Reizkontrolle – suchtauslösende Umgebungsreize bewältigen

Zwei Dinge können zu Hause getan werden: Es können Expositionen durchgeführt und Reiz- oder Stimuluskontrolle ausgeübt und eingeübt werden. Zum Beispiel kann mit einem Patienten trainiert werden, den Computer »neutral« und zielgebunden hochzufahren, ohne einen hypersexuellen Verhaltenszyklus auszulösen. Der Computer wird dabei zu Übungszwecken wiederholt hochgefahren, und der Patient benennt währenddessen seine Absicht, z. B.: »Ich fahre den Computer jetzt hoch, um eine Überweisung zu tätigen.« Mit genügend Zeit kann diese Handlung bis zu ihrem Abschluss und dem Herunterfahren des Computers wiederholt eingeübt werden. Das neue Verhalten muss später auch ohne den Therapeuten fortlaufend eingeübt werden. So wird gleichsam eine Schneise in die suchtassoziierte Gewohnheit geschlagen. Je höher die Frequenz, die Intensität und die Dauer der neuen Handlung, desto stärker findet die Hemmung und Überschreibung des alten Musters statt und desto stärker kann eine neue, nicht sexuelle, sondern sachbezogene Gewohnheitsstärke aufgebaut und aufrechterhalten werden. Diese übenden Vorgänge nennt die Psychologie prozedurales Lernen, also das Lernen und Einüben von bestimmten Abläufen. Auf tiefenpsychologisch orientierte Kollegen mag das Einüben solch einfacher Verhaltensroutinen befremdlich wirken, m. E. ist es aber sehr wirksam.

Des Weiteren kann der Patient schildern, was er bisher im süchtigen Muster getan und erlebt hat. Dann werden Verhaltenselemente eingeführt, die den Vorgang verändern und ihn unvereinbar mit zwanghafter sexueller Erregung machen. Die kognitive Vorbereitung besteht darin, eine Werteklärung (Hayes et al. 2016) vorzunehmen – verbunden mit passenden Handlungen – und sich diese vor Augen zu führen. Folgende Frage kann herausgearbeitet werden: Aufgrund welcher persönlichen Werte will der Patient es unterlassen, pornografisches Material zu konsumieren? Darüber hinaus können auch die unerwünschten Folgen bedacht werden. Werte und Konsequenzen sind bereits mit dem Patienten vorbesprochen und können nun wiederholt werden. Es kann auch sinnvoll sein, Notizzettel an den Computer anzubringen, mit Aussagen wie: »Schalte deinen Verstand ein!« oder »Denke an deine Werte, z. B.: Ich will ein guter Partner sein!« oder »Denke an die unerwünschten Folgen …«.

Das Smartphone beherrschen

Genauso wie mit dem Computer muss mit dem Smartphone umgegangen werden. Zu Beginn der Behandlung ist es nötig, das Gebrauchsmuster und damit verbundene süchtige Konsumrisiken zu bestimmen. Auch hier spielen scheinbar unbedeutende Entscheidungen eine wichtige Rolle. Der Gebrauch sollte durch Selbstkontrolle und ggf. zunächst durch einverständliche Fremdkontrolle gelenkt sein.

> **Fallbeispiel**
> Einer meiner Patienten nahm sein Handy stets mit auf die Toilette und konnte im Rahmen seiner Suchtentwicklung nicht mehr auf die Toilette gehen, ohne pornografisches Material zu betrachten. Die Toilettenzeiten wurden dadurch so weit ausgedehnt, dass sein Chef eines Tages an die Toilettentür klopfte und ihn unmissverständlich fragte, was er dort treibe. Der konsequente Verzicht auf das Handy bei Toilettengängen reduzierte die Konsumzeit erheblich und minimierte das süchtige Verhalten am Arbeitsplatz sehr deutlich.

Explizit pornografisches Material sollte meines Erachtens nicht gemeinsam mit dem Patienten exponiert werden. Dies ist ethisch nicht angemessen. Zum einen berührt es einen höchstpersönlichen, wenn auch problematischen Lebensbereich des Patienten und kann zu unerwünschten Schamreaktionen und komplizierten Übertragungs- und Gegenübertragungsgefühlen auf Patienten- und Therapeutenseite führen. Zum anderen kann sexuelle Erregung nicht einfach gelöscht werden. Darüber hinaus könnte ein solches Vorgehen die Therapeut-Patient-Beziehung ernstlich verwirren, da auch der Therapeut nicht vor seiner eigenen Erregung geschützt ist.

Die therapeutengeleitete Exposition kann den Behandlungspozess sehr sinnvoll vertiefen. Der Patient lernt zunächst, mit und durch einen anderen Menschen neues, nicht-süchtiges Verhalten zu entwickeln, um es dann autonom auszuüben. Im Falle von Sucht heißt dies, suchtassoziiertes Verhalten zu hemmen bzw. zu unterlassen. Entwicklungspsychologisch entspricht dies der Entwicklung der Handlungsregulation und der Gefühlssteuerung, die beim Kind zunächst durch die wichtigsten Bezugspersonen moduliert und dann verinnerlicht und selbst ausgeübt werden kann.

Weitere Effekte

Diana Fosha nennt einen wesentlichen Heilungsaspekt der therapeutischen Beziehung »Einsamkeit aufheben« (undoing aloneness). Da sexuelle Sucht häufig als Tröstung bei erlebter früher Einsamkeit und Unverbundenheit fungiert und solitär ausgeübt wird, wird sie durch die Anwesenheit des Therapeuten zeitweise aufgehoben. Dies geschieht während der therapeutengeleiteten Exposition, aber natürlich auch im Behandlungszimmer. Der metatherapeutische Dialog kann dann helfen, diesen zwischenmenschlichen Vorgang zu betrachten, zu vertiefen und im Erleben des Patienten als neue, korrigierende und heilsame Erfahrung zu verankern. Oft treten dann auch Trauergefühle auf, da therapeutische Anwesenheit und Begleitung schmerzliche Erinnerungen an Zeiten des Unbegleitet-Seins, der Verlorenheit und Einsamkeit hervorrufen.

Ein Sponsor aus einer Selbsthilfegruppe kann übrigens Ähnliches und noch mehr tun. Mit der Einwilligung des Betroffenen können Pornografiefilter eingerichtet werden, und der Betroffene kann sich verpflichten, seinen Browser-Verlauf überprüfen zu lassen. Die aktive Kontrolle suchtauslösender Reize ist ein wichtiger Bestandteil – vor allem zu Beginn der Behandlung, wenn hohe süchtige Gewohnheitsstärken vorliegen und das süchtige Verhalten noch nicht beherrscht werden kann.

Tiefenpsychologisch und analytisch geschulte Kollegen können mit dem oben beschriebenen Vorgehen Probleme haben, da ihre therapeutischen Schulen aktives Eingreifen und aktives Unterlassungslernen als übende Verfahren eher ausschließen und Einsichtsprozesse und deren innewohnende verhaltensverändernde Kräfte stärker betonen. Dazu sei angemerkt, dass die therapeutische Arbeit zu Hause nicht zwingend notwendig zur Behandlung der Störungen der Impulskontrolle ist, sie sich jedoch als hilfreich erweisen kann.

In einem weiteren Schritt werden die Patienten ermutigt, gesunde – nicht-süchtige – Entscheidungen zu treffen und Menschen zu finden, die sie aktiv und passiv darin unterstützen. Dazu gehört auch der Besuch von geeigneten Selbsthilfegruppen wie SLAA oder AS, in denen sich Betroffene austauschen und ermutigen können. Hinsichtlich der Behandlungsmotivation ist es nicht ausreichend, wenn diese sich nur aus bedrohlichen und negativen Konsequenzen speist. Das tut sie zu Beginn einer Behandlung jedoch meistens. Ausschließliche Vermeidungsmotivation ist jedoch keine gute motivationale Grundlage für die Behandlung und trägt nicht weit. Die positive Annäherungsmotivation, also die Frage des persönlichen Zugewinns bei Überwindung der Störung, ist sehr zentral und kann den Patienten enorm beflügeln.

Übung und Motivierende Gesprächsführung

Für jemanden mit einer Impulskontrollstörung ist es extrem schwer, das impulsive bzw. süchtige Verhalten zu unterlassen. Es genügt nicht, nur über das Problem zu sprechen. Um das Verhaltensproblem zu lösen, muss der Patient erhebliche und aktiv übende Anstrengungen zwischen den Sitzungen unternehmen. Vor allem muss er lernen, sich zu hemmen. Diese Form des Lernens ist ein »Unterlassungslernen«. Dazu muss er die Fähigkeit erwerben, mit Suchtdruck – der vor allem anfänglich enorm stark sein kann – umgehen zu können. Er muss übend nicht-süchtige Gewohnheiten ausbauen und süchtige Gewohnheiten unterlassen. Dies erfordert oft umfassendere Verhaltensänderungen als gewünscht und ist ein komplexerer Vorgang, als man zunächst vermutet.

> **Fallbeispiel**
> **Unterlassungslernen**
> Einer meiner Patienten hatte folgendes Suchtmuster:
> »Sich in der 10-Uhr-Pause mit der BILD-Zeitung auf die Toilette zurückziehen, dann das BILD-Girl der Woche anschauen – dann im Smartphone nach ›Girls‹ suchen – dann zu Pornografie wechseln – dann masturbieren bis zum Orgasmus. Das Ganze in 8–10 Minuten. Auf der Arbeit. Täglich.«
> Das neue Muster bestand in Einübung eines nicht-süchtigen Musters, das wir herausarbeiteten:
> »In der 10-Uhr-Pause bei den Kollegen bleiben. Beim Gang auf die Toilette keine BILD-Zeitung mitnehmen. Auf unwillkürlich innerlich aufsteigende erotische Bilder nicht reagie-

ren. Innere Bilder registrieren, als eingeübt anerkennen, nicht reagieren. Suchtdruck achtsam anerkennen, nicht reagieren. Toilettengang ohne Masturbation beenden.«
Als Verhaltensziele wurden formuliert: »Den Suchtdruck in Form von Unruhe, Gereiztheit und Langeweile aushalten lernen und ihm nicht nachgeben. Den Suchtdruck und sein Abklingen beobachten. Ansonsten oder danach zur Arbeitstätigkeit zurückkehren.«
Das neue Lernen oder Umlernen wird als Verhaltensexperiment (Rouf 2004) formuliert und muss unbedingt nachbesprochen werden, bis es glaubhaft zu einer neuen Gewohnheit geworden ist.

Eine der wichtigsten Methoden, um die Behandlungsmotivation und das Erleben der eigenen Selbstwirksamkeit zu erhöhen, ist die Motivierende Gesprächsführung, die von den Psychologen und Suchtforschern William Miller und Stephen Rollnick entwickelt wurde (Miller & Rollnik 2005). Die beiden machten die faszinierende Entdeckung, dass sich die Patienten selbst in einen Veränderungsprozess »hineinreden« können, ganz ohne vom Therapeuten überzeugt werden zu müssen. Im Gegenteil: Will ein Therapeut den Patienten überzeugen, warum es gut wäre, dass er sich ändert, führt dies schnell zu einem Widerstand oder zur Reaktanz beim Betroffenen. (Unter Reaktanz versteht man Widerstandsphänomene, die – wie Freud es nannte – zu einem starken »Gegenwillen« gegen die Behandlung führen und diese völlig unterlaufen können.)

Die Motivierende Gesprächsführung fußt auf der Annahme, dass der Patient die primäre Verantwortung dafür trägt, sich zu ändern, und diese auch tragen kann. Die Rolle des Therapeuten besteht darin, ihm aktiv zu helfen, sich zu entscheiden, ob er willens und fähig ist, sich in Behandlung zu begeben, und eine ausreichende innere Motivation besitzt, den Veränderungsprozess einzuleiten und durchzuführen. Der Therapeut kann dann Folgendes sagen:

»Meiner Meinung nach und nach allem, was wir bisher über ihre Suchtmuster erfahren haben, könnte es sehr hilfreich für Sie und viele Aspekte Ihres Lebens sein, wenn Sie Ihr süchtiges Verhalten unterlassen könnten. Ich würde Sie gerne dabei unterstützen und kann das auch, aber für was Sie sich entscheiden, das liegt letztlich in Ihren Händen.«

Ein weiterer wichtiger Aspekt der Behandlung ist die empathische, d. h. einfühlsame Haltung des Therapeuten. Hier geht es darum, den Patienten in seiner Eigenheit und mit seiner Lern- und Prägungsgeschichte zu erfassen. Sucht-Patienten sind in der Regel gewohnt, massiv kritisiert und für ihr Verhalten sehr negativ bewertet zu werden. Oft erleben sie in der therapeutischen Situation das erste Mal eine annehmende und verständnisvolle Haltung, die ihnen helfen kann, ihre oft automatisierten Verteidigungs- und Rechtfertigungsstrategien aufzugeben und tatsächliche Veränderung anzustreben.

Bei der Vielfalt und gelegentlich extremen Ausformung sexueller Suchtmuster ist es möglich, dass man als Therapeut an die Grenzen seiner empathischen Fähigkeiten gelangt. Dies gilt vor allem bei devianten und dissexuellen Suchtmustern, die durch das Abgleiten in perverse Korridore oder fremd- und selbstgefährdende Verhaltensweisen gekennzeichnet sind. Hier hat mir oft die »empathische Konfrontation« des Patienten geholfen. Dabei spreche ich die Irritation direkt an, die bei mir durch bestimmte, z. B. abstoßende sexuelle Inhalte entsteht. Es kann sehr schwer sein, hier nicht wertend, empört oder entsetzt zu sein oder den Patienten vielleicht sogar bestrafen oder loswerden zu wollen oder feindselig-abwehrend zu reagieren. Es ist aber ausgesprochen wichtig, an dieser Stelle nicht feindselig zu werden, sondern dem Patienten begreiflich zu machen, dass aktuell die Grenzen der Empathie erreicht worden sind. Dies entsetzt die Patienten oft, da sie fälschlichweise annehmen, Therapeuten müssten alles aushalten können. Aber häufig können sie dadurch auch bemerken, wie sehr ihre süchtigen Muster die eigenen ethischen Standards verletzt, unterlaufen und herabgesetzt haben. Es ist wie eine Ausnüchterung, ein heilsames Erschrecken, ein Zur-Vernunft-kommen-Können, wenn der »erotische Dunst« der sexuellen Süchtigkeit sich lichtet. Tauchen das »heilsame Erschrecken« oder die Ernüchterung nicht auf oder kann der Patient die Reaktion des Therapeuten gar nicht verstehen, dann ist dies oft ein diagnostisches Zeichen für eine ausgeprägte Persönlichkeitsstörung und das Vorliegen tiefgreifender persönlichkeitsbezogener Störungsmuster, die z. T. nur schwer oder mit herkömmlichen therapeutischen Mitteln gar nicht zu behandeln sind.

Im nächsten Behandlungsschritt werden alle positiven und negativen Konsequenzen der sexuellen Suchtmuster untersucht. Jedes süchtige Verhalten bringt sehr starke positive kurzfristige Effekte hervor, sonst würde es nicht immer wieder ausgeführt werden. Dies leugnen Patienten gerne, da sie das Auftreten starker negativer Konsequenzen ja meist in die therapeutische Situation gebracht hat. Sie neigen dann zur Verteufelung ihres süchtigen Verhaltens und vergessen ihre »Liebe zur Sucht« und ihre Bindung an diese. Viele beziehen sich auch auf ihre aktuelle Abstinenz und das Frei-Sein vom Suchtdruck. Ich sage dann immer: »Es ist gut, wenn der Drache schläft, aber er schläft nur, er ist nicht besiegt. Wenn er erwacht, ist es äußerst ratsam, gut gerüstet zu sein.«

Selbstbeobachtung

Die Selbstbeobachtung zwischen den Sitzungen ist sehr wichtig für den Behandlungserfolg. Der Patient kann kritische Aspekte seiner Sucht, wie Suchtdruck, sexuell andrängende Fantasien, Lüsternheit u. Ä., beobachten und aufzeichnen. Patienten neigen dazu, das Ausmaß ihrer Sucht zu unterschätzen. Tägliche Aufzeichnungen erhöhen die Bewusstheit über das Problemverhalten. Darüber hinaus können durch die täglichen Aufzeichnungen auch die Fortschritte im Behandlungsprozess beobachtet werden. Vor allem die Abnahme intensiver und zunächst als unabweisbar erlebter Drangzustände und die Zunahme der Kontrollüberzeugung können durch Selbstbeobachtung besser bestimmt werden.

3.1.6 Dritte Sitzung: Weiteres Erkennen und Umgang mit Auslösern

Zu Beginn dieser Sitzung ist es wichtig, die Zeit zwischen der letzten Sitzung zu erörtern und die Aufzeichnungen und Beobachtungen zu besprechen. Wie viele Drangzustände sind aufgetreten, und wie unabweisbar wurden diese erlebt, wie war letztlich der Umgang mit diesen? Konnte widerstanden werden, oder ist es zu Rückfällen gekommen? Danach kann man zum Hauptpunkt der Sitzung kommen, dem Erkennen von Auslösern süchtigen Verhaltens und dem Umgang mit diesen Auslösereizen.

Patienten sollten so früh und so viel wie möglich über die Situationen wissen, die ihr süchtiges, dranghaftes, obsessives oder impulshaftes sexuelles Verhalten auslösen. Bei der Wahrnehmung eines erotisches Reizes ist es wichtig, zu lernen, diesen zu »diskriminieren«, d.h. ihn von gewünschter sexueller Erregung zu unterscheiden und ihn als unerwünscht und süchtig bestimmen zu können. Durch diese Form erlebensbezogener Beobachtung wird ein Patient in die Lage versetzt, diese Reize abzuweisen, damit keine süchtigen Verhaltensketten in Gang gesetzt werden, welche dann wiederum das Verhalten des Betroffenen steuern. Diesen Vorgang nennt man das Unterscheidungslernen. Gelernt wird dabei,

- die unterschiedliche Bedeutung ähnlicher Reize voneinander trennen zu können,
- sich gegenüber unerwünschten Reizen zu desensibilisieren und auf diese nicht weiter zu reagieren.

Hier können passive Verhaltenstechniken – wie »Non-Doing«, d.h. Nicht-Handeln oder Unterlassen – aus den Achtsamkeits- und Meditationstraditionen enorm hilfreich sein, um den starken Aufforderungscharakter von Reizen abzuschwächen und zu verlernen und so die oft sehr starke, andrängende und hochautomatisierte Gewohnheitsstärke des süchtigen Verhaltens nach und nach immer mehr zu schwächen, zu minimieren und im besten Fall völlig zu neutralisieren. Das erste Ziel ist, zu einer bewussten Verhaltenssteuerung und Selbstwirksamkeit über problematisches bzw. süchtiges Verhalten und Erleben zu gelangen, und zwar zunächst passiv, d.h. durch den Erwerb der Fähigkeit, eben nicht mehr zwanghaft oder automatisiert handeln zu müssen.

Das Auffinden von Auslösern für sexuell süchtiges Verhalten ist ein wichtiges Unterfangen, vor allem deshalb, weil Patienten häufig nicht ahnen, wie früh sie bereits auf süchtiges Verhalten zusteuern und wie früh ihre Suchtmuster unbewusst bereits aktiviert sind.

Wichtig ist hier auch das Phänomen der scheinbar irrelevanten Entscheidungen, die das Auftreten von Rückfällen sehr begünstigen können, und zwar ohne vom Betroffenen als relevant für einen Rückfall erkannt zu werden. Ein Beispiel soll dies veranschaulichen:

Fallbeispiel

Herr K. ging abends noch Einkaufen. Plötzlich dachte er an eine bestimmte Margarine, welche er unbedingt noch zu benötigen glaubte. Diese Margarine gab es aber nicht im Supermarkt an der Ecke, in dem er meist einkaufte, sondern nur in dem Bioladen, der ca. zehn Gehminuten entfernt lag und auf dessen Weg ein Sex-Shop lag, den er früher häufig frequentiert hatte. Als er schließlich vor dem Sex-Shop stand, wurde ihm schlagartig klar, dass sein Suchtsystem längst aktiviert und er einer Selbsttäuschung erlegen war. Da wir den Sex-Shop bereits als wichtigen Auslösereiz identifiziert hatten, gelang es ihm trotz des starken Aufforderungscharakters der Situation und einer hohen Gewohnheitsstärke, nicht zu reagieren, den Reiz als unerwünschten süchtigen Reiz zu erkennen und den Shop nicht zu betreten, sondern sich seine Margarine zu kaufen. Sein Erleben nach dem Unterlassen war ambivalent: Einerseits war er stolz, widerstanden zu haben, andererseits hatte er das schale Gefühl, den aufregenden Sex-Shop für eine langweilige Bio-Margarine eingetauscht zu haben. Wenn der gelungene Verzicht sich ambivalent oder gar frustrierend anfühlt, dann ist es besonders wichtig, gemeinsam mit dem Patienten die Gründe zu wiederholen, aufgrund derer er sich entschlossen hat, sein süchtiges Verhalten zu unterlassen und bestimmte Grenzen einzuhalten, und herauszuarbeiten, was er durch sein Unterlassen gewinnt.

3.1.7 Vierte Sitzung: Verhaltensweisen zur Bewältigung suchtauslösender Reize aufbauen

Zu Beginn der Sitzung wird die Zeit zwischen der letzten und der jetzigen Sitzung besprochen. Unter Einbeziehung der Inhalte der letzten Stunde werden Reizbedingungen oder problematische Situationen erfragt, welche der Patient möglicherweise erkannt und bewältigt hat. Danach geht es in dieser Sitzung vertieft um die Bewältigung von kritischen Auslösesituationen. Dabei gibt es drei Ebenen:

- die gedankliche Ebene,
- die gefühlsmäßige Ebene,
- die Ebene des Verhaltens.

Darüber hinaus untersuchen und bewerten wir die Fähigkeit des Patienten, sich ohne süchtiges Verhalten angenehme, freud- und lustvolle und belohnende Erlebnisse zu verschaffen bzw. diese bei sich wiederzuentdecken. Oft ist es nämlich so, dass die exzessive Entwicklung des Suchtsystems eine Verarmung oder Vereinseitigung der Aktivitäten des Betroffenen mit sich bringt, darüber hinaus ein Absinken moralischer Standards und im schlimmsten Fall eine Verrohung und das Abgleiten in die perversen Korridore. Bildlich gesprochen kann eine Sucht wie ein Pilzgeflecht in die Person hineinwachsen und deren Denken, Fühlen und Handeln immer stärker durchdringen und immer wesentlicher beeinflussen. Eine noch stärkere Metapher ist die eines Parasiten, der von seinem Wirt Besitz ergreift und dessen Verhalten mehr und mehr steuert. Bei der Untersuchung der täglichen Routinen kann man immer eine Anzahl beiläufiger, unnötiger und vermeidbarer suchtauslösender Reizbedingungen auffinden und zunächst deren aktive Vermeidung diskutieren.

Zu Beginn der Behandlung ist es durchaus angebracht, sexuelle Gefahrenreize zu meiden, zumindest bis ausreichende Bewältigungsstrategien aufgebaut sind.

Fallbeispiel

Für Herrn L. – ein Arzt – wurde das Suchtsystem bei der Vorstellung »Bereitschaftsdienst« ausgelöst. Er hatte sich angewöhnt, sich »nach getaner Arbeit« mit Pornografie zu belohnen und zu entspannen. Die Assoziation von Bereitschaft und Porno wurde schließlich zu einem Bedingungsgefüge: wenn Bereitschaft, dann Porno. Es ist überaus wichtig diese

Routinen kreativ und nachhaltig zu unterbrechen. Beispielsweise müssen bestimmte Lauf- oder Fahrwege verändert werden, um »scheinbar unwichtige Entscheidungen« so gut wie möglich zu unterbinden und Reizsituationen mit Aufforderungscharakter zu vermeiden. In dem hervorragenden Film »Thanks for Sharing«, in dem Mark Ruffalo einen sexsüchtigen Mann spielt, lässt dieser ein Fernsehgerät aus seinem Hotelzimmer entfernen, um nicht in Versuchung zu kommen, einen Pornokanal zu abonnieren.

Sehr hilfreich kann auch ein soziales Netz aus Sponsoren einer Selbsthilfegruppe sein, die viele Gefahrenmomente des Patienten kennen und die theoretisch jederzeit angerufen werden können. So telefonierte einer meiner Patienten mehrere Wochen lang auf dem Weg von seiner Firma bis nach Hause mit seinem Sponsor, um dem Wunsch zu wiederstehen, »noch schnell« eine Prostituierte aufzusuchen. Auch kann es sinnvoll sein, die Computernutzung zu verändern und z. B. nur noch in öffentlichen Räumlichkeiten am Computer zu arbeiten und/oder pornografische Barrieren in den Computer einbauen zu lassen oder Verläufe einvernehmlich kontrollieren zu lassen. In einer späteren Sitzung werden wir noch auf weitere Strategien der Rückfallvermeidung eingehen.

Merke
Insgesamt wäre es unrealistisch zu glauben, dass man alle Reizbedingungen für einen Patienten beseitigen könnte – intelligent reduzieren kann man sie aber in jedem Fall.

Bei den promiskuitiven Formen der sexuellen Süchtigkeit gibt es z. B. gelegentlich »Kumpel«, mit denen man Frauen aufreißen geht.

Fallbeispiel
Einer meiner Patienten war Teil einer Männerclique von jungen Ärzten, die sich zynisch »Ärzte ohne Grenzen« nannte. Die jungen Männer gefielen sich besonders darin, mit ihrem beruflichen Status als Arzt zu spielen und so viele Frauen wie möglich ins Bett zu kriegen. So gelang es meinem Patienten einmal, mit fünf Frauen in einer Nacht zu schlafen. Dating-Plattformen, Viagra und Amphetamine halfen dabei, die »Tour de Force« zu bewältigen. Das Triumphgefühl war jedoch nur von kurzer Dauer, und lebensgeschichtliche Leere und Einsamkeit dominierten bald wieder das Erleben des Patienten.

Kumpel oder Buddys sind Personen, die einem durch gemeinsames süchtiges Handeln nahestehen. Sie haben in der Regel kein Interesse an Abstinenz und ziehen sich schnell zurück, wenn es um die ernsthafte Veränderung süchtigen Handelns geht. Allerdings können sie auch verführerisch sein und den Betroffenen in süchtiges Verhalten hineinziehen wollen. An dieser Stelle ist es für den Betroffenen wichtig, verführerische Angebote ablehnen zu können. Die Fähigkeit, abzulehnen, sollte, wenn nötig, in einem Ablehnungstraining am besten im Rollenspiel eingeübt werden. Denn wenn das Suchtsystem durch einen Buddy aktiviert ist, kann es sehr schwer sein, Nein zu sagen.

Beziehungsschwierigkeiten

Sexuelle Süchtigkeit kann eine enorme Stressquelle für den Betroffenen selbst und deren Partner und Familien sein (Hall 2012, 2015). Süchtige Menschen isolieren sich häufig innerlich und äußerlich. Dabei können sie sich von ihren Angehörigen, Partnerinnen und Partnern, ihren Familien und Freunden entfremden. Wenn das Vertrauen in die süchtige Person starken Schaden genommen hat, sollte der Betroffene glaubwürdige Anstrengungen unternehmen, um das Vertrauen wieder aufzubauen. Dabei muss der Süchtige sich so lange Misstrauen gefallen lassen, bis er alles getan hat, was z. B. die Partnerin braucht, um ihm wieder Vertrauen schenken zu können. Ironischerweise beklagen sich süchtige Männer in diesem Zusammenhang häufig über ihre Frauen oder ärgern sich darüber, dass ihre Partnerinnen ihnen nicht wieder so schnell vertrauen, wie sie es wünschen. Ich sage dann immer:

»Ich verstehe, dass sie sich das Vertrauen Ihrer Frau wünschen, aber als Süchtiger müssen Sie sich Misstrauen gefallen lassen. Überlegen Sie einfach, was Sie haben wollen, falls Ihre Partnerin nicht möchte, dass Sie Pornografie konsumieren. Sie oder Porno? Beides zusammen geht offensichtlich bei Ihnen nicht, deshalb müssen Sie sich entscheiden, ob Sie lieber das eine oder lieber das andere haben wollen. Aber vergessen Sie bei Ihrer Entscheidung nicht: Ohne Partnerin oder Partner werden Sie – statistisch betrachtet – weniger lange leben, Sie werden einsamer, isolierter, häufiger krank und unglücklicher sein, und Sie werden zu anderen Süchten neigen – die Gefahr, dass sie schließlich als ›Dirty Old Man‹ Ihr Leben fristen, ist nicht wirklich abwegig.« Ich gebe zu, dass diese Aussagen einer gewissen wertenden Polemik nicht entbehren, wohl deshalb, da ich im Laufe meiner Tätigkeit mehreren Dirty Old Men und Sugar Daddies begegnet bin. Mehrmals war ich tief schockiert von einer unpersönlichen, beziehungs- und schamlosen Lüsternheit, welche die Person nach Jahren exzessiver Süchtigkeit ausgebrannt und ethisch leer gemacht hatte.

Gesundes, mit Sucht unvereinbares Verhalten entwickeln

Gesundes Verhalten ist mit Sucht nicht vereinbar. Für viele betroffene Menschen ersetzt das süchtige Verhalten eine Vielzahl von sonstigen positiven Aktivitäten. Wird das süchtige Problemverhalten eingestellt, entsteht freie Zeit, die schnell zu Langeweile und innerer Anspannung führen kann. Langeweile wiederum kann zu Rückfällen führen und stellt deshalb ein Hochrisikoerleben dar. Deshalb sollte die Frage erörtert werden, was mit der frei werdenden Zeit getan werden kann.

An dieser Stelle ist es wichtig, Ressourcen und Fähigkeiten wiederzuentdecken, die möglicherweise im Verlaufe der Suchtentwicklung unter die Räder gekommen sind. Vernachlässigte oder aufgegebene Aktivitäten sollten wiederbelebt werden. Angewendet werden kann hier auch eine sehr wirksame Methodik: die Verhaltensaktivierung der Depressionsbehandlung. Dabei werden ausgeübte oder gewünschte Aktivitäten gemeinsam ermittelt und dann in eine Rangreihe hinsichtlich der Schwierigkeit ihrer Umsetzung gebracht. Natürlich ist es ratsam, mit angemessenen Herausforderungen zu beginnen. Ein Patient hatte z. B. das Klettern in einer Kletterhalle erneut für sich entdeckt, nachdem er aufgehört hatte, mehrere Stunden am Tag zwanghaft in Dating-Plattformen zu chatten. Übrigens hat er in der Kletterhalle – und nicht im Chat – seine spätere Frau kennengelernt.

Die Konfrontation einer süchtigen Verhaltensepisode

Die Konfrontation oder auch Exposition ist eine der wirksamsten Interventionen der Verhaltenstherapie und wird inzwischen bei vielen psychischen Störungen angewandt, etwa bei Zwangs- oder Angststörungen. Ursprünglich bestand sie darin, dass sich der Patient mit angstbesetzten Situationen auseinandersetzt, um seine Angst zu bewältigen und zu überwinden. Expositionen löschen – richtig angewandt – aber nicht nur Angst, sondern auch andere unangemessene oder störende Verhaltensmuster, wie z. B. zwanghaftes Kontrollieren oder obsessives und impulsives Verhalten. Konfrontationen können ganz real (in vivo) oder, wie oben beschrieben, in der Vorstellung (in sensu) ausgeübt werden.

In diesem Behandlungsabschnitt soll der Patient eine typische Episode beschreiben, in welcher er süchtiges Verhalten ausübt. Die Beschreibung soll möglichst viele Elemente der Wahrnehmung und des sinnlichen Erlebens enthalten. Die Schilderung der Szene wird aufgezeichnet oder aufgeschrieben. Die Beschreibung von Reizen kann alles Mögliche beinhalten, z. B. das Hochfahren des Computers, das Gefühl des Ungestört-Seins, nachdem die Freundin gegangen ist, das Schließen einer Tür usw. Jeder Patient sollte die speziellen, auslösenden Merkmale seines Suchtmusters beschreiben können. Gemeinsam versuchen Patient und Therapeut so viele suchtauslösende Reizbedingungen zu finden wie möglich. Dabei ist es wichtig, auch die Stimmung, die Gedanken, die Gefühle und die speziellen Verhaltensweisen zu erfassen, die süchtiges Verhalten auslösen und aufrechterhalten. Das Ziel der Exposition bei den Störungen der Impulskontrolle ist die Einführung inkompatibler, also unvereinbarer Elemente, die der unmittelbaren Lustkomponente widersprechen oder diese erheblich einschränken, sodass das süchtige Verhalten blockiert und unterlassen werden kann.

Nun werden genau jene gedanklichen, gefühlsmäßigen und Verhaltenselemente eingeführt, die das Verhalten nicht-süchtiger, gesunder Personen hemmen und steuern. Es werden sozusagen die Bremsen eingebaut, die unerwünschtes Verhalten nicht auftreten lassen und eine gewünschte Verhaltenssteuerung ermöglichen und aufrechterhalten. Dieser spezifische Prozess wird Mood Induction genannt. Dazu sollte die süchtige Lust oder Lüsternheit in der Exposition mindestens schwach aktiviert werden, um das gesamte Suchtgeschehen deutlich werden zu lassen und störungsaufrechterhaltende Gedanken, Gefühle und Verhaltensweisen erkennen zu können. Ich nenne diesen Vorgang »Den Drachen aufwecken«.

Zusätzlich zur Mood Induction wird nun ein zweiter Prozess aktiviert, der bei gesunden Menschen die Regel ist. Durch die Aktivierung der negativen Konsequenzen im Bewusstsein des Patienten soll die Fähigkeit zur Hemmung des Verhaltens aufgebaut werden. Dieser Parallelprozess wird Negative Mood Induction genannt, es ist eine Hemmung des impulsiven Verhaltens durch die gleichzeitige Aktivierung des Bewusstseins über die negativen Auswirkungen des Verhaltens und dessen Unvereinbarkeit mit den eigenen Werten. Darüber hinaus findet in der Übung auch tatsächliches Unterlassungslernen des Patienten statt.

Fallbeispiel
Eine Negative Mood Induction
»Ich fühle, wie mich eine erotische Stimmung erfasst, der ich mich kurzfristig einfach überlassen will – ich denke: Scheiß drauf, ich will das jetzt … Dann fällt mir aber ein, wie ich mich fühle, nachdem ich ausagiert habe. Kurz nach dem Orgasmus werde ich beginnen, mich schlecht zu fühlen und Schuld- und Schamgefühle entwickeln. Ich werde das Gefühl haben, etwas getan zu haben, was ich ja eigentlich gar nicht wollte. Ich denke an meine Frau, der ich versprochen habe, dieses Verhalten zu unterlassen, und an meine drei jugendlichen Söhne und was diese wohl sagen würden.«

Meist ist es ratsam, den Patienten bei der Wiederholung der Szene, die in der Vorstellung exponiert wird, die Augen schließen zu lassen und ihn zu bitten, sich die Szene so lebhaft, sinnlich und vollständig wie möglich vorzustellen. Es geht also um keine Nacherzählung einer vergangenen Situation, sondern in erster Linie um das Erleben einer zukünftigen Risikosituation. Das Ziel des Vorgehens ist zunächst die Erzeugung eines spürbaren impulsiven Verlangens. An das Verlangen sind eine ganze Reihe aktivierender, verhaltensbahnender und automatischer Gedanken geknüpft, wie z. B.:

- »Ach, nur kurz, das schadet jetzt nicht« oder
- »Wen juckt's, es weiß ja eh niemand« oder
- »Scheiß drauf, was soll's«.

An dieser Stelle erfolgt die Einführung von mit dem dranghaften Begehren unvereinbarer Informationen – in der Regel durch die Erinnerung an die unerwünschten Konsequenzen des Verhaltens.

Fallbeispiel
Ein Patient hatte während der Spielpause einer Fußballübertragung hektisch vor seinem Computer masturbiert. In der Eile hatte er vergessen, sein Büro abzuschließen. Kurz nachdem er ejakuliert hatte sah er, dass seine 6-jährige Tochter neben ihm stand. Leider waren die Konsequenzen hier sehr real und nicht imaginiert: Der Patient verlor nicht nur seine Familie, sondern auch das Umgangsrecht mit seiner Tochter.

Die Exposition in der Vorstellung hilft uns, mögliche reale unerwünschte Konsequenzen unseres Verhaltens zu erfassen, zu bedenken und zu erleben, und zwar mit dem Ziel einer stabilen Verhaltenshemmung des unerwünschten dranghaften Verhaltens und der Entwicklung von angemessenen, gewünschten und gesunden Verhaltensalternativen.

Den Patienten weiter und intensiver an die süchtigen Muster heranführen

Für viele Patienten ist die Vorstellung unangenehm, dass sie mit Suchtdruck arbeiten sollen und dass ein gewisses Maß an süchtiger sexueller Erregung in der Behandlung eingebaut werden soll. Wie in der Behandlung von Angststörungen mit Expositionen sage ich dann Folgendes: »Eigentlich geht es nicht um den Suchtdruck, sondern es geht um das tatsächliche Erleben der Verringerung des Suchtdrucks ohne süchtiges Verhalten.« Bei vielen Patienten ist die Reaktivität, d. h. die Reaktionsbereitschaft, auf ihre sexuellen Auslösereize sehr stark konditioniert und damit hochautomatisiert. Viele meiner süchtigen Patienten überschätzen ihre Willensstärke massiv in einer tatsächlich gegebenen Risikosituation. Sie verwechseln den starken Wunsch aufzuhören mit ihrer Willensstärke. Wünschen ist nicht Können. Allerdings kann der Wunsch den Weg zum Können bahnen.

Hat ein süchtiger sexueller Reiz jedoch das Gehirn erreicht, ist es beim Süchtigen in der Regel so, als ob die Kugel einer Kugelbahn nicht mehr zu stoppen ist. Genau dies ist ja das Wesen der Störungen der Impulskontrolle. Ein starker Wunsch kann die Kugel nicht stoppen, sei er noch so stark. Deshalb benötigt der Patient sowohl den Wunsch als auch die Befähigung, aktive und passive Verhaltensstrategien einzusetzen bzw. anzuwenden. Und diese Strategien müssen aufgebaut, erlernt und eingeübt werden, damit sie wirksam werden können.

Für die Wirksamkeit ist übrigens nicht zwingend die Stärke der süchtigen Erregung bedeutsam, sondern die Erfahrung der Verringerung der Erregung ohne sexuelle Handlung. Dies wissen wir aus der Expositionsbehandlung von Menschen mit Zwangsstörungen. Wir nennen diese spezielle Methodik Exposition mit Reaktionsverhinderung. Ein Patient wird z. B. mit seinem Kontrollzwang konfrontiert, der darin besteht, alle Lichter, Kerzen und sonstige Gefahrenquellen in seiner Wohnung mehrere Stunden zu prüfen, ohne vorher das Haus verlassen zu können. Zunächst wird erfragt, wie er das Haus eigentlich gerne verlassen können will, und nach weiteren Behandlungsschritten wird trainiert, das Haus zu verlassen, ohne übertriebene und zeitraubende Kontrollen durchführen zu müssen. Das Unterlassen – das Non-Doing – und damit die Reaktionsverhinderung sind hier zentrale und sehr wirksame Behandlungskomponenten. Das Vorgehen hört sich leicht an, ist jedoch für die Patienten oft mit enormen Ängsten und Anstrengungen verbunden. Dies liegt

- an katastrophisierenden Vorstellungen wie »Oh Gott, jetzt brennt das ganze Haus ab« (bei Zwängen) und
- an Gedanken wie »Ich muss das jetzt einfach tun, sonst werde ich verrückt« (bei sexuellen Impulsen).

Wenn die »Exposition in der Vorstellung« aufgezeichnet wurde, sollte sie auch mehrmals vom Patienten zwischen den nächsten Sitzungen angehört werden.

3.1.8 Fünfte Sitzung: Andrängendes süchtiges Denken behandeln und Denkfehler erkennen

In dieser Sitzung liegt der Schwerpunkt auf dem Erkennen von Denkfehlern und automatischen Gedanken. Dazu werden die Gedankenketten bestimmt, die das impulsive Verhalten vor, während und nach der obsessiven Handlung begleiten.

Mit dieser Aufgabe konfrontiert, sagen Patienten oft so etwas wie: »Aber ich handle dort ja gerade ohne zu denken.« Das ist jedoch nicht korrekt. Jedes Handeln ist begleitet von Gedankenprozessen, die bei Vorliegen eins süchtigen Verhaltens die Funktion von »Türöffnern« oder auch »Brandbeschleunigern« haben können, da sie den Weg in den Impuls bahnen. Der gedankliche Ablauf folgt in der Regel einem Muster, wobei vor der Handlung Vorfreude und Erwartungslust, während der Handlung Lust und nach der Handlung Leere, Bedauern, Scham und Schuld auftreten können.

Der Patient ist hier durch die Vorstellungsübungen bereits vorbereitet. Er lernt, die Bedeutung von Gedankenprozessen zu erkennen. Die therapeutische Grundannahme besteht darin, dass hinter jeder Handlung Gedanken stehen, die diese Handlung beeinflussen. In unserem Fall heißt das, dass hinter jeder sexuell impulsiven Handlung begleitende Gedanken stehen und diese beeinflussen. Alle Patienten erkennen in der Regel Veränderungen in ihrem Denken in süchtigen Verhaltensepisoden, vor allem können sie schnell Gründe finden, ihr Verhalten zu rationalisieren, d. h. vor sich selbst zu rechtfertigen, um es ausführen zu können, und dessen negative Konsequenzen – vor allem vor und während der impulsiven Handlung – fast komplett zu ignorieren. Es ist unsere therapeutische Aufgabe, dem Patienten zu helfen, die negativen Konsequenzen seines Handelns nicht mehr aus den Augen zu verlieren und in seinem Bewusstsein halten zu können.

Die Methoden der Wahl sind die Arbeit mit selbstbeobachteten, impulsiven Verhaltensepisoden und die Anwendung des ABC-Schemas der Kognitiven Verhaltenstherapie. Dieses Schema besteht aus drei Komponenten und einer Abfolge von drei Schritten, deren Grundannahme darin besteht, dass durch ein bestimmtes Auslöseereignis bestimmte Gedanken oder gedankliche Bewertungen und bestimmte Verhaltensmuster ausgelöst werden. Entscheidend in diesem Geschehen ist nach Ansicht der Kognitiven Verhaltenstherapie die gedankliche Bewertung des Ereignisses, welche wiederum das Verhalten stark beeinflusst. Hier ein Beispiel einer meiner Patienten:

- A (Auslöseereignis) – »Ich öffne morgens am Arbeitsplatz meinen Computer.«
- B (Bewertung/Gedanke) – »Ich schaue mir nur ganz kurz eine schöne Frau an.«
- C (Konsequenz) – »Ich beginne, pornografische Seiten zu betrachten.«

Die Denk- oder Bewertungsfehler liegen hier in zwei irrigen Annahmen, in »eine Frau« und »nur kurz«. Sie sind überprüfbar anhand der Konsequenzen bzw. des tatsächlichen Verhaltens. In unserem Fall kann man nun den Patienten fragen:

Th.: Wie kurz sollte denn »nur kurz« sein, und ist es denn bei »einer Frau« geblieben?

Patient: Nein, eigentlich nicht, meistens wird es mehr, und es dauert länger, und meistens schaue ich auch mehr Frauen an.

Th.: Wie viel länger denn?

Patient: Fast eine Stunde und meist bis ganz kurz vor 8, wenn ich ins Lehrerkollegium muss. Ich bin auch schon öfter zu spät gekommen.

Th.: Und wie viele Frauen betrachten Sie in dieser Zeit?

Patient: Habe ich nicht gezählt.

An dieser Stelle reagieren Patienten gelegentlich gereizt, da sie mit ihrer Selbsttäuschung bzw. Wahrnehmungsverzerrung konfrontiert werden. Ich fühle mich als Therapeut dann häufig plötzlich wie ein Zahnarzt, der eine schmerzhafte Bohrung an einem kariösen Zahn durchführt. In der Regel spreche ich dieses Erleben auch an und betone die Notwendigkeit, die eigenen Suchtmechanismen aufzudecken und zu erkennen, um sie behandeln zu können. Ich sage dann Folgendes:

»Zunächst ist es oft unangenehm, genau hinzuschauen, aber es hilft sehr beim Nüchtern-Werden, d. h. dabei einen klaren und mutigen Blick auf das eigene Handeln werfen und Herr im eignen Hause sein zu können.«

Nach dem Aufzeigen der Diskrepanz zwischen Gedanken und Handeln frage ich weiter: »Worin besteht denn jetzt Ihr fehlerhaftes oder verzerrtes Denken?«

Patient: Na darin, dass ich mir etwas vormache.

Th.: Und was?

Patient: Dass ich mir mein süchtiges Handeln kleinrede. Erstens schaue ich tatsächlich viel länger, als ich es mir vornehme, und zweitens schaue ich viel mehr Frauen an, als ich mir einrede.

Th.: Dann könnten Sie sich das nächste Mal, wenn Sie vor der Entscheidung stehen, vor der Arbeit Frauen in sexuellen Posen zu betrachten, Folgendes fragen: »Möchte ich jetzt wirklich ca. eine Stunde 100–120 Frauen betrachten und mich mit derjenigen, die ich am tollsten finde, an meinem Arbeitsplatz vor dem Computer der Schule bis zum Orgasmus masturbieren?«

Patient: Das hört sich furchtbar an.

Th.: Das ist das, was Sie tatsächlich tun, wenn Sie ehrlich darauf schauen und den Schleier der erotischen Trance lüften.

3.1.9 Sechste Sitzung: Rückfallvermeidung

An dieser Stelle soll die Rückfallvermeidung im Rahmen des Leitfadens erörtert werden. Später werden wir uns noch ausführlicher mit diesem überaus wichtigen Behandlungselement vertraut machen.

> **Definition**
>
> Rückfallvermeidung bedeutet im Falle sexueller Süchtigkeit natürlich nicht den völligen Verzicht auf Sexualität, sondern den Verzicht auf die süchtige Sexualität. Wie eng oder wie weit dieser Verzicht gehen sollte, muss mit dem Patienten geklärt werden.

Die Selbsthilfegruppe AS (Anonymous Sexaholics) z. B. betont den völligen Verzicht auf Masturbation. Sexualität soll nur mit festen Beziehungspartnern stattfinden, also nur innerhalb einer einvernehmlichen und echten Partnerschaft praktiziert werden, sonst nicht.

Grundsätzlich lässt sich sagen, dass in der Zeit nach der Behandlung und nach längerer Abstinenz die Gefahr auftritt, zu vergessen, dass man tatsächlich bleibend an einer Störung der Impulskontrolle leidet. Nach einer Abstinenzphase sind häufig überhaupt keine unmittelbaren Krankheitssymptome mehr spürbar, und die Illusion entsteht, völlig »suchtfrei« zu sein. Ein Patient äußerte sich folgendermaßen: »Ich war so lange abstinent, da habe ich gedacht, das kann doch nicht schaden, wenn ich einmal zu einer Prostituierten gehe und mit ihr Sachen mache, die mit meiner Frau halt nicht gehen.« Damit der Patient nicht in die »Falle der Kontrollillusion« gerät, kann es sinnvoll sein, längerfristig und niederfrequent mit ihm zu arbeiten, um ein eventuell abnehmendes Krankheitsverständnis und die Abstinenz mit ihm zu besprechen und aufzufrischen. Darüber hinaus sind Sponsoren, d. h. erfahrene Selbsthilfegruppenmitglieder, wichtig, mit denen ein regelmäßiger und ggf. auch notfallmäßiger Kontakt stattfinden kann. Für ein Rückfallgeschehen müssen keine besonderen Stressoren vorliegen, allein die Abnahme der Störungsseinsicht genügt, um Suchtprozesse einzuleiten und die Eigendynamik des alten Suchtverhaltens in Gang zu setzen.

Ein Patient muss unbedingt auf zukünftige suchtauslösende Reize, Risikosituationen und mögliche Stressoren vorbereitet werden, da diese noch lange Zeit und schnell einen starken Suchtdruck bzw. den Drang, sexuell impulsiv zu handeln, erzeugen können. Hier ist es sinnvoll, sich gemeinsam der Mühe zu unterziehen, möglichst viele Anreizbedingungen unter die Lupe zu nehmen, um die Wahrscheinlichkeit von Rückfällen zu verringern. Außerdem ist eine allgemeine Aufklärung über das notwendig, was wir bereits aus der Rückfallforschung wissen, z. B. das Phänomen der scheinbar unbedeutenden Entscheidungen und der Kontrollillusion, damit der Patient wachsam bleiben und impulsives Verhalten dauerhaft unterlassen kann. Hier ist das Konzept der fortlaufenden Praxis wichtig. Es betont einen fortlaufenden Lernprozess, eine fortlaufende Wachsamkeit und dauerhafte Aufmerksamkeit gegenüber Risikosituationen. Um dies einzuüben, sollte der Patient seine tägliche Selbstbeobachtung fortsetzen und »Non-Doing« als Haltung des achtsamen Unterlassens einüben.

Mit dem Konzept von Grant haben wir nun eine vollständige, proximal orientierte Therapie abgeschlossen. Der Patient konnte sich facettenreich und intensiv mit seiner Sucht befassen und Verhaltensweisen erlernen und einüben, die ihm helfen sollen, seine Verhaltenssteuerung aufzubauen, zu festigen und aufrechtzuerhalten.

3.1.10 Gruppentherapie für Männer in Genesung

Es gibt verschiedene Gruppenformate, die praktiziert werden können. An dieser Stelle werden wir uns auf zwei Formen beschränken. Diese sollen mit einigen Strichen skizziert werden. Erstens die offene Gruppe in einer Klinik und zweitens die ambulante Gruppe in einer Praxis. Es ist gut belegt, dass Gruppentherapie ebenso wirksam ist wie Einzeltherapie (Strauß & Mattke 2012; Lambert 2013). Deshalb kann sie sowohl zusätzlich zur Einzeltherapie als auch alleine angeboten werden, sofern sie ausreichend strukturiert ist und alle wesentlichen Komponenten der Behandlung enthält.

Die offene Gruppe in der Klinik

Eine offene Gruppe für Männer gibt in der Regel die Möglichkeit zum Austausch von zwei Fragestellungen. Einerseits kommen Männer in die Gruppe, die sich im Unklaren darüber sind, ob sie Probleme mit verschiedenen Aspekten ihrer Sexualität haben. Andererseits ist die Gruppe für Männer geeignet, die bereits wissen, dass ihre Sexualität eine Störung der Impulskontrolle oder süchtige Muster aufweist, aber nicht wissen, wie sie damit umgehen können.

Zunächst heißt der Therapeut alle willkommen und erläutert diesen Sachverhalt. Wichtig ist auch, dass die Vertraulichkeit in der Gruppe angesprochen wird. Dann darf in einer Einführungsrunde jeder sein Problem kurz vorstellen und ein thematisches Interesse äußern. In dieser Runde sollte der Therapeut versuchen, Themenkomplexe zu erfassen und am Ende der Runde zusammenzufassen und anzubieten. Zum Beispiel folgendermaßen:

»Mir scheint, dass heute die Frage nach der Lüsternheit einige Männer ganz besonders beschäftigt. Wir können uns also fragen: Ist Lüsternheit ein normales Phänomen oder schon krankhaft, und wie können oder sollten wir damit umgehen?« Der Therapeut kann dann eine kurze Einführung geben hinsichtlich des – etwas altmodischen – Begriffs der Lüsternheit und seiner Bedeutung in den Selbsthilfegruppen. Danach beginnt ein persönlicher Austausch über das Erleben von Lüsternheit und die Bewertung dieser Form des erotischen Angesprochen-Seins als Auslöser für süchtiges Verhalten.

Ein Nachteil der offenen Gruppe besteht darin, dass sie eher wenige Möglichkeiten zu einem systematischen Aufbau von Themen bietet. Dies können geschlossene Gruppen viel besser, da dort ein Anfang, die Inhalte und ein Ende der Gruppe definiert sind. Dennoch können Männern in der offenen Gruppe sehr wichtige Anregungen gegeben werden, um sich mit den problematischen Aspekten ihrer Sexualität zu befassen. Dabei sind die Männer in der Gruppe immer wieder erstaunt, in wie kurzer Zeit eine persönliche Selbstöffnung und ein tiefer Austausch möglich sind. Vor allem junge Männer, die noch nie offen mit anderen Männern über ihre Sexualität gesprochen haben, sind oft enorm entlastet, wenn sie beginnen, ihre Probleme mit anderen zu teilen. Dabei spielt die Überwindung von Scham und Heimlichkeit eine wichtige Rolle.

Der Therapeut benötigt zur Leitung einer offenen Gruppe viel fachliches Wissen über

- süchtige und nicht-süchtige Sexualität,
- sexuelle Orientierung und sexuelle Identität,
- männliche und weibliche Sexualität,
- sexuelle Abweichungen,

- Masturbation (mit und ohne Pornografie),
- partnerschaftliche Sexualität und Intimität.

Je mehr er darüber weiß, desto besser. Allerdings sollte er sich auch nicht scheuen, Begrenzungen seines Wissens offenzulegen und sich, wenn nötig, hinsichtlich zu klärender Fragen kundig zu machen. So kann er zu einer offenen und vertrauenswürdigen Atmosphäre beitragen, Themen benennen, bündeln und zu Offenheit und Austausch anregen.

Die ambulante Gruppe

In einer ambulanten strukturierten Gruppe (Sheets 2014) können betroffene Männer enorme Fortschritte hinsichtlich der Bewältigung ihrer sexuellen Süchte machen. Eine strukturierte Gruppe bietet die Möglichkeit, ein Netzwerk zu schaffen, welches die Genesung unterstützt und aufrechterhält. Es befähigt Männer, ihre oft chronische Scham zu verringern, Stolz und männliche Integrität mit anderen Männern zu entwickeln und dadurch alte Verlassenheitswunden und die Wunden des Selbst zu heilen. Für viele ist es eine völlig neue Erfahrung, ihre Verletzlichkeit und ihre Geheimnisse mit anderen Männern zu teilen. Eine Gruppe sollte dann einen Behandlungszyklus durchlaufen und so weit wie möglich einheitlich sein und aus denselben Mitgliedern bestehen. Innerhalb der Gruppe können Strategien entwickelt und Übungen durchgeführt werden, um Genesung von sexueller Sucht als persönliche Entwicklungsaufgabe zu begreifen. Darüber hinaus kann gelernt werden, was notwendig ist, um gesunde Beziehungen und Intimität zu leben und Liebesfähigkeit zu entwickeln.

Die Gruppe sollte sich ca. 12-mal für jeweils anderthalb Stunden treffen und einen Zyklus einschließen, den ein betroffener Mann mindestens einmal durchlaufen haben sollte:

Einführungsphase In der Einführungsphase geht es darum, die Form, die grundlegenden Inhalte und Gruppennormen festzulegen. Hierzu gehören die Fragen, was mit dem Begriff der sexuellen Süchtigkeit gemeint ist und was Genesung von sexueller Süchtigkeit bedeutet. Weitere Fragen sind: Welche Regeln und Grenzen benötigt eine Gruppe, die diese höchstpersönlichen Themen behandelt? Was kann ich von einer Gruppenbehandlung überhaupt erwarten? Zentrale Themen sind Heimlichkeit, Isolation, Geheimnisse und Einsamkeit. Darüber hinaus Abwehrmechanismen sowie problematische und suchtfördernde Einstellungen. Des Weiteren ist der ungeschönte Blick auf die unerwünschten Konsequenzen des eigenen Handelns und die Kontrollillusionen wichtig.
Erste Vertiefungsphase In der ersten Vertiefungsphase geht es zunächst um Fragen der Entstehungsbedingungen und der lebensgeschichtlichen Prägung. Warum hat sich die Sucht überhaupt entwickelt? Welche frühen Erfahrungen haben dazu beigetragen? Was bedeutet Sexualität in meinem Leben, und wie hat sich meine Sexualität entwickelt? Welche sexuellen Haupt- und Nebenströmungen haben sich entwickelt? Welche Erregungsmuster bestimmen mein Erleben? Wel-

che Erfahrungen habe ich mit Intimität und partnerschaftlicher Sexualität gemacht? Wie kann ich süchtige Erregung stoppen? Wie kann sich gesunde Erregung aufbauen?

Zweite Vertiefungsphase In der zweiten Vertiefungsphase geht es um Fragen des Umgangs mit Gefühlen und um Selbstbehauptung und Selbstsicherheit. Das »Scham-Selbst« soll deutlich verringert werden. An seine Stelle soll ein selbstsicheres Ich-Erleben treten. Wie gehe ich mit unangenehmen Gefühlen um? Kann ich unangenehme Gefühle äußern? Kann ich angenehme und liebvolle Gefühle äußern? Welche Grenzen möchte ich zukünftig einhalten, welche Hilfe kann ich dazu nutzen? Wie kann ich selbstsicher mit Konflikten umgehen, statt mich in die Sucht zurückzuziehen? Wem kann ich vertrauen, und wie kann ich vertrauen? Wie kann ich vertrauenswürdig werden? Was sind meine Stärken und Ressourcen? Wie kann ich nicht-süchtige Sexualität und Intimität aufbauen? Was ist Liebesfähigkeit? Wie kann ich lernen, zu wiederstehen und mich zu hemmen? Wie kann ich lernen, partnerschaftlich zu begehren? Wie kann ich persönliche Integrität aufbauen und erhöhen?

Abschlussphase In der Abschlussphase geht es um die Vermeidung und Bewältigung von Ausrutschern und Rückfällen. Es geht um die Vermeidung von Langeweile und scheinbar unbedeutenden Entscheidungen als Vorläufer süchtigen Agierens. Darüber hinaus sollte es dem Patienten gelungen sein, ein Netzwerk an hilfreichen Kontakten aufgebaut zu haben und in Verbindung mit Männern und Sponsoren zu stehen, die ihn in seiner Abstinenz unterstützen und ihm Vorbild sind.

Meditation, Mitgefühl und Achtsamkeit sind wichtige Teile des Gruppenprozesses, denn wo mitfühlende, milde und geduldige Achtsamkeit ist, kann Sucht nicht sein – und wo Mitgefühl ist, kann Selbsthass nicht sein. Diese Annahmen beruhen auf dem Wissen, dass man für die Entstehung sexueller Süchtigkeit nichts kann, dass man aber den Verlauf dieser speziellen Störungen der Impulskontrolle stark beeinflussen und selbstverantwortete Sorge für seine Genesung und Abstinenz tragen kann.

Die Einbeziehung der Partner

Der Partner sollte am besten einmal zu Beginn, in der Mitte und am Ende der Behandlung gesehen werden. Es ist sehr wichtig, dass die Partner – häufig die Ehefrauen – ihre Sicht der Dinge schildern können und ihre Wünsche, Einstellungen und Werte zur Sprache bringen. Dabei können gemeinsam der Stand der Beziehung betrachtet und Handlungsoptionen diskutiert werden. Gelegentlich kommen auch bisher noch verschwiegene Details zur Sprache, die häufig mit den Worten »Hat er Ihnen überhaupt erzählt …« eingeleitet werden. Die Reaktionsweise der Partner kann sehr unterschiedlich ausfallen. Häufig stehen Enttäuschung und Ärger im Raum, gelegentlich auch Verbitterung. Oft genug ist es für den Therapeuten schockierend, die Version des Partners zu hören, die das Bild vervollständigt. Leider stehen im deutschen Sprachraum kaum spezielle

Behandlungs- oder Hilfsangebote für betroffene Partner zur Verfügung. Wir müssen aber gelegentlich von einer echten und behandlungsbedürftigen Traumatisierung der Partner ausgehen (Hall 2015).

Wenn die partnerschaftliche Situation sehr angespannt ist, können Familien- oder Paarberatung angezeigt sein, damit die Wunden und Verletzungen zur Sprache kommen, die durch die Störung der Impulskontrolle entstanden sind. Auch kann die Einzeltherapie für betroffene Partner notwendig sein. Häufig genug fühlen sich Partner oder Partnerinnen betrogen und tragen bei wiederholter Entdeckung süchtigen Verhaltens psychische Traumatisierungen oder depressive Verstimmungen davon. Sie fragen sich, ob sie ihrem Partner je wieder vertrauen können. Die Betroffenen klagen häufig, dass ihre Partner ihnen nicht mehr vertrauen. Meine therapeutische Haltung ist, dass sich der Süchtige Misstrauen durchaus gefallen lassen muss oder, anders ausgedrückt: dass er sich das Vertrauen, welches man in ihn setzen soll, erst wieder verdienen muss.

Häufig erlebe ich verärgerte Partnerinnen in den gemeinsamen Sitzungen. Hier ein Beispiel:

Fallbeispiel

Die Frau eines Patienten war zutiefst erbost darüber, dass ihr Mann auf dem Computer ihres 12-jährigen Sohnes hunderte erotischer Bilder junger Frauen gespeichert hatte, nachdem sie bereits seine Sammlung von erotischen Bildern auf ihrem gemeinsamen Computer entdeckt hatte. Er hatte ihr hoch und heilig versprochen, »mit dem Mist Schluss zu machen« und alle Bilder zu löschen. Tatsächlich sammelte er aber auf dem PC des Sohnes weitere Bilder.

Im besten Falle kann die Partnerschaft zum Nährboden für Heilung und Genesung werden, denn die Störungen der Intimität können am besten dort behandelt werden (Katehakis 2010; Mashek & Aron 2004; Wincze 2009). Wir werden in einigen Abschnitten nochmals darauf zu sprechen kommen.

3.1.11 Den Verstand einschalten und nüchtern denken

Tiefenpsychologische und psychoanalytisch orientierte Kollegen können sich häufig nicht vorstellen, wie stark gedankliche Verzerrungen und Denkgewohnheiten das Verhalten von süchtigen Menschen ursächlich beeinflussen können. Ihre Zweifel sind nicht unberechtigt. Die Annahme über unbewusste Vorgänge, wie sie ursprünglich von Sigmund Freud entwickelt und gelehrt wurde, geht viel stärker von konflikt- und triebhaften inneren Erlebnismustern aus, kaum von fehlerhaftem Denken. Tatsächlich ist die Annahme bis heute umstritten, ob das Denken ursächlich für psychische Störungen sein kann. Deshalb geht man in der modernen Verhaltenstherapie auch viel stärker von Mustern oder Schemata des Erlebens aus, die sowohl aus Gefühlen und Gedanken als auch aus Verhaltenstendenzen bestehen.

Der Psychologe Jeffrey Young hat ein eigenes Verfahren entwickelt, die sogenannte Schematherapie. Sie stellt die Bedeutung von Basisemotionen, Bindung und Grundbedürfnissen in den Mittelpunkt ihres Verständnisses psychischer

Störungen. Eine unter bisher 18 formulierten Schemabereichen ist z. B. ist das Schema Abgetrenntheit. Menschen mit diesem dominierenden Schema erleben sich häufig als unverbunden, abgetrennt und ausgeschlossen. Süchtige sexuelle Handlungen helfen paradoxerweise oft dabei, sich kurzfristig weniger abgetrennt und verbundener zu fühlen.

Trotz der Einwände gegenüber der Macht von Denkfehlern und verzerrtem Denken kann man Denkstrukturen finden, die zumindest einen starken Einfluss auf die Auslösung und Aufrechterhaltung von süchtigem Verhalten haben. Inwieweit sie ursächlich sind, bleibt eine eher akademische Frage der Psychotherapieforschung. Für unsere Zwecke scheint es sinnvoll, die wichtigsten »süchtigen« Denkfehler zu kennen, um diese klärend und in empathischer Konfrontation an den Patienten heranzutragen.

Die wichtigsten »süchtigen« Denkfehler sind:

- Verleugnung – »Es ist doch gar nichts passiert«
- Rationalisierung – »Es ist zwar passiert, aber es war bestimmt das letzte Mal«
- Rechtfertigung – »Es ist zwar passiert, aber es war nicht meine Schuld«
- Minimierung – »Es ist zwar passiert, aber es hat doch niemandem geschadet«
- Ausflüchte – »Es ist geschehen, aber ich war ja betrunken«
- Andere beschuldigen – »Es ist passiert, aber XY war schuld. Ich kann da nichts dafür«

Alle süchtigen Kreisläufe beinhalten Denkfehler und gedankliche Verzerrungen. Bei der empathischen Konfrontation mit Denkfehlern ist es wichtig, nicht vorwurfsvoll oder verärgert zu sein, denn wir kennen die Befunde aus der Scham- und Schuldforschung und der Suchtforschung, die klar belegen, dass exakt solche von Ärger geprägten, nicht-empathischen Konfrontationen zu diesen Denkfehlern beitragen können. Ihre Aufgabe ist es ja, die Konsequenzen des eigenen Handelns zu verschleiern.

Hier ein Beispiel: Ein Mann, in Behandlung hatte sich bis um drei Uhr morgens in einem teuren Sex-Video-Chat aufgehalten. Unsere Behandlungsstunde fand einen Tag später statt. Auf seine Bitte hin helfe ich ihm, einige seiner Denkfehler zu entdecken.

Th: Welche Konsequenzen hatte denn dieses Verhalten nun für Sie selbst und andere?
Pat: Eigentlich keine.
Th: Können wir das etwas genauer betrachten?
Pat: Ja.
Th: Wie viel Schlaf hatten Sie in dieser Nacht?
Pat: Drei Stunden.
Th: Wie müde waren Sie bei der Arbeit am kommenden Tag?
Pat: Sehr, eigentlich den ganzen Tag über.
Th: Wie viel Geld haben Sie ausgegeben?
Pat: 150 Euro.
Th: Was haben Sie Ihrer Frau gesagt?
Pat: Dass ich noch arbeiten musste.

Th: Wenn wir uns die Auswirkungen Ihres Handelns genauer betrachten, können Sie diese dann besser wahrnehmen?

Pat: Ja, aber es ist sehr unangenehm.

Th: In der Rückschau bestimmt, aber es könnte Ihnen helfen, vor dem nächsten Rückfall klarer und nüchterner zu denken und zu handeln, um Ihren Zielen und Absichten dauerhaft treu bleiben zu können.

3.1.12 Die Rückfallvermeidung und Rückfallbewältigung – RUN!

Die Rückfallvermeidung spielt in jeder Suchtbehandlung, sei sie nun substanz- oder verhaltensbezogen, eine sehr wichtige Rolle. Einerseits wünschen sich weder Patient noch Therapeut Rückfälle in süchtiges Verhalten, andererseits sind Rückfälle ein normaler Teil von Genesungsprozessen und ein wichtiges Übungsfeld zur Aufrechterhaltung der Unterlassung süchtigen Handelns. Einen innovativen und originellen Beitrag zur Rückfallvermeidung bei sexuellen Süchten lieferte die Therapeutin Paula Hall. Sie arbeitet in England und hat einige Ideen vorgelegt. Ihr Ansatz bezieht sich auf die Neurogenese, d.h. die tatsächliche Neubildung von Nervenzellen und der Veränderung von synaptischen Strukturen im Gehirn. Wir wissen aus Studien mit bildgebenden Verfahren, dass sich gewisse Hirnstrukturen durch Übung und Lernen tatsächlich verändern. Die Grundannahme von Paula Hall ist, dass nicht-süchtige Strukturen durch intensive Lernprozesse dauerhaft aufgebaut werden können.

Um nicht-süchtige Strukturen zu entwickeln, benötigen wir die Anwendung von vier Verhaltensprinzipien:

- Einheitlichkeit
- Frequenz
- Intensität
- Ausdauer

Anders ausgedrückt ist ein entschlossener, bedeutsamer und umfassender Übungsprozess nötig, der viel Praxis und Wiederholung beinhaltet. Um Rückfälle zu vermeiden, ist es z. B. sehr wichtig, sexuelle Umgebungsreize, Situationen und Personen zu vermeiden, die in Zusammenhang mit den Rückfällen stehen. Paula Hall betont daher die Bedeutung sinnvoll strukturierter Zeit und den Nutzen der Handlungsplanung, um unstrukturierte Zeiten zu vermeiden. Es ist nämlich so, dass viele betroffene Männer und Frauen ihre freie Zeit zunächst überhaupt nicht sinnvoll nutzen können, sondern das Gehirn sehr schnell und hochautomatisiert einen Suchprozess nach sexuellen Reizen beginnt und damit den Rückfallzyklus in Gang setzt. Dabei kann es sein, dass der Betroffene die Situation noch überhaupt nicht so wahrnimmt und Entscheidungen trifft, die den Rückfallprozess immer stärker in Gang setzen und beschleunigen. Langeweile ist eine Hochrisikosituation und sollte zu Beginn der Genesung unbedingt vermieden werden. Paula Hall hat das kurze Akronym RUN entwickelt, um es als Merkhilfe in Risikosituationen zu erinnern:

- R (Remove) – Entferne dich aus der Risikosituation.
- U (Un-Distort) – Mache dein Denken klar und nüchtern.
- N (Never) – Vergiss niemals, was du zu verlieren hast.

> **Fallbeispiel**
> Einer meiner Patienten mit voyeuristischen Tendenzen war tagsüber aus beruflichen Gründen oft im Auto unterwegs. Immer wenn er morgens daran dachte, ein Handtuch mitzunehmen, saß er mit Sicherheit abends an einem See, um Frauen zu beobachten und zu masturbieren. Dabei war er auch schon mehrmals erwischt worden. Zunächst konnte er nicht einsehen, dass ein so harmloses Verhalten, wie morgens ein Handtuch mitzunehmen, bereits Teil eines süchtigen Rückfallprozesses war, der bereits angebahnt wurde, bevor überhaupt der Wunsch ins Bewusstsein getreten war, an einen See zu fahren und Frauen zu beobachten. Die genaue Analyse des Suchtgeschehens zeigte jedoch, dass das Handtuch tatsächlich Teil einer vorbereitenden Handlungskette war, die so gut wie immer einen Suchtprozess auslöste.

Ein anderer wichtiger Teil eines Rückfallprozesses ist der Abstinenzverletzungseffekt. Er ist Teil eines Rückfalls und öffnet sozusagen die Schleusen für süchtiges Verhalten mit dem Gedanken, dass es nun, da Rückfallverhalten ohnehin schon aufgetreten ist, keinen Sinn mehr macht, damit aufzuhören. Das Motto ist dann: Jetzt hab ich eh schon Mist gebaut, da ist es doch völlig egal, wenn ich weitermache.

Im ersten Jahr nach einer intensiven Behandlung ist es besonders hilfreich, oft und regelmäßig an einer Selbsthilfegruppe teilzunehmen und sich einen Sponsor aus einer Selbsthilfegruppe zu suchen. Ein Sponsor steht im besten Fall immer als Ansprechpartner zur Verfügung. Er kann rechtzeitig angerufen werden, bevor das Suchtmuster sich derart aufgebaut hat, dass der Point of no Return überschritten worden ist. Sponsoren und Therapeuten können Handlungspläne erarbeiten und blinde Flecken bei dem Betroffenen auffinden. Sie sind geübt darin, Selbsttäuschungen, Abwehr und Verleugnung, gedankliche Verzerrungen und süchtige Zustände zu erkennen und nüchtern mit Sucht umzugehen. Darüber hinaus sind sie zentrale Modelle dafür, dass Unterlassung und geeignetes Verhalten möglich sind und gerade dadurch ein gutes und glückliches Leben gelebt und erfahren werden kann.

3.2 Heilung der Störungen der Intimität – Arbeit an den distalen Faktoren

3.2.1 Gibt es gesunde Sexualität überhaupt?

Die in der Überschrift gestellte Frage ist eindeutig mit Ja zu beantworten, und das sollte man wissen. Als Analogie können wir die Ernährungswissenschaften und die Frage »Was ist gesundes Essen?« heranziehen. Hierzu gibt es nicht enden wollende Diskussionen, Standpunkte und Meinungen. Wir kommen nicht zu einer letzten oder definitiven Haltung. Dennoch können wir die Grundzüge richtigen Essens heute recht gut beschreiben. Ballaststoffreiche Kost, wenig Junk Food, viel

Gemüse, wenig Fleisch und Wurstwaren, viel Obst etc. Ebenso können wir gesunde Sexualität in ihren Grundzügen beschreiben:

- So sollte kein Sex mit Kindern stattfinden.
- Es sollte kein Sex mit Tieren stattfinden.
- Sexualität zwischen Partnern sollte einvernehmlich sein.
- Durch sexuelle Praktiken sollte man weder sich selbst noch seine Partner, noch seine Familien gefährden (anders als der Mann, der seinen Sohn vergaß).
- Unerwünschte Schwangerschaften sollten verhindert werden.
- Geschlechtskrankheiten sollten vermieden werden.

Bei dieser Aufzählung kann man erkennen, dass es sich hier vorwiegend um negative Definitionen handelt, d. h. um Aussagen darüber, was gesunde Sexualität ausschließt. Dies ist auch gut so, da dadurch die Frage, was eine gesunde und erfüllte Sexualität genau beinhaltet, in der höchstpersönlichen Privatsphäre des Individuums verbleibt und viele Gestaltungsspielräume offen lässt.

Die Amerikanische Gesellschaft für sexuelle Gesundheit (American Sexual Health Association, www.ashasexualhealth.org) beschreibt sexuelle Gesundheit folgendermaßen:

> »*Sexuelle Gesundheit ist die Fähigkeit, die eigene Sexualität über das gesamte Leben hinweg zu bejahen und zu genießen. Sie ist ein wichtiger Bestandteil unserer körperlichen und emotionalen Gesundheit. Sexuelle Gesundheit bedeutet demnach, zu verstehen, dass Sexualität ein natürlicher Aspekt des Lebens ist und mehr beinhaltet als sexuelles Verhalten. Dazu gehört es, Zugang zu haben zu Information, Aufklärung und Beratung. Darüber hinaus sollte die Fähigkeit gefördert werden, sexuelle Lust, Befriedigung und Intimität zu erleben, sofern dies gewünscht wird.*« (Übs. d. A.)

3.2.2 Die interpersonelle Neurobiologie als Schlüssel zum anderen

> »*Man kann die Wichtigkeit der Erfahrung eines Gegenübers im Zusammenspiel mit unserem eigenen Geist nicht überschätzen.*« Paul Gilbert

> »*Our brains are wired for growth.*« Diana Fosha

Der für mich maßgebliche Bezugsrahmen für psychotherapeutisches Handeln ist die zwischenmenschliche, d. h. die interpersonelle Neurobiologie (Siegel 2015). Dieses relativ junge Wissensgebiet, das eine Vielzahl an Befunden aus unterschiedlichen Fachrichtungen wie Entwicklungspsychologie, Neurowissenschaften, intersubjektiver Psychoanalyse und Psychiatrie bündelt, wurde vor allem von dem Psychologen und Psychoanalytiker Alan Schore und dem Psychiater Daniel Siegel entwickelt. Ihre zentrale Frage dreht sich um den Einfluss anderer Menschen, insbesondere den unserer wichtigsten Bezugspersonen, auf die biologische und psychische Entwicklung sowie die psychische Gesundheit. Zwei Annahmen wird besonderes Augenmerk geschenkt.

- Psychische Prozesse und subjektives Erleben sind tief im Körper verankert.
- Gesunde psychische Prozesse sind relationale Vorgänge, d. h., sie entstehen und geschehen in Beziehungen.

AEDP – Heilung in der Behandlungssituation

Niemand hat meines Wissens die Erkenntnisse der interpersonellen Neurobiologie besser in psychotherapeutisches Handeln übersetzt als Diana Fosha. Die klinische Psychologin lebt und arbeitet in New York City und ist die Begründerin der Acclerated Experiential Dynamic Psychotherapy (AEDP) sowie des AEDP-Instituts in New York. Ich habe im Jahr 2010 in New York einen Vertiefungskurs bei Fosha in AEDP belegt, der mich in meiner Behandlungsmethodik bis zum heutigen Tage stark geprägt hat. Fosha kommt aus der Tradition der psychodynamischen Kurzzeittherapien. Die zentralen Aspekte ihrer therapeutischen Sichtweise und Haltung sollen hier skizziert werden, da sie die intensive Arbeit mit den proximalen Faktoren der Störungen der Impulskontrolle musterhaft veranschaulicht.

Die AEDP erinnert an den Ansatz von Carl Rogers und die Gesprächspsychotherapie. Dies ist kein Zufall, da beide Ansätze ressourcenorientiert und humanistisch sind. Beide haben dennoch wenig miteinander zu tun und entspringen verschiedenen Denk- und Therapietraditionen. Die AEDP ist dabei sehr grundsätzlich ein »in Beziehung« gedachtes therapeutisches Handeln. Der andere, also der Therapeut, ist nicht nur Deuter oder Geburtshelfer eigener Erkenntnis, sondern zentrales und aktiv ein- und mitwirkendes Gegenüber der Genesung auf der Grundlage des derzeitigen Behandlungswissens über psychische Bindung und therapeutische Beziehung.

Ich konnte im Nachdenken über die Einordnung der AEDP erleben, wie der wesentliche Gegenstand der Psychotherapie, nämlich die psychische Heilung von Menschen, neu betrachtet und durchdacht werden kann. Verbunden mit der Erfahrung, dass das Staunen über die Kunst und Wissenschaft der Psychotherapie sich niemals erschöpfen muss, sondern immer wieder erneuert wird durch neue und originelle Sichtweisen und Anlass zum Staunen gibt.

Die AEDP ist wesentlich von der Annahme geprägt, dass Menschen ein ihnen innewohnendes Bedürfnis nach Veränderung und Heilung haben, vor allem dann, wenn sie leiden, denn psychische Leidenszustände sind verbunden mit enormen inneren Schmerzen und Spannungen – sogenannter Inkonsistenzspannungen (Grawe 2004). Menschen sind ausgestattet mit einer Anzahl psychischer Mechanismen, die ihnen helfen zu reifen, zu wachsen und Genesung anzustreben. Sie besitzen sowohl Resilienzen, d. h. Widerstandskräfte, als auch Ressourcen. Vor allem dann, wenn wir dazu gezwungen sind, in Kontakt mit uns selbst und sehr schwierigen und schmerzhaften Gefühlen und Erfahrungen zu kommen, benötigen wir andere Menschen, die uns Schutz, Sicherheit, Geborgenheit und Orientierung geben. Als zutiefst soziale Wesen wollen wir begleitet und erkannt werden und haben dabei gleichzeitig das Bedürfnis, den anderen zu erkennen – den, der uns erkennt. Fosha nennt dies die rezeptiv-affektiven Erfahrungen: das Erleben, im Herzen und Geist des anderen zu existieren. Dies ist ein bisher wenig beachteter und unterbewerteter Aspekt der therapeutischen Beziehung, um den sich Psychotherapeuten wie Diana Fosha und James McCullough, aber auch einige andere Autoren der interpersonellen oder relationalen Psychoanalyse (Maroda 2013) und der Kognitiven Verhaltenstherapie der dritten Welle, wie etwa Paul Gilbert (Gilbert & Leahy 2007; Gilbert 2010), sehr verdient gemacht haben.

Zentral in der AEDP ist die Annahme der gegenseitigen Durchdringung und einer notwendigen wechselseitigen »personalen Kenntnisnahme« in der therapeutischen Beziehung. In einem derart gestalteten dyadischen Raum kann der Patient mehr zu sich selbst kommen als vielleicht jemals zuvor und sich vollständiger und umfassender erkennen. Damit erhält er Zugang zu seinen Stärken, seiner Widerstandsfähigkeit und seiner Heilung.

In der AEDP dienen als Grundschablonen des Selbstausdrucks die Basisemotionen Angst, Ärger, Freude, Überraschung, Wut, Traurigkeit und Ekel (Ekman 2012; Ekman & Davidson 1994). Diese Grundemotionen spielen eine wesentliche Rolle in unserem Erleben. Der Zugang zu ihnen spielt auch eine wichtige Rolle beim Überleben, der Gestaltung von Beziehungen und der erfolgreichen Bewältigung des eigenen Daseins. Jedes dieser Gefühle besteht nicht nur aus dem Erleben, sondern beinhaltet eigene Verhaltenstendenzen mit biologischem und psychologischem Überlebenswert. Jedem Grundgefühl entspricht ein spezifischer Regelkreis im Gehirn (Panksepp 1998) und hat sowohl eine eigene körperliche als auch eine mimische Signatur. Zum Beispiel ist beim Erleben von Scham der Körper meist spannungslos und zusammengesunken, die Schultern hängen herunter, der Blick ist vermeidend auf den Boden gerichtet.

Das grundlegende Bedürfnis, wahrgenommen zu werden, und das Bedürfnis nach Selbstwirksamkeit sind zwei Motive, die personale Verwandlung oder Transformation in Gang setzen. »Verwandlung oder Transformation« ist der Ausdruck für eine intrinsische Kraft, die sowohl bei jeder natürlichen Entwicklung als auch in der therapeutischen Situation ihre Wirkung entfaltet. Die Verwandlungs- oder Veränderungsmotivation strebt nach Übereinstimmung mit dem authentischen Selbst – der sogenannten Selbstkohärenz –, mit der Suche nach Lebendigkeit, Spontaneität und echtem Kontakt zur Befriedigung aller wesentlichen Grundbedürfnisse (Grawe 2004). Die tatsächliche körperliche Erfahrung von Lebendigkeit und Energie sind Merkmale dieses Prozesses. Die beschriebenen Veränderungsmöglichkeiten wohnen unserem Gehirn inne und treten als Gefühle, miteinander geteilte Gefühlszustände und Mitgefühl mit sich selbst zutage. Die AEDP versucht diese Kräfte der Veränderung in einer sicheren Zweiheit – der therapeutischen Dyade – in Gang zu setzen.

In der therapeutischen Begegnung versucht der Therapeut kontinuierlich die Heilungskäfte der Dyade zu entfalten. Beobachtbare Anhaltspunkte sind die somatischen Marker, also körperliche Hinweiszeichen. Sie beinhalten emotionale Zustandsänderungen und sind begleitet vom Auftreten positiver und als authentisch erlebter Gefühlsmomente, die das Wachstum des Selbst, die angstfreie Selbsterforschung und das Aufblühen der Person mit sich bringen. Positive

Gefühle, wie Freude, Zuversicht und Glück, sind sowohl Zielzustände als auch weitere Veränderung anregende Kräfte. Sie sind getragen von zunehmender Hoffnung und dem Erleben zunehmender Selbstkohärenz.

Psychischer Widerstand wird erzeugt durch Angst (McCullough 2003), und diese hemmt das eigene innere Erleben, vor allem das Erleben beschämender, beängstigender und weiterer überwältigender Gefühle. Widerstand erzeugt Zustände des Stillstands, der Erstarrung, der Leere, der Taubheit und der »Totheit« (psychic deadness, Eigen 2004).

Die Theorie der AEDP ist veränderungs- und phänomenorientiert und befasst sich mit der Erkennung und Vorhersage von Veränderungsprozessen. Dazu hat Diana Fosha eine spezielle Phänomenologie bzw. Veränderungslehre entwickelt, die uns hilft, im Fluss des therapeutischen Geschehens sowohl Widerstands- als auch Veränderungsprozesse zu erkennen. Dabei ist das Erleben in der dyadischen Bindungsbeziehung zentral. Das Erleben einer ausreichend sicheren und von Empathie getragenen Bindung in der therapeutischen Dyade entscheidet über Rückzug und Verweigerung oder Fortschritt und Entwicklung. Das Bindungssystem hat sich entwickelt, um Angst zu regulieren, zu bewältigen und vor Gefahren zu schützen, um dann die Erforschung von sich selbst und der umgebenden Welt und deren Herausforderungen zu ermöglichen.

Diana Fosha beschreibt sieben zentrale Aspekte der AEDP:

Die therapeutische Beziehung als eine sichere Basis von Anfang an

Der Therapeut strebt danach, bergenden, sicheren und haltgebenden Kontakt herzustellen (Fosha 2005; Siegel & Solomon 2013). Er verhält sich dabei helfend, engagiert, sichtbar und aktiv, indem er seinen Wunsch nach Unterstützung und Genesung für den Patienten zum Ausdruck bringt. Wenn der Therapeut seine Zuwendung, seine Hoffnung und seine Achtung gegenüber dem Patienten zum Ausdruck bringt, dann ist dies zunächst eine Haltung gegen fast alle Formen von pathologischer, d.h. übermäßig hemmender Scham. Wenn Angst und Scham verringert werden, kann sich die Abwehr gegen problematische Themen und inneres Erleben deutlich verringern, und der Zugang zu den Grundgefühlen und bedeutsamen Beziehungsthemen wird möglich. Dabei ist das unmittelbare Erleben der Bindungsbeziehung nicht nur die Grundlage des therapeutischen Prozesses, sondern fortlaufend und von Moment zu Moment der zentrale Gegenstand des therapeutischen Geschehens.

Die dyadische Gefühlsregulation

Das Ziel der AEDP besteht darin, dass sich der Patient fortlaufend begleitet und verbunden fühlt angesichts einer Vielzahl schmerzlicher und schwieriger Emotionen. Eine empathische Kommunikation von Moment zu Moment wird angeregt durch einen sprachlichen und nicht-sprachlichen, emotional getönten Austausch, welcher Mimik und Gestik, Körperhaltungen, Blickkontakt, Prosodie u.a. beinhaltet.

So durchläuft die therapeutische Beziehung zahllose Wiederholungsschleifen von Übereinstimmung, Spannungen, Beziehungsbrüchen und der Wiederherstellung der Bindungsbeziehung (Fosha et al. 2009; Safran & Muran 2003). Dabei entwickelt sich die Bindungsbeziehung z.T. stetig, gelegentlich aber auch sprunghaft. Die Bewältigung von Beziehungskrisen und die Wiederherstellung einer intakten therapeutischen Beziehung sind wesentliche Aspekte der Genesung (Safran & Muran 2003). Krisen treten meist dann auf, wenn sich neue, schwierige Themen ankündigen oder problematische Prägungs- bzw. Übertragungserfahrungen aktiviert werden.

Erfahrungsbasiertes Vorgehen

Die Absicht der AEDP ist es, dem Patienten neue und heilsame zwischenmenschliche Erfahrungen zur Verfügung zu stellen. Unter heilsam versteht man hier die Fähigkeit, schmerzhaften oder schwierigen Erfahrungen begegnen und diese aushalten, verarbeiten und integrieren zu können. Das therapeutische Handeln wurzelt dabei jeden Moment auf der Grundlage des affektiv-körperbezogenen Erlebens des Patienten und ist gelenkt durch eine präzise Erscheinungslehre von Veränderung, aber auch von Stillstand und Abwehr im therapeutischen Prozess (Fosha 2000). Dabei soll fortlaufend Angst verringert werden (McCullough et al. 2003; McCullough Vaillant 2003). Der Patient soll stärker mit sich und seinen Gefühlen in Verbindung treten können, und schließlich soll eine rechtshemisphärische, körpernahe, gefühls- und intuitionsgesteuerte Verarbeitung aktiviert werden (Schore 2015). Der Veränderungsprozess wird dabei von somatischen und behavioralen Markern – also beobachtbaren Signalen – wie Lächeln, Hautrötungen, Blässe, tiefe Atemzüge, Blickkontakte, gemeinsames Nicken, Sich-zugewandt-Sein etc. begleitet und vom Therapeuten hinsichtlich des Flusses dieser Ereignisse bewertet.

Zyklische emotionale Arbeit

Körperbezogenes emotionales Erleben ist der Motor der Veränderung. Bisher unerträgliche Gefühle werden im Hier und Jetzt der therapeutischen Beziehung zyklisch bis zu ihrem vorläufigen Abschluss durchgearbeitet. Der Abschluss eines Zyklus wird dadurch deutlich, dass der Patient Zugang zu seinen Ressourcen, positiven Gefühlen und Verhaltenstendenzen erlangt, die seine Resilienz und seine Selbstheilung stärken. Man kann abgeschlossene Zyklen intuitiv durch das Auftreten von Ruhe, Beruhigung und innerem Frieden in der Dyade erkennen (Fosha et al. 2009).

Fallbeispiel

Ein seit vier Jahren depressiver Patient mutet mir in unserer Stunde erstmalig seine ganze Verzweiflung zu. Wir teilen einen Moment tiefster Hoffnungslosigkeit. »Wir sitzen in der Asche.« Wir sitzen zusammen in der Asche der »Todeslandschaft seiner Seele«. Wir schweigen. Wir weinen. Den Rest der Stunde verbringen wir damit, zaghaft Worte zu finden für das namenlose Grauen der Depression, bis eine tiefe Ruhe bei uns beiden eintritt. Im metatherapeutischen Dialog versuchen wir das Geschehene zu verstehen. Nach der Sitzung verringert sich die Depressionsschwere drastisch.

Die Fokussierung auf Wandlungsvorgänge selbst bewirkt weitere Veränderung

Ein besonderer Aspekt der AEDP ist das gemeinsame Erleben und die Benennung der erfahrenen Veränderungsprozesse, vor allem das Erleben der Veränderung des Selbst im Kontext der heilenden Dyade am Ende von emotionalen Zyklen und am Ende der Behandlungsstunde. Diese spezielle und obligatorische Aktivität der AEDP wird der metatherapeutische Dialog (Fosha 2016) genannt, gemeint ist das Sprechen über das in der Therapie Geschehene. Die metatherapeutische Exploration gestattet es, Veränderungserleben erfahrbar und für den Patienten formulierbar und kenntlich zu machen; dabei kann es auch zu schnellen und sprunghaften Veränderungen kommen. Veränderungserfahrung und Reflexion über Veränderungsprozesse sind Pendelvorgänge und setzen weitere Transformation in Gang. Im Idealfall kommt es zu einer Folge von Veränderungen (cascade of transformation).

Im obigen Beispiel wandelte sich die »Todeslandschaft« mithilfe des metatherapeutischen Dialogs in die Akzeptanz der momentanen Schwere der eigenen Erkrankung, in Achtsamkeit und Selbstmitgefühl gegenüber dem zutiefst leidenden Selbst.

Bewusste Empfänglichkeit für erlebte Erfahrungen

Es ist nicht ausreichend, dass Empathie, Liebe und Fürsorge nur passiv vom Patienten empfangen werden. Diese Erfahrungen müssen aktiv verinnerlicht, erlebt und verstanden werden. Damit kann der Patient die Erfahrung machen, was es heißt, zu empfangen und zu geben. Deshalb untersucht der AEDP-Therapeut explizit die Erfahrung, was es bedeutet und wie es sich anfühlt, Zuneigung, therapeutische Liebe und Fürsorge zu empfangen. Für die Behandlung der Störungen der Intimität ist dies unumgänglich. Heilsame Erfahrungen werden oft abgewehrt, da sie gegenläufige und schmerzhafte lebensgeschichtliche Erinnerungen mit sich ziehen und aktivieren können. Genau diese müssen dann als Hindernisse und Widerstand durchgearbeitet werden. Die emotionale Empfänglichkeit und Verletzlichkeit (Brown 2013) zu erhöhen ist ein wichtiges Ziel der AEDP und ein zentraler Aspekt der Liebesfähigkeit – dies kann auch als die Heilung der Störung der Intimität betrachtet werden. In der Lage zu sein, Gefühle zu empfangen und anzunehmen, ist ein notwendiger Teil der Entstehung des Erlebens von Sicherheit und Lebendigkeit im Kontakt mit anderen. Identität und das Selbstgefühl verändern sich stark, wenn sich das zwischenmenschliche Erleben verändert.

Verstärkung somatischer Marker der Wandlung und des Wachstums

Belebende und positive Erfahrungen in der therapeutischen Dyade werden gemeinsam untersucht und können als Anzeichen für Entwicklung, Wachstum und Genesung gedeutet werden. Dabei wird der Bereich der Stress- und Symptomverringerung deutlich überschritten, und wir erreichen neue therapeutische Räume, in denen Ressourcen und Resilienzen aktiviert werden. Diese positiven und belebenden Erfahrungen sind begleitet von bestimmten neurobiologischen

Zuständen des Gehirns, die die Entwicklung von Neugierde, Motivation und explorativem Lernen anregen und begünstigen.

Die AEDP beschreibt verschiedene zyklische Phasen, die Wandlung und Veränderung anzeigen. Diese Phasen werden als wiederkehrende Abfolgen des dyadischen Geschehens gedacht und schematisch beschrieben. Dabei werden verschiedene Gefühlszustände und Übergänge durchlaufen:

Erstes Stadium Im ersten Stadium beherrschen Hemmung, Vermeidung, Stress, Abwehr und die klinischen Symptome das Geschehen. Je nach Patient und Psychopathologie bestimmen Scham, Angst, Verzweiflung und Zwänge das Erleben. Durch den Aufbau einer sicheren Bindung kommt es nach und nach zu einem Zustandswechsel in der Dyade. Es erscheinen »Hoffnungsschimmer«, als Vorboten beginnender Veränderungsprozesse. Die ausreichend sichere Basis der Dyade gestattet den Übergang in das zweite Stadium.

Zweites Stadium Im zweiten Stadium bekommt der Patient zunehmend Zugang zu seinem ursprünglichen Selbsterleben und zu seinen Grundgefühlen. Abwehr, Hemmung und Vermeidung treten in den Hintergrund. Das Erleben des Selbst – unter stetiger Mithilfe des Gegenübers – wird erforscht. Erkenntnis, Klärung und Einsicht treten zutage. Es kommt zu einer intensiven Zusammenarbeit zwischen Patient und Therapeut, dabei wird ein Zugang zu den schwierigsten Erfahrungen, Prägungen und Schemata des Patienten gewonnen. Dieser Prozess ist in sich selbst bereits Genesung und sollte regelhaft gemeinsam betrachtet, gefühlt und bewertet werden. Hier findet auch der metatherapeutische Dialog statt. Der metatherapeutische Dialog greift die Veränderungserfahrung selbst auf und vertieft sie. Das körperbezogene und gefühlsmäßige Erleben des Patienten und die gemeinsame Reflexion bestimmen den therapeutischen Prozess. So wird die Bedeutung der subjektiven Erlebnisinhalte gemeinsam erschlossen und in das Selbst integriert. Bei diesen Vorgängen sind die rechten Gehirnhälften von Patient und Therapeut sehr stark aktiviert, da es um ausgesprochen gefühlsbasierte Erfahrungen geht (Schore 2012). Bemerkbar wird dies u. a. dadurch, dass es zu einem fließenden Austausch zwischen Patient und Therapeut kommt. Das Geschehen fühlt sich gut an, ist leichtgängig, initiativ und assoziativ, man »wirft sich die Bälle zu«, hat Einfälle und ist stark in das Geschehen involviert bzw. absorbiert. Die Untersuchung und Bedeutungsbestimmung dieses Geschehens findet durch beide Partner gemeinsam statt. Im weiteren Verlauf des psychotherapeutischen Geschehens gelingt es dem Patienten, ein immer vollständigeres inneres Bild seiner Geschichte zu entwickeln und in Einklang und Übereinstimmung mit sich selbst und den Menschen, die ihm etwas bedeuten, zu kommen.

Drittes Stadium Im dritten Stadium ist der Patient meist »bei sich selbst«. Sein Erleben ist nun geprägt von seiner persönlichen Wahrheit, seiner Authentizität und seiner Lebendigkeit. Er ist in einen kohärenten Kontakt mit sich selbst eingetreten. Ebenso geht es dem Therapeuten. Während im zweiten Stadium noch intensive Turbulenzen den therapeutischen Prozess begleiten, bestimmen nun Klarheit, Vertrauen, Selbstmitgefühl, Neugierde, Kreativität und Offenheit das Geschehen. Diana Fosha nennt diesen Zustände die »core states« – Zustände von

Nähe und Verbundenheit mit sich selbst und anderen. Hier entsteht Vertrauen in das eigene Handeln, welches wiederum Handlungstendenzen, die genesungsfördernd und bewältigungsorientiert sind, in Gang setzt. Das Selbst verwirklicht sich selbst. Zeitgleich entsteht in der Dyade – und darüber hinaus – eine wachsende Fähigkeit zu Kontakt und tiefer Verbundenheit. Das »wahre Selbst« kann dem »wahren anderen« begegnen. Für den Therapeut besteht die besondere Herausforderung der AEDP darin, dyadische Zustände großer Tiefe und enormer Intensität hervorzurufen, erleben und aushalten zu können.

Folgende Gefühlszustände und Übergängsphänomene werden von Fosha im Rahmen der AEDP beschrieben und können im therapeutischen Geschehen erlebt und beobachtet werden:

Die Entlastungs- und Bewältigungsaffekte Sich leichter fühlen, sich klarer und stärker fühlen, das Gefühl haben, etwas bewältigt zu haben. Stolz und Freude, die nach der Bewältigung und Überwindung von Angst und Scham zum Vorschein kommen.

Emotionaler Schmerz Dieser tritt dann zutage, wenn der Prozess der Trauer über das eigene Leiden und Selbstmitgefühl beginnt.

Die Heilungsaffekte Dankbarkeit, Mitgefühl und Milde gegenüber sich selbst und anderen, sich berührt fühlen, Anerkennung für sich und andere, sich selbst und anderen nah fühlen.

Die »zitternden« Affekte Angst, verbunden mit Neugierde und Erwartung, Überraschung, Neugier und Interesse, das Erleben von Berührbarkeit und Verletzlichkeit, das Überschreiten von Angstschwellen in der Hoffnung auf Neues und Veränderung. Das Gefühl, an einer Schwelle, an einem Übergang zu stehen.

Der Heilwirbel Ein seelischer Bereich der Neuorganisation, der sich in oszillierenden und vibrierenden Empfindungen und einer Verwirrung über neues Erleben und Verhalten zeigt. Dabei lassen sich diese Empfindungen in der Dyade positiv erkennen. Heilsame Verwirrung und intuitive Erkenntnis von etwas Neuem, das noch nicht gefasst, aber als Ahnung zutage tritt.

Meines Wissens ist die Begegnung zwischen Therapeut und Patient nur noch im Disciplined Personal Involvement, der »umsichtigen Selbstöffnung« der CBASP von James McCullough (2012) und in der Functional Analytic Psychotherapy von Robert Kohlenberg (2012) und Mavis Tsai (2008) ähnlich intensiv, radikal dyadisch und intersubjektiv beschrieben. Allerdings spielt auch in der Tradition der Psychoanalyse die Intersubjektivität und Relationalität inzwischen eine sehr bedeutsame Rolle. Stephen A. Mitchell (2000) und Karen Maroda (2016) haben hierzu wichtige Beiträge geleistet. Vor allem Karen Maroda hat sich mit der Selbstöffnung (self disclosure) im psychotherapeutischen Prozess sehr kreativ und konstruktiv auseinandergesetzt. Dabei spielen sowohl die Fähigkeit zu therapeutischer Selbstoffenbarung unter Verzicht auf jegliche Feindseligkeit als auch die Fähigkeit, die therapeutische Liebe und die in ihr entstehenden »guten und tiefen Gefühle« auszuhalten, zentrale Rollen. Da wir in der Regel stärker auf Leiden, Psychopathologie und Defizite ausgerichtet sind, ist es nicht ganz einfach, das Gute, das Starke, das Gelingende und die Liebe unserer Patienten voll und ganz aufzunehmen und therapeutisch zu nutzen, ohne dabei Grenzen zu überschreiten, die schädlich oder gar zerstörerisch sein könnten. Dies darf in keinem Fall geschehen. Das müssen wir wissen und können.

3.2.3 Intimität lernen: Zustände tiefer Vertrautheit erleben

Sexuelle Süchtigkeit kann als eine einfache, übersteuerte und in gewissem Sinne unreif-selbstbezogene Form der frühen Selbstregulation von schwierigen Gefühlszuständen verstanden werden (Schore 2003, 2015). Viele meiner Patienten berichten von früh und repetitiv bis zwanghaft ausgeübter Masturbation zum Zwecke der Ablenkung, Beruhigung und Tröstung.

In der weiteren Entwicklung der Person bleiben diese Formen der Selbstregulation von Gefühlszuständen aufrechterhalten und es gelingt keine beziehungsbezogene Lösung zwischenmenschlicher Entwicklungsaufgaben. Dies führt die Betroffenen in impulsive oder zwanghafte sexuelle Verhaltensmuster, die sie isolieren und mit denen sie letztlich einsam und abgetrennt von bedeutsamen anderen bleiben. Dan Casriel, der Begründer der Bondingpsychotherapie, nannte diese Haltung: »Ich lutsche meinen eigenen Daumen!« Diese Aussage ist ein Bild für eine notwendigerweise entstandene verfrühte Eigenständigkeit, die sich nicht ausreichend und tief genug – eben intim – auf andere beziehen kann, sondern gezwungen ist, eigentümlich selbstbezogen zu bleiben. Der Süchtige bleibt aus seiner Geschichte heraus quasi in einem auf sich selbst fixierten, engen Korridor stecken. Er hat nicht lernen können, wozu bedeutsame andere in der Lage sein könnten, nämlich maßgeblich zu seinem Wohlbefinden, seiner Beruhigung, seiner Zufriedenheit, seiner Befriedigung und seinem Glück beizutragen. So bleibt er allein. Dieses Erleben von Einsamkeit und Abgetrennt-Sein von anderen ist aber eine wesentliche Bedingung zur Aufrechterhaltung der Suchtstruktur, und deshalb ist es so eminent wichtig, dem Patienten Zustände von Intimität in der Therapie zu erschließen.

Vertrautheit mit sich und bedeutsamen anderen

Wenn Psychotherapie gelingt, dann verbessert sich die Beziehung des Patienten zu sich selbst und zu anderen ganz wesentlich. Einsamkeit wird aufgehoben und hilfreiche Verbindung erfahren und hergestellt. Je mehr wir sicher mit anderen und uns selbst verbunden sind, desto freier sind wir, unser Leben selbstbestimmt und verantwortungsbezogen zu gestalten. Je mehr wir uns selbst sind, desto mehr können wir mit anderen teilen. Dennoch ist es schwierig, eine gute Balance zwischen Selbst-Sein (Autonomie) und In-Verbindung-Sein (authentische Affiliation) mit anderen zu erreichen. Die Art und Weise, wie ein Patient mit seinen eigenen Gefühlen, Gedanken, Wünschen und Bedürfnissen umgeht, wirft ein Bild auf seinen Umgang mit sich selbst. Je mehr er in sich abwehrt, abspaltet oder ungeschehen machen will, desto schlechter kann er bei sich selbst sein. Im schlimmsten Fall verachtet er sich selbst und möchte sich für das, was er ist, bestrafen oder sogar vernichten. So wird er zu seinem ärgsten Feind und unfähig, sich liebevoll und bedürfnisorientiert an andere zu wenden. Die Art und Weise, wie ein Patient sich gegenüber seinen eigenen Bedürfnissen und Gefühlen verhält, ist ganz entscheidend dafür, ob er gute, innige und vertrauensvolle Beziehungen mit anderen zu leben und zu gestalten in der Lage ist. Ein wirksamer Therapeut besitzt die Fähigkeit, die wesentlichen Muster der Beziehung des Patienten zu sich selbst und zu anderen zu erkennen und für ihn sichtbar zu machen und schädliche Beziehungsmuster durch gesündere Alternativen zu ersetzen. Bei sexuellen Süchten geht es dabei häufig um Gefühle tiefer Scham, wie zum Beispiel existentieller oder Körperscham (Hilgers 2007), die tiefgreifende, verbergend-trennende Wirkungen haben und – so gut wie unsichtbar – Vertrautheit und Nähe fast vollständig blockieren können.

Durch nahe und emotional bedeutsame Kontakte verändern sich unsere Gehirne. Dies trifft insbesondere auf gelingende Psychotherapie zu (Grawe 2004). Der Therapeut nutzt die Kraft der interpersonellen Veränderung, um höchst bedeutsame Momente der Begegnung – *Moments of Meeting* (Stern 2010) – erlebbar zu machen. Dadurch ermöglicht er dem Patienten mit Erfahrungen tiefer zwischenmenschlicher Vertrautheit in Kontakt zu treten und er erhöht seine Fähigkeit, Nähe und Intimität tolerieren und erleben zu können. Um dies zu leisten, müssen wir das nonverbale Verhalten des Patienten und die Art und Weise, wie er sich zwischenmenschlich zu uns in Beziehung setzt, genau beobachten. Dazu ermutige ich den Patienten zu direktem Augenkontakt und dazu, mir alles mitzuteilen, was er in der unmittelbaren Beziehung mit mir erlebt. So können wir verborgene, hochambivalente und abgespaltene Bereiche der emotionalen Welt und der Prägungsgeschichte erschließen, um Integration (Siegel 2010) und Kohärenz des Selbst mit sich und bedeutenden anderen zu ermöglichen.

Die zwei Motivachsen Individuation/Autonomie und Affiliation/Verbindung zu anderen schließen sich nicht gegenseitig aus, sondern sind fest miteinander verwoben. Sie in ein gutes Gleichgewicht zu bringen, ist eine fortlaufende Entwicklungsaufgabe des Erwachsenenlebens. Nur wenn wir auf unseren »eigenen Beinen« stehen können, sind wir wirklich in der Lage, Nähe und Vertrautheit zu anderen aufzubauen – ohne zu viel vom anderen oder gar nichts von ihm zu wollen. Je mehr wir die Patienten auffordern, sich selbst in Beziehung zu sich und anderen kennen zu lernen und zu erforschen, was in ihrem Leben auf welche Weise eine Rolle spielt, desto eher sind sie in der Lage, sich mit sich selbst und anderen in eine authentische Beziehung zu setzen und echte Nähe und Verbundenheit zu erleben. Wenn das in Momenten der therapeutischen Einzel- oder Gruppensituation geschieht, dann lüften sich die Schatten und die Dunkelheit. Wir können dem Patienten dann in einer echten, tiefen und unverstellten Weise begegnen. Ich markiere diese »*Moments of Meeting*« – Begegnungs-, Berührungsmomente oder Vertrautheitsmomente – dadurch, dass ich sie anspreche und in ein metatherapeutisches Dialogfeld einbringe. Ich sage dann etwas wie: »Haben Sie auch das Erleben, dass eben etwas Bestimmtes zwischen uns passiert ist? Dass wir gerade einen wichtigen Moment miteinander teilen, indem Sie mir ganz unverstellt und offen begegnen und wir uns deshalb nah sein können.« Wenn diese

Ansprache den Patienten erreicht und er zustimmt, dann frage ich nach dem spezifischen zwischenmenschlichen Erleben und nach seinen Gefühlen und stelle die Frage: »Wie fühlt sich das denn für Sie an?« Um die dyadische Achse zu erhellen frage ich meist: »Wollen Sie auch wissen, wie sich das für mich anfühlt?« Danach erfolgt eine beschreibende Aussage wie: »*Das* ist zwischenmenschliche Nähe oder *das* ist Nähe in Beziehung. Herzlich willkommen!« Nach dem Verweilen in der Erfahrung und dem affektiven Ausleuchten derselben, kommt es häufig zu unwillkürlichen Reminiszenzen an Bindungserfahrungen der eigenen Prägungsgeschichte, verbunden mit Traueraffekten über den Mangel an Zuwendung und die erlebte Vernachlässigung. Hier zeigen sich oft historisch-transgenerationale Thematiken der wesentlichen Bindungspersonen als Kriegskinder oder Kriegsenkel, die meist selbst stark depriviert oder häufig auch traumatisiert waren. Wenn sich der Begegnungsmoment abrundet und an sein natürliches Ende gelangt, dann drücke ich gerne meine Dankbarkeit aus. Ich sage dann: »Ich vermute, das haben wir Ihrem Vertrauen in mich und die therapeutische Beziehung zu verdanken, dafür möchte ich Ihnen danken.« Meist erleben wir dann einen Moment tiefer, gefühlter Richtigkeit, eine Sättigung über gutes und nährendes Verweilenkönnen im Miteinander, eine tiefe gegenseitige Berührung, oft weinen die Patienten auch und gelegentlich weine ich mit, vor allem dann, wenn ich das Gefühl habe, dass das Ereignis wirklich ein Durchbruch zur Sphäre zwischenmenschlicher Vertrautheit ist.

Zwei Vignetten sollen verschiedene *Moments of Meeting* veranschaulichen:

Bernhard oder »Ich finde meine Frau abstoßend«
Berührungsmoment in der Gruppe nach Berührungsmoment mit seiner Frau

Bernhard war ein 38-jähriger Patient. Verheiratet, einen 8-jährigen Sohn. Er kam in stationäre Behandlung, nachdem er immer zwanghafter Pornografie und Prostitution konsumiert hatte und deshalb bereits in erhebliche finanzielle Schwierigkeiten geraten war. Er wirkte abgestumpft und gefühlsarm – und so redete er auch über seine eheliche Beziehung. Mit seiner Frau hatte er bereits seit zwei Jahren nicht mehr geschlafen und er äußerte sich abfällig über sie. Sie sei zu unattraktiv, um ihn erregen zu können, ihr Körper gefalle ihm nicht mehr, ja er finde sie regelrecht abstoßend etc. Er selbst hatte in seiner Kindheit stark unter seinem alkohol- und spielsüchtigen Vater gelitten. Die Familie war oft in höchste Not geraten, wenn der Vater wieder Geld verspielt hatte. Er erlebte viel namenlose und fortgesetzte Angst und seine eigene emotionale Entwicklung war dadurch stark beeinträchtigt worden. Nach einigen Wochen völliger sexueller Abstinenz in der Klinik und Einzel- und Gruppenkontakten bezüglich seiner sexuellen Süchtigkeit fuhr er an einem Wochenende zu seiner Familie nach Hause. Dort gelang es ihm, abstinent von sexueller Sucht zu bleiben, stattdessen hatte er Sex mit seiner Frau. In unserer Gruppensitzung berichtete er folgendermaßen darüber:

»Also, das war komisch, so anders, so habe ich das noch nie erfahren. Meine Frau war so lieb und ich konnte das das erste Mal überhaupt annehmen, sie hat mich gestreichelt und ich habe mich auf den Rücken gelegt, die Augen geschlossen und das einfach geschehen lassen. Sowas habe ich noch nie gemacht. Sonst hatte ich diese Bilder im Kopf, also diese Pornobilder mit den Pornofrauen, und habe sie verglichen und mir das dann vorgestellt. Da hat sie dann immer schlecht abgeschnitten und das hat mich dann abgetörnt. Aber diesmal ging das über die Berührung – also ihre Berührung, die habe ich geschehen lassen

und da ist dann die Erregung entstanden – so aus der Situation heraus. Ich kann das gar nicht genau erklären. So war ich noch nie mit meiner Frau zusammen, so habe ich das noch nie erlebt.«
Die Gruppe war zutiefst berührt, auch deshalb, da wir uns Wochen mit Bernhard und seiner »Gefühllosigkeit« abgemüht hatten und schon recht verzweifelt waren. Die genauere Untersuchung ergab, dass Bernhard in der Lage gewesen war, einen Moment tiefer Intimität mit seiner Frau geschehen zu lassen und zu erleben.
Schließlich fragte ich Bernhard, wie es ihm mit der Gruppe ginge, nun nachdem er einen Moment großer Intimität mit uns geteilt hatte. Er war sichtlich berührt und begann zu weinen, die meisten Männer der Gruppe und ich selbst weinten nun ebenfalls.
Im Anschluss an dieses *Begegnungsmoment* erörterten wir die Bedeutung der Fähigkeit, auch unter Männern Momente von Tiefe und Intimität erleben zu können und welche heilsamen Kräfte im Mut zur Selbstöffnung liegen.

Peter: Beziehungsmagersucht, chronische depressive Verstimmung, Drogen, Alkohol und sexuelle Sucht

Peter war 32 Jahre alt. Er erlebte starke Vernachlässigung in seiner Herkunftsfamilie. Er hatte noch nie eine feste Bindung gehabt. In der Vorgeschichte hatte er zwischen 16 und 24 Jahren Alkohol und Drogen konsumiert. Schließlich war er von substanzbezogenen Süchten nüchtern geworden, allerdings hatte er eine ausgeprägte und zwanghafte sexuelle Promiskuität mit der Unfähigkeit, engere Bindungen einzugehen, entwickelt. Dies war der Grund seiner Behandlung. Es war ihm bis dahin nicht möglich, gesunde Beziehungen zu anderen aufzubauen. Wir entschlossen uns, sein Erleben und seine Gefühle zu beobachten und zu untersuchen – auch in der Beziehung mit mir.
Ausgangspunkt für den *Begegnungsmoment* war sein Ärger, den er erlebte, nachdem ich eine Sitzung um drei Wochen nach hinten verlegen musste und ihn in dieser Zeit nicht sehen oder sprechen konnte.

Th: Wären Sie damit einverstanden, wenn wir Ihren Ärger auf mich genauer anschauen würden?

P: Wenn es sein muss. Ich weiß nicht, was das helfen sollte.

Th: Lassen Sie uns schauen, ob was dabei herauskommt. Ich habe den Eindruck, dass, wann immer ich Ihnen nahe kommen will, um zu schauen, was in Ihnen vor sich geht, Sie wütend werden.

P: Ich finde, *Sie* lösen das aus. Es fühlt sich überhaupt nicht so an, dass Sie versuchen, mir nah zu sein.

Th: Ich habe kein Interesse daran, Druck auf Sie auszuüben. Es liegt an Ihnen, ob Sie Ihren Gefühlen auf den Grund gehen wollen, da würde ich Sie begleiten.

P: Irgendwie fühlt es sich an wie Schmerz und viel Anstrengung.

Th: Ja, es ist anstrengend.

P: Es fühlt sich nicht wie »Beziehung« an. Wie sollte das helfen, meine Wut auf Sie noch genauer zu fühlen?

Th: Ich vermute, Ihre Wut ist eine Reaktion auf Ihre frustrierten Wünsche und Bedürfnisse nach Nähe. Wenn jemand, dem Sie nahe sein wollen, nicht für Sie da ist, dann erleben Sie diese starke Wut.

P: Meist sage ich dann zu mir selbst: Was ich will, ist zu viel, was ich will, kann nicht richtig sein!

Ich fühlte, dass ich die Explorationsrichtung ändern musste. Statt auf die Exploration des Ärgers zu bestehen, konzentrierte ich mich nun direkt auf seine frustrierten Wünsche und Bedürfnisse.

Th: Jetzt wenden Sie die Sache gegen sich selbst. Lassen Sie uns mal anders schauen: Was glauben Sie, was Sie brauchen und was wollen Sie, damit Sie sich jetzt mit mir verbunden fühlen können?
P: Das weiß ich nicht. Das weiß ich nicht, das hat mich doch nie jemand gefragt!
Th: Möchten Sie das jetzt rauskriegen?
P: Ich kann es jetzt irgendwie vielleicht doch fühlen, ja ich will es rauskriegen.
Th: Also Sie wollen hier sein und das jetzt rauskriegen, dann lassen Sie uns damit jetzt vertraut werden.
P: Es ist gut, darf ich da bleiben? Darf ich so bei mir bleiben?
Th: Ja. Lassen Sie uns hier miteinander bleiben, während Sie mit sich selbst und mir in Verbindung sind.
P: Das fühle ich jetzt zum ersten Mal. Bei mir, bei meinen Wünschen bleiben und in Verbindung sein – das ist so neu.
Th: Ja, bleiben Sie dabei.
P: Bei mir bleiben und bei Ihnen, aber vor allem bei mir selbst.
Th: Ja, bleiben Sie dabei.
P: Aber ich merke, dass ich eigentlich immer nur aufpasse und reagiere.
Th: Ja, wahrscheinlich haben Sie sich nie sicher und entspannt genug gefühlt, um mit sich selbst in einer guten und wahrnehmbaren Verbindung zu sein. Sie waren immer nach außen gerichtet.
P: Ja, es fühlt sich jetzt aber gut an, so bei mir zu sein.
Th: Dann lassen Sie uns jetzt doch dabei bleiben, hier mit sich selbst und mit mir verbunden. Es freut mich sehr, dass wir jetzt an einem Punkt sind, wo Sie ruhig bei sich und in Verbindung mit mir sein können.
P: Ist das Nähe? Ist das Verbindung?
Th: Ja, das ist Intimität.

Eine Warnung an die Kollegen sei mir gestattet

Als ich 2011 bei Diana Fosha in New York den Intensivkurs in AEDP belegte, begegnete ich ihr im Fahrstuhl. Wir hatten einen kurzen Austausch über die Intensität der Methode, die sie beim Hinaustreten aus dem Fahrstuhl ironisch mit den Worten kommentierte: »*Well, I think AEDP it's the revenge of the deprived – nun ich denke die AEDP, das ist die Rache der Deprivierten.*« Ich war verwirrt und musste lange über diesen Satz nachdenken, bis ich mich erinnerte, dass Fosha bis zu ihrem 12. Lebensjahr im kommunistischen Rumänien des Kalten Krieges aufgewachsen war, bevor sie mit ihren Eltern in die USA ausreisen durfte. Ich vermute, dass sie selbstironisch über sich gesprochen hatte. Ich selbst fühlte mich aber auch angesprochen. M.E. liegt eine wichtige Triebfeder therapeutischen Handelns darin, anderen nahe sein zu können, ohne die Kontrolle zu verlieren. Man ist als Therapeut ja eindeutig in einer stärkeren, mächtigeren Position und kann anderen nahe sein, die Hilfe benötigen, ohne sich selbst zu sehr exponieren zu müssen. Etwas flapsig könnte man sagen: Die Hosen müssen immer die anderen herunterlassen. Das ist nicht weiter schlimm, wenn der Sachverhalt der eigenen Deprivationsgeschichte in Eigentherapie, Lehranalyse und Selbsterfahrung ausreichend gut durchgearbeitet worden ist. Wenn nicht, dann drohen Gefahren: So kann es sein, dass die Therapie für den Therapeuten das persönliche

Leben und die persönliche Bewältigung von Bindung, Liebe und Intimität ersetzt und er persönliche Defizite nicht bewältigen lernt. Dieses Phänomen ist mir am stärksten bei einigen weiblichen Psychoanalytikerinnen aufgefallen, deren Leben vollständig in der Psychoanalyse und ihren Patienten aufgegangen war, vermutlich deshalb, da die Psychoanalyse doch zu einer starken Identifikation einlädt – aber eigentlich kann dies in jeder Therapieform geschehen. Ein Therapeut benötigt ein ziemlich hohes Maß an emotionaler Reife, um sich weder mit seinen Patienten zu stark zu identifizieren, noch zu neutral und unpersönlich zu bleiben. Dies sind übrigens oft lebenslange Lernprozesse und dies ist auch ein Grund, warum die persönliche Reife und Reifung des Therapeuten entlang seiner Entwicklungsthemen eine vermutlich so hohe Bedeutung für die Güte seiner psychotherapeutischen Tätigkeit hat (Coughlin 2016).

3.2.4 Heilung in der partnerschaftlichen Liebe

Die partnerschaftliche und intime körperliche Liebe kann zu einem starken Genesungsfaktor bei sexuellen Süchten oder unerwünschten sexuellen Impulsen werden. Sobald die Widerstände gegen die Intimität – die »Störungen der Intimität« – nach und nach bewältigt werden, kann es zu einer Annäherung kommen, die den betroffenen Partner tiefgreifend umformt. Dabei geht es nicht einfach um ein Gefühl. Wir wissen heute, dass die Liebe und die mit ihr verbundenen Ausdrucksformen von Nähe, Vertrautheit und Verbundenheit dauerhafte Zustandsveränderungen in einem Menschen auslösen, die eng und direkt mit tatsächlichen körperlichen Veränderungen verbunden sind.

Wir können also davon ausgehen, dass Liebe weit mehr ist als ein Gefühl, sondern ein vielschichtiger Zustand. Dieser Zustand entsteht im Gehirn und wirkt von dort auf den ganzen Körper ein. Betrachten Liebende einander, dann produziert das Gehirn Dopamin, den euphorisierenden Botenstoff, der die Belohnungserwartung erzeugt. Wenn Liebende Händchen halten, während einem der beiden in einem Versuch Schmerzen zugefügt wird, dann kann der Körperkontakt die Schmerzen deutlich lindern und wie ein starkes Beruhigungsmittel wirken (Goldstein et al. 2017).

Diese partnerschaftlichen Effekte stehen eng mit einem Nerv des autonomen Nervensystems – dem Vagusnerv – in Verbindung. Der Vagusnerv ist ein Teil des Parasympathikus oder des »Erholungsnervs«, der eine Ruhe- und Erholungsfunktion für den gesamten Körper hat. Er wirkt durch weitverzweigte Verbindungen in den ganzen Körper hinein und hat entspannende Wirkungen auf das Herz, den Herzschlag und die Herzkohärenz. Letztere wird wiederum durch die Wirkung des Vagus deutlich erhöht und führt dazu, dass viele Körpersysteme effizienter und harmonischer zusammenarbeiten. Dabei wird die Regenerations- und Widerstandsfähigkeit des Körpers verbessert.

Der Psychologe und Neurowissenschaftler Stephen Porges (2011) hat sich sehr ausführlich in seiner Polyvagaltheorie mit dem Vagusnerv und der Steuerung sozialen Verhaltens bei Säugetieren und insbesondere beim Menschen befasst. Für ein liebendes Paar, das gut aufeinander eingespielt ist, sind gemeinsame Erlebnisse wie ein Entspannungsbad und zutiefst heilsam und beinhalten eine Vielzahl von Glücksmomenten.

Auch das Küssen und andere Formen von Berührung und Körperkontakt spielen eine wichtige Rolle im Erleben von »Kontaktbehagen«. Die Psychologin Tiffany Field (2003) und die Neurologin Helena Backlund Wasling (2014, 2015) haben sich vor allem um das Verständnis der zentralen Bedeutung von Berührung bemüht und die Wirkungen von Berührung auf Menschen untersucht.

Merke
Allein beim Küssen, dieser Sonderform der Berührung, werden u. a. Dopamin, Oxytocin, Endorphine und Phenylethylamine ausgeschüttet – also Substanzen, die stresslindernd und entspannend wirken. Ein 70-jähriger Mensch hat in einer glücklichen Beziehung geschätzte 100 000 Minuten mit Küssen verbracht.

Die Psychologin Barbara Fredrickson (2013) hat sich im Rahmen der positiven Psychologie mit der Macht der Liebe befasst und eine Fülle von Aufwärtsspiralen in Menschen, die sich lieben und sich in unzählbaren Feedback-Schleifen körperlich und seelisch aufeinander beziehen, beschrieben. Dabei spielt das Bindungshormon Oxtyocin eine wichtige Rolle. Dieses Kontakt- und Bindungshormon kann durch Körperkontakt und Berührung freigesetzt werden, und zwar nicht nur im Gehirn, sondern auch direkt im Herz. Dort hat es eine Schutzfunktion für das Herz. Dabei hat sich gezeigt, dass sich das gesamte Bindungshormonsystem bei häufiger und wiederholter Anregung in seiner Wirkung potenziert und den Körper dauerhaft verändert.

Vermutlich ist dies auch ein Grund, warum verheiratete Menschen länger leben als unverheiratete. Am meisten scheinen Männer von dieser Wirkung zu profitieren.

Heilung durch syndyastische Liebe

Wir sind auf Bindung und die Erfüllung unserer Grundbedürfnisse durch Beziehungen angelegt. Die Sexualität kann dabei eine wesentliche Rolle spielen.

»Gemeinsam aufeinander ausgerichtet, einander vertraut werden« – syn- und dyadisch. So könnte man die Haltung der syndyastischen Perspektive auf die Sexualität in der Partnerschaft beschreiben. Die erotische Intimität wird dabei zu einer Hauptachse in der Erfüllung von zwischenmenschlichen Grundbedürfnissen ganz allgemein und von intim-erotischen Bedürfnissen im Besonderen. Die syndyastische Perspektive bezieht sich auf Grundbedürfnisse und deren Erfüllung durch sexuelle Kommunikation, die dann in alle weiteren Lebensbereiche ausstrahlt.

Die Sexualmediziner Klaus Beier und Kurt Loewit beschreiben in ihrem Buch *Lust in Beziehung* die syndyastische Perspektive ausführlich in ihrer Anwendung auf sexuelle Funktionsstörungen, insbesondere die weit verbreitete sexuelle Unlust oder – darüber hinaus – das sexuelle Unbehagen oder gar den Sexualekel

(Beier & Loewit 2012). Für sie sind sexuelle Funktionsstörungen Störungen der Erfüllung von menschlichen Grundbedürfnissen. Deshalb nutzen sie den Aufbau von Intimität und deren Beziehungsdimension, um Paaren zu helfen, sich einander sexuell erfüllend zuwenden zu können. Dadurch erschließen sie dem Paar eine zusätzliche Verstehens- und Begegnungsebene erstmals oder erneut.

Nach Beier und Loewit eignen sich intime und langfristige Beziehungen besonders gut, um Glück und Zufriedenheit bei den Beteiligten auszulösen. Hier kann die Erfahrung von Annahme auf vielen Ebenen, besonders auf jener der Sichtbarmachung wechselseitiger Zuneigung, durch körperliche Berührung und Nähe ihren sexuellen und emotionalen Höhepunkt finden. Damit ist nicht nur die Anzahl an Orgasmen gemeint, die ein Paar miteinander hat, sondern die Gesamtheit aller sinnlichen und erotischen Erfahrungen des Aufeinander-Bezogenseins und der wechselseitigen Resonanz. (Auf das Thema der orgasmischen Sexualität, und warum dort weniger mehr sein kann, werden wir etwas später noch zu sprechen kommen.)

Aus dem Blickwinkel der syndyastischen Haltung wird die Sexualität in einen erweiterten Sinnzusammenhang gestellt. Die Wahrnehmung und die Aufmerksamkeit eines Paars werden dabei gezielt auf die Frage ausgerichtet, inwieweit die Erfüllung der Grundbedürfnisse nach Nähe, Kontaktbehagen, Geborgenheit, Sicherheit, Verständnis und Akzeptanz im gegenwärtigen Beziehungserleben gegeben sind und tatsächlich erlebt werden. Die Erfüllung der Grundbedürfnisse soll also leibhaftig erfahrbar gemacht werden. In diesem Zusammenhang spielt die Sexualität eine zentrale Rolle, sofern sie als körpersprachliche Verständigung erkannt und kultiviert wird. Liebe und Sexualität sind deshalb nicht zwei voneinander geschiedene Sphären, sondern ein Gebiet, in dem zwei Menschen in Innigkeit einander begegnen können.

Merke
Dabei ist es wichtig, zu wissen, dass syndyastisches Aufeinander-Bezogensein nicht neu gelernt, sondern eigentlich nur erschlossen und entdeckt werden muss, da uns die Evolution bereits syndyastisch geschaffen hat.

Der geniale Sexualwissenschaftler William Masters hat diesen Sachverhalt bereits früh erkannt und oft darauf verwiesen, indem er sagte, dass Sexualität ein »vollkommen natürlicher Vorgang« sei, den man nicht wirklich absichtsvoll herstellen könne – allerdings könne man Menschen darin unterweisen, ihn einfach geschehen zu lassen.

Aber welcher Vorgang soll verstanden werden, damit er geschehen kann? Und was soll dann geschehen? Wenn wir uns fragen, was ein Paar hinsichtlich der syndyastischen Dimension in seiner Beziehung verstehen soll, können wir Folgendes festhalten: Mann und Frau, aber auch Frau und Frau und Mann und Mann in partnerschaftlicher Beziehung, sollten verstehen, dass sich über intime Beziehungen biologisch angelegte Grundbedürfnisse erfüllen lassen. Dadurch kann ein neues Bedeutungserleben für sexuelle Erregung und Intimität entstehen und die Integration von Sexualität und Liebe stattfinden. Für unseren Zusammenhang wichtig: So können die Störungen der Intimität aufgelöst werden.

Das Paar begibt sich dabei bewusst in ein syndyastisches Erfahrungsfeld. Beier & Loewit (2012) beschreiben den Behandlungsfall eines Paars, dessen gemeinsame Sexualität durch einen ausgeprägten Sexualekel der Frau gegenüber ihrem Mann fast völlig blockiert war. Die Ehefrau erlebte eine scheinbar unüberwindbare Abneigung gegen jede als sexuell erlebte Annäherung ihres Mannes. Im Behandlungsgespräch wurde deutlich, wie sehr das Gefühl nach Annahme und Akzeptanz im Sinne von Wahrgenommen-Werden und Wichtig-Sein verletzt war, da ihr Mann aufgrund vieler beruflicher und ehrenamtlicher Verpflichtungen häufig außer Haus und oft abgelenkt war. Nach der syndyastischen Psychoedukation über die kommunikative Funktion der Sexualität übte das Paar schrittweise den syndyastischen Fokus ein.

Definition

Eine syndyastische Fokussierung besteht aus Übungen mit dem Ziel der Verbesserung der verbalen und körpersprachlichen Kommunikation zur Erfahrung gegenseitiger Annahme und Nähe.

Dem Mann wurde die Aufgabe gegeben, sich auch außerhalb des Schlafzimmers ebenso zugewandt zu verhalten wie innerhalb des ehelichen Bettes. Damit konnte sein erotisch begehrendes Zuwendungsverhalten »im Bett« umgedeutet und in die Alltäglichkeit der ehelichen Beziehung hinein ausgedehnt werden. Er verstand, dass seine Frau nicht nur seine sexuelle Zuwendung benötigte, sondern darüber hinaus seine Zuwendung zu ihr als Person und »seiner Frau«.

Die Erfahrung der syndyastischen Liebe

Ganz grundsätzlich ist es, die Sexualität als leibliche Beziehung und »Verkörperung« von biologischen und psychologischen Grundbedürfnissen zu erkennen. In diesem Bedeutungszusammenhang kann partnerschaftliche Sexualität als gesundheitserhaltend, beziehungsstiftend und heilsam betrachtet werden. Das Erleben dieser Bedeutungsverschiebung ist zentraler Bestandteil der partnerschaftlichen Ausrichtung und Begegnung.

Die von der syndyastischen Praxis umschlossenen Bereiche sind Bindung und Beziehung, Sprache und Körpersprache und sexuelles Erleben und Verhalten. Stephen Porges nennt in seiner Polyvagaltheorie den Bereich von Bindung und Beziehung das Social Engagement System, in dem anregend-spielerische und ruhig-entspannte Formen von Begegnung, Kontakt und Zuneigung – vermittelt durch die Aktivität des Nervus Vagus – stattfinden können.

Die Einbeziehung der syndyastischen Dimension in die Sexualität schafft dabei die Voraussetzungen für einen erhöhten Lustgewinn in der Beziehung. Diese Annahme wird unterstützt von den Befunden einer der größten und umfassendsten Befragungen zur Sexualität überhaupt, der »Social Organisation of Sexuality«. Der amerikanische Soziologe Edward Laumann und seine Mitautoren (Lauman et al. 1994) konnten zeigen, dass verheiratete Paare substanziell mehr Sex hatten und glücklicher waren als unverheiratete Paare oder Singles. Demnach gelingt es den fest gebundenen Paaren in einer verbindlichen Beziehung häufiger, ihre Sexualität mit ihren Grundbedürfnissen zu verbinden, das macht sie langfristig zufriedener, glücklicher und gesünder.

Syndyastische Sexualität bei sexuellen Süchten

In der Regel ist bei Männern mit sexuellen Süchten das Lustsystem nicht in die partnerschaftliche Sexualität integriert, sondern teilweise oder gänzlich dissoziiert. Ein Teil der Lust – manchmal ein wesentlicher Teil – bleibt ausgelagert. Dieser verbleibt im Gebiet der masturbatorischen sexuellen Süchtigkeit oder – bei den promiskuitiven sexuellen Süchten – in Affären, One Night Stands, Quick Hits oder Romanzen und findet keinen Eingang in die partnerschaftliche Liebe. Es besteht die Gefahr der Verarmung oder Verödung des eigentlichen syndyastischen Systems der Paarbeziehung.

Zu beachten ist hier, dass die Sexualität eines Menschen nicht »vollständig im anderen« aufgehen muss, jedoch so aufgegangen bzw. integriert sein sollte, dass eine ausreichend tiefe Zufriedenheit und das Erleben der Erfüllung der Grundbedürfnisse nach Angenommen-Sein und Zugehörigkeit von beiden Partnern erfahren werden kann. Dabei kann die Autoerotik bzw. die masturbatorische Sexualität durchaus erhalten bleiben, sofern sie nicht die Lust völlig oder doch erheblich aufbraucht.

Männer, die mit sexuellen Süchten zu kämpfen haben, unterschätzen häufig das Ausmaß ihrer Absorption. In den Therapien behaupten sie regelmäßig, dass beides nichts miteinander zu tun hätte. Mit Blick auf die Süchtigkeit können wir sagen, dass diese Männer ihr Verhalten verharmlosen oder dessen Konsequenzen herunterspielen. Sie unterschätzen, wie stark sie das syndyastische System der Partnerschaft oder Ehe schwächen. Mit Blick auf die Bindungstheorie können wir sagen, dass diese Männer entweder sehr stark oder teilweise an ihre Suchtsysteme gebunden bleiben. Diesem Sachverhalt sind wir bereits in der Einleitung begegnet.

Caroline Knapp hat in ihrer Biografie *Drinking: A Love Story* (1999) ihre Liebe zum Alkohol wie die Liebe zu einer Bindungsperson beschrieben. Das bedeutet, dass viele der von sexuellen Süchten Betroffenen in einer mehr oder weniger innigen Liebesbeziehung mit ihrer Sexualität paradoxerweise monosyndyastisch gefangen sind – auch wenn sie oft anderes behaupten.

Merke
Manchmal erleben Betroffene auch eine intensive Hassliebe zu ihrer Sucht, die gekennzeichnet ist von abrupten Trennungen und Wiedervereinigungen durch Rückfälle.

Bei einigen Männern mit sehr ausgeprägten und langjährigen oder jahrzehntelangen sexuellen Süchten ist dies besonders stark der Fall. Ihre Sexualität muss auf »Reset« gesetzt werden. Dies kann meiner Erfahrung nach nur mithilfe von Selbsthilfegruppen, insbesondere der Gruppe der Anonymen Sexoholiker (AS) geschehen. Deren Mitglieder verpflichten sich, nur und ausschließlich Sex mit dem eigenen Partner zu haben, darüber hinaus keinerlei sexuelle Aktivitäten, auch keine Masturbation auszuüben. Dadurch wird jede Form der sexuellen Süchtigkeit blockiert und der Süchtige radikal in seine Beziehung, d. h. in sein syndyastisches System zurückverwiesen, egal wie aktiv oder inaktiv dies ist im Moment ist.

Coolidge-Effekt und syndyastische Liebe

Viele Befunde weisen eindeutig darauf hin, dass mit der Länge einer Partnerschaft die Häufigkeit der sexuellen Kontakte abnimmt. Die sexuelle Kontaktdichte ist meist zu Beginn einer Partnerschaft am höchsten und hat vermutlich syndyastische – also zwei Personen einschließende –, zusammenfügende und andere Personen ausschließende Bindungsfunktionen. Wir könnten auch sagen, dass das Paar zunächst durch Verliebtheit miteinander »verwoben« wird. Diesen Monogamisierungeffekt haben wir bereits in einem früheren Kapitel bei den für ihre Monogamie berühmten Präriewühlmäusen kennengelernt. Übrigens hat sich C. Sue Carter, die Frau von Stephen Porges, dem wir bei der Skizzierung der Polyvagaltheorie bereits begegnet sind, um die Erkenntnis der Neurobiologie von Monogamie und Liebe sehr verdient gemacht. Sie war diejenige, die die Monogamie der Präriewühlmäuse erforscht hat. Carter ist Spezialistin für die Hormone Oxytocin und Vasopressin und deren Wirkungen auf das Sexualverhalten von Säugetieren und seit 2014 die Leiterin des Kinsey Instituts der Indiana Universität.

Widerholter Geschlechtsverkehr mit der gleichen Person führt also nach und nach zur Abnahme der sexuellen Lust gegenüber dieser Person. Dies ist der Coolidge-Effekt, dessen Name auf eine Anekdote über den amerikanischen Präsidenten Coolidge und seiner Frau beim Besuch einer Hühnerfarm zurückgeführt wird. Die Gattin des Präsidenten wurde auf einen Hahn aufmerksam gemacht, der gerade eine Henne bestieg. Stolz erklärte man ihr, dass der Hahn dies bis zu zwölf Mal am Tag mache, und das jeden Tag. Daraufhin sagte die Präsidentengattin schnippisch: »Sagen Sie das bitte meinem Mann!« Als der Präsident diese Bemerkung hörte, hakte er nach und fragte den Farmer: »Immer mit derselben?« Worauf der Farmer erklärte: »Nein, jedes Mal eine andere.« Darauf Coolidge: »Sagen Sie das bitte meiner Frau.«

Der Coolidge-Effekt wird dadurch erklärt, dass der Anreizwert durch die Vertrautheit der Partner abnimmt. Er wird hauptsächlich durch den nachlassenden Effekt von Dopamin vermittelt, denn die Belohnungserwartung, die das Dopamin erzeugt, wird durch die Neuheit sexueller Reize ausgelöst. Bei wiederholter Darbietung derselben sexuellen Reize findet Gewöhnung und in den schlechteren Fällen Langeweile und Überdruss gegenüber dem Partner statt.

Wie kann man der Coolidge-Falle entkommen?

Dem Coolidge-Effekt entkommt man zunächst dadurch, dass man weiß und akzeptiert, dass in einer langjährigen Beziehung die Häufigkeit der Sexualakte zwar abnimmt, jedoch deren Qualität nicht abnehmen muss, und indem man sich zunehmend auf syndyastisch-personale Sexualität einlässt. Diese hat möglicherweise weniger hitzige und intensiv-orgiastische Momente, aber sie bietet darüber hinaus existenzielle Erfahrungen emotionaler Tiefe und inniger Verbundenheit, indem sie innerhalb eines Paarsystems einen erotisch-sensuellen Raum eröffnet, der sich anders gar nicht erschließen ließe.

Ein Mann schilderte mir diesen Vorgang folgendermaßen: »Wenn wir zusammenkommen, dann ist es so, als ob unsere Körper und Genitalien sich miteinander austauschen, als ob unsere Genitalien miteinander sprechen. Es ist eine Art Fühlsprache. Sie kommunizieren ohne gesprochene Worte miteinander. Irgendwie ist es Vereinigung von zweien, die innig ineinander sind. Wirklich eine echte Vereinigung und dabei dennoch Zweiheit. Es ist seltsam, denn wenn es geschieht, ist es so natürlich, so ohne Anstrengung, so leichtgängig, so ohne Kopf, nur selige, beseelte Körper ... einfach schön.«

Ein m. E. sehr gewinnbringender und origineller Ansatz im Umgang mit dem Coolidge-Effekt ist Sexualität ohne Orgasmen. Vielen – vor allem Männern – scheint diese Möglichkeit zunächst seltsam, da für die meisten Menschen der Orgasmus und die Ejakulation den Abschluss einer sexuellen Begegnung darstellen. Warum es in langfristigen Partnerschaften sinnvoll ist, auf Orgasmen zu verzichten, werden wir im nächsten Abschnitt erfahren.

3.2.5 Karezza – Sex ohne Orgasmen

Karezza ist ein genussvoller Weg, um aus der biologischen Tretmühle der sexuellen Abnutzung auszusteigen. Die Idee des Orgasmus- und Ejakulationsverzichts hat eine lange Tradition, sowohl im Buddhismus als auch im Taoismus. 1896 veröffentlichte die amerikanische Frauenärztin Alice Bunker Stockham ein Büchlein mit dem Titel »Karezza«. Der Begriff Karezza bedeutet so viel wie Liebkosung und ist vom französischen Verb »caresser« abgeleitet. Karezza soll ein Paar zu einer vertieften zwischenmenschlichen – eben syndyastischen – Vereinigung führen.

In neuerer Zeit hat die Autorin Marnia Robinson die Thematik aufgegriffen. Marnia Robinson ist eine amerikanische Autorin, die sich nach einer juristischen Karriere der intensiven Erforschung intimer Beziehungen und spezieller Formen der partnerschaftlichen Sexualität gewidmet hat. Ihr Interesse kreist um die Frage, welche Gestalt die partnerschaftliche Sexualität haben muss, um das Paar dauerhaft glücklich zu machen und aneinander zu binden. Sie sucht und sie findet eine Antwort.

Ihre Frage lautet: Warum bleiben Liebespaare zusammen? Ihre Antwort lautet: Indem sie auf Orgasmen verzichten! Wie gelangt sie zu solch einer seltsamen Idee? Ihrer Ansicht nach muss man die Fallstricke der partnerschaftlichen Liebe und die Tücken des Orgasmus kennen.

In ihrem Buch *Das Gift an Amors Pfeil* (2010) befasst sich Robinson mit den

Sättigungs- und Überdrusseffekten der Sexualität, die dann auftreten, wenn ein Paar Jahre oder jahrzehntelang Sex miteinander hatte. In der Regel kommt es nach einiger Zeit zum Coolidge-Effekt, dem wir bereits begegnet sind. Der Coolidge-Effekt besagt, dass wiederholter Geschlechtsverkehr mit demselben Partner den sexuellen Appetit der Partner mit der Zeit dämpft. Der Effekt konnte sowohl bei Männern als auch bei Frauen nachgewiesen werden. Biologisch steht der Coolidge-Effekt direkt mit der Absenkung des Dopamin-Spiegels in Verbindung. Die Belohnungserwartung beim Sex mit demselben Partner nimmt mit der Zeit ab. Evolutionär betrachtet, ist dieser Effekt auch sinnvoll, da sich das Paar nach seiner »Verschweißung« mit vereinten Kräften anderen Aufgaben widmen kann, z. B. der Pflege und Erziehung der Kinder. Formelhaft können wir sagen: zuerst reproduktiv, dann generativ!

Nach Robinsons Ansicht müssen auch der Orgasmus und seine Folgen für das Paar einer kritischen Betrachtung unterzogen werden. Robinson vermutet nämlich negative post-orgasmische Wirkungen, die uns den Partner in einem eher grellen oder unangenehmen Licht erscheinen lassen. Etwa so, als ob wir vor einem Spiegel mit einer starken Neonröhre plötzlich unser Gesicht betrachten und erschrocken alle möglichen Unebenheiten, Hautunreinheiten und Alterserscheinungen entdecken. Der Partner welkt sozusagen vor unseren Augen dahin, und wir sehen seine Unzulänglichkeiten nur umso deutlicher. Was vorher anziehend war, wird plötzlich fragwürdig oder eher unattraktiv. Wir könnten formulieren: erst Anziehung, dann Abneigung.

Wir sind diesen Vorgängen aber nicht zwangsläufig ausgesetzt. Wir können unser Verhalten dergestalt ändern, dass wir in die Lage versetzt werden, unsere Sensitivität zu erhalten und unseren Partner dauerhaft als liebenswert, uns belohnend und erfüllend anzusehen. Dazu dient Karezza.

Wie geht Karezza?

Karezza bedeutet – ganz ähnlich dem Sensate Focus von Masters und Johnson – partnerschaftliche Sexualität ohne Orgasmen. Karezza beinhaltet für den Mann den bewussten Verzicht auf den Orgasmus und die Ejakulation, für Frauen ebenfalls den Verzicht auf Orgasmen. Durch Karezza kann ein intensives Lustempfinden und ein Gefühl der Zusammengehörigkeit der Partner erzeugt werden. Dies geschieht neurobiologisch möglicherweise durch die starke Stimulation des sozialen Vagus (Porges 2011) und einer damit verbundenen Ausschüttung von Oxytocin. Das Paar gelangt dadurch in einen erotisch-sensuellen Raum, der nicht mit dem Orgasmus verpufft, sondern auch nach der sexuellen Begegnung im Paar aufrechterhalten bleibt.

Das Grundprinzip von Karezza besteht darin, das Ausmaß der sexuellen Stimulation so zu steuern, dass der Mann die Kontrolle über seinen Orgasmus behält und nicht ejakuliert bzw. den Orgasmusreflex auslöst. Es wird ein Erregungszustand unterhalb der Orgasmusphase – auf der Plateauphase – gehalten. Dabei kommt es durchaus zum Geschlechtsverkehr, der Penis wird also in die Vagina eingeführt. Er wird aber dabei nur sehr vorsichtig und langsam bewegt. Auch die Beckenbewegungen der Frau bleiben sanft und langsam. Die Aufmerksamkeit ist bei beiden Partnern nicht auf den Orgasmus ausgerichtet, sondern erweitert auf den ganzen Körper, auf Berührung, Körperkontakt, die Atmung und die personale Körpererfahrung des Partners. Durch den Verzicht auf den »Höhepunkt« kann der Liebesakt beliebig lange dauern und für beide Partner deutlich erfüllender sein, da die Erfahrung einer innigen und ausgedehnten Intimität die Erfahrung einer hitzigen und schnellen sexuellen Intensität ersetzt. Vergleicht man Sex mit und ohne Karezza mit einem Feuerwerk, dann gleicht Sex mit Orgasmus einem Chinaböller oder manchmal sogar einem Kanonenschlag. Der Sex mit Karezza dagegen ist ein weniger lautes Feuerwerk in Zeitlupe. Das Erlebnis gleicht vermutlich der Form von Zustandsvergnügen, die der griechische Philosoph Epikur als Zustandslust beschrieben hat.

3.2.6 Der epikureische Hedonismus

Den Abschluss dieses Buches bildet die Erörterung einer philosophischen Haltung, die eine Antwort auf die Fragen des menschlichen Strebens nach Erfüllung und Glück zu geben versucht. Wir wenden uns dem epikureischen Hedonismus zu, der philosophisch das fasst, was wir auf den vorangegangenen Seiten psychologisch über die Heilung von sexuellen Süchten gelesen haben.

Der wohl wichtigste Vertreter des philosophischen Hedonismus war der griechische Denker Epikur, der 341 v. Chr. auf der Insel Samos geboren wurde. Fälschlicherweise steht er bis heute im Ruf, ein Vertreter einer gewissen Form von ungezügelter Genusssucht gewesen zu sein. Tatsächlich ist er eben genau das nicht. Epikur unterscheidet zwischen zwei Formen von Lust: der dynamischen Lust und der katastematischen Lust. Erstere beschreibt eine vorübergehende, intensive und flüchtige Lust, letztere eine eher dauerhafte und bleibende Zustandslust.

Epikur zufolge ist die Zustandslust die höchste Form der Lust überhaupt. Sie gewährt eine tiefe Zufriedenheit, Gelassenheit und Gemütsfreude, die sich dann einstellt, wenn man für sich die wichtigsten Lebensfragen geklärt hat und sein Leben handelnd darauf hin ausrichtet bzw. sich auch angesichts von Hindernissen darauf ausgerichtet hält.

Zur Aufrechterhaltung der katastematischen Lust führt nach Epikur eine maßvolle und wertorientierte Lebensweise und eben nicht eine trieb- oder sinnenhafte Lebensführung. Für Epikur ist es schlichtweg nicht möglich, lustvoll zu leben, ohne dass man vernünftig und wertorientiert lebt. Deshalb unterscheidet er die »unvernünftigen« von den »vernünftigen« Begierden. Die unvernünftigen Begierden entstehen aus den Fehleinschätzungen des Denkens bzw. des Verstandes. Heute wissen wir genauer, dass uns unsere körpereigene Erwartungsdroge – das Dopamin – in einen exzessiven Hedonismus treiben kann und uns im schlimmsten Fall zu einem Sklaven von sexuellen Süchten macht, sofern wir nicht durch klugen Verzicht lernen, die Freuden der Intimität zu entdecken und aus dem Hamsterrad der Suche nach Intensität herausspringen. Insofern wird ein Mensch mit einem Verlangen, welches er zu mäßigen und hinsichtlich seiner eigenen Werte auszurichten vermag, dauerhaft katastematische Lust und somit Glück erfahren können.

Allein mir ist noch kein Epikureer begegnet!

Die epikureische Haltung ist ein Erfüllungshorizont, auf den wir uns hin orientieren können, im Wissen, dass es auf Dauer beglückender ist, beziehungsbezogen im Sinne seiner Werte zu leben als kurzfristig und immer wieder »getrieben«, Impulsmuster, Triebe und Begierden zu befriedigen. Wir treffen dabei auf eine Ethik der Mäßigung, die mehr und tieferes Glück verspricht als ein exzessiver Hedonismus. Diese Kenntnis ist nicht neu, und sie wurde vermutlich seit Bestehen der Schrift schon viele Male von weisen Menschen erkannt, erfasst und aus verschiedenen Blickwinkeln formuliert.

Fallbeispiel

Besonders vor Augen geführt wurde mir dieser Sachverhalt des Erfüllungshorizonts durch die traurige Begegnung mit einem »Dirty Old Man«. Dieser Mann bezeichnete sich selbst so, denn er lebte seit vielen Jahren beziehungslos in pornografischen Welten. 25 Jahre vor unserer Begegnung hatte er eine große Erbschaft gemacht, die es ihm erlaubt hatte, fast alle seiner sexuellen Wünsche und Begierden exzessiv auszuleben. Jetzt wirkte er ausgehöhlt und leer. Er war seit Jahren ohne echte Beziehungen gewesen und zu mir gekommen, weil er sich depressiv und leer fühlte – ohne zunächst zu wissen, warum. Die Ursachen seiner Einsamkeit waren komplex. Seine Beziehungsfähigkeit war ernsthaft eingeschränkt. Liebesfähigkeit hatte er nur in Ansätzen entwickelt. Dennoch gelang es uns im Laufe der Behandlung, den tiefen Schmerz seiner Einsamkeit und die »große sexuelle Tröstung« – wie er sie nannte – zu erkennen. Am Ende seiner Behandlung weinte er und sagte: »Bitte helfen Sie allen Menschen, die mit denselben Problemen zu Ihnen kommen, zu erkennen, wie einsam man enden kann, wenn man sich hineinziehen lässt in diese intensiven sexuellen und pornografischen Welten.« Meines Wissens gelang es ihm nicht mehr, eine Partnerschaft aufzubauen, allerdings wurde er aktives Mitglied in der Selbsthilfegruppe der Anonymen Sexoholiker und konnte dadurch seine Erfahrungen an andere betroffene Menschen weitergeben. Der Sinn, den er dadurch fand, erfüllte ihn mit Stolz und melancholischer Freude. Er erlebte dadurch einen starken Zuwachs an katastematischer Lust und sinnbezogenen Glückes. Epikur würde sagen: Dieser Mensch hat sich im Rahmen seiner Möglichkeiten seinen »vernünftigen Begierden« hingegeben.

Exkurs

Unter der Lupe: John T. Cacioppo oder: Das dunkle Wesen der Einsamkeit

»Einsamkeit ist wie ein Eisberg – sie reicht viel tiefer hinab, als wir es sehen können.«
John T. Cacioppo

Nicht alle sexsüchtigen Menschen leiden unter Einsamkeit. Meines Erachtens betrifft dies jedoch einen beträchtlichen Anteil. Bei diesen Personen ist das sexsüchtige Agieren Tröstung, Befriedigung und illusionäre Verbundenheit. Paradoxerweise ist aber auch die Einsamkeit eine aufrechterhaltende Bedingung. Ein arbeitsloser und alleinstehender Patient schaltete in seinen schlimmsten sexsüchtigen Phasen den Computer einfach nicht mehr aus. Er wachte mit Pornografie auf und schlief mit Pornografie ein. Er machte auf mich den Eindruck eines zutiefst einsamen Menschen, und er zeigte auch ausgeprägte Symptome eines Einsamkeitssyndroms, so wie es John Cacioppo beschreibt (Cacioppo & Patrick 2008). Kein Forscher hat die Einsamkeit besser erforscht als er.

Cacioppo ist Psychologe und Mitbegründer des Forschungsfeldes der sozialen Neurowissenschaft, welche vor allem das Gehirn als soziales Organ beschreibt. Er beschreibt den Menschen als durch und durch soziales Wesen mit einem »sozialen Gehirn«. Das Gefühl der Einsamkeit als Isolation von anderen oder Unverbundenheit zu anderen ist Cacioppo zufolge ein zutiefst schmerzhafter, belastender und krank machender Zustand und ein viel ernsteres Problem unserer Zivilisation, als gemeinhin angenommen wird. Vereinsamung verringert die Lebenserwartung und wirkt ähnlich gesundheitsschädigend wie Bewegungsmangel, Bluthochdruck oder Rauchen. Sogar die DNA-Transkription in den Zellen des Immunsystems wird beeinträchtigt. Fortgesetzte Einsamkeit setzt soziale Abwärtsspiralen in Gang. Vereinsamte Menschen setzen ihre sozialen Fähigkeiten wesentlich seltener ein und neigen dazu, soziale Signale als feindselig oder als Abweisung zu interpretieren. Das fortgesetzte Gefühl der Einsamkeit

- dringt immer tiefer in die Person ein,
- beeinträchtigt deren Willenskraft und Durchhaltevermögen,
- erhöht die Wahrscheinlichkeit für süchtiges Verhalten und
- treibt sie noch weiter in die Isolation hinein.

Bedeutungsvolle Beziehungen

Der Psychiater, Psychoanalytiker und Zen-Priester Robert Waldinger stützt die Befunde von Cacioppo. Er leitet die längste Studie zur Entwicklung des Erwachsenenlebens – Study of Adult Development – an der Harvard Medical School, die in den späten 30er-Jahren des 20. Jahrhunderts begonnen wurde und bis zum heutigen Tage weitergeführt wird. Waldinger zufolge zählt am Ende eines als bedeutungsvoll erlebten Lebens nicht die Frage danach, wie reich, erfolgreich oder berühmt ich geworden bin, sondern die, ob ich fähig und in der Lage war, bedeutsame Beziehungen und ein als sinnhaft erlebtes Leben zu führen. Dazu zitiert er am Ende eines TED-Talks, den er 2015 gab, den Schriftsteller Mark Twain: »Das gute Leben ist aufgebaut auf guten Beziehungen.«

Die Behandlung unerwünschter sexueller Impulsmuster beinhaltet deshalb auch immer die Auflösung von Einsamkeit und Isolation und das Streben nach sozialer Einbindung und bedeutungsvoller Verbundenheit.

Literatur

Aboujaoude E, Lorrin MK (2010). Impulse Control Disorders. Cambridge: Cambridge University Press.
Adams KM, Robinson DW (2001). Shame reduction, affect regulation and sexual boundary development: essential building blocks of Sexual Addiction Treatment. Sexual Addiction & Compulsivity. The Journal of Treatment and Prevention; 8: 23–44.
Ahlers CJ (2015). Himmel auf Erden und Hölle im Kopf. München: Goldmann.
Ainsworth M (1979). Patterns of Attachment. A psychological study of the strange situation. London: Taylor & Francis.
Alexander BK, Schweighofer ARF (1988). Redefining Addiction. Canadian Journal of Psychology; 29: 151–163.
Alexander BK (2000). The globalisation of addiction. Addiction Research; 8: 501–526.
Alexander BK (2010). The Globalisation of Addiction: A Study in Poverty of the Spirit. Oxford: Oxford University Press.
Allport GW (1937). The functional autonomy of motives. American Journal of Psychology; 50: 141–156.
Arkowitz H, Miller WR (2015). Motivational Interviewing in the Treatment of Psychological Problems. New York/London: Guilford Press.
Bailey JM, Pillard RC (1991). A genetic study of male sexual orientation. Archives of General Psychiatry; 48(12): 1089–96.
Bailey JM, Dunne MP, Martin NG (2000). Genetic an environmental influences on sexual orientation and its correlates in an Australian twin sample. J Pers Soc Psychol; 78(3): 524–36.
Baker R (2006). Sperm Wars. New York: Basic Books.
Barkow J, Cosmides L, Tooby J (1992). The Adapted Mind: Evolutionary Psychology and the Generation of Culture. Oxford: Oxford University Press.
Bauer J (2015). Selbststeuerung: Die Wiederentdeckung des freien Willens. München: Karl Blessing Verlag.
Baumeister R, Tierney J (2011). Willpower: Rediscovering the Greatest Human Strength. London: Penguin Press.
Baumeister R, Tierney J (2014). Die Macht der Disziplin: Wie wir unseren Willen trainieren können. München: Goldmann Verlag.
Baumeister RF (1988). Masochism as escape from self. The Journal of Sex Research; 25(1): 28–59.
Baumeister RF (1989). Masochism and the Self. London: Routledge: Psychology Press.
Baumeister RF (1991). Escaping the Self. New York: Basic Books.
Bearman PS, Bruckner H (2002). Opposite-sex twins and adolescent same sex attraction. American Journal of Sociology; 107(5): 1179–1205.
Beier KM (1995). Dissexualität im Lebenslängsschnitt. Heidelberg: Springer.
Beier KM, Loewit KK (2011). Lust in Beziehung. Heidelberg: Springer.
Belz M, Caspar F, Schramm E (2013). Therapieren mit CBASP. München: Elsevier Urban & Fischer.
Berman LA (2003). The Puzzle: Exploring the Evolutionary Puzzle Of Male Homosexuality. ilmette, Illinois: Godot Press.
Birchard T (2015). CBT for Compulsive Sexual Behavior. London: Routledge.
Blum D (2011). Love at Goon Park: Harry Harlow and the Science of Affection. New York: Basic Books.
Borgia G (1986). Sexual selection in bowerbirds. Scientific America; 254: 92–101
Borgia G (2004). Reproductive behavior: bowerbirds and sexual diplays. In: Berkoff M (ed) Encyclopedia of Animal Behavior. London: Greenwood Press, London: 881–883.

Bowlby J (1973). Separation: Anxiety and Anger. Attachment and Loss, Vol. 2. London: Hogarth Press.
Bowlby J (1983). Loss: Sadness & Depression. Attachment and Loss, Vol. 3. London: Hogarth Press.
Bowlby J (1988). A Secure Base: Parent Child Attachment and Healthy Human Development. London: Routledge.
Bowlby J (1999). Attachment. Attachment and Loss, Vol. 1. 2nd ed. New York: Basic Books.
Brown B (2013). Verletzlichkeit macht stark. München: Kailash.
Buss D (1997). Die Evolution des Begehrens. München: Goldmann.
Buss D (2004). The Evolution of Desire: Strategies of Human Mating. New York: Basic Books.
Buss D (2014). Social: Why our Brains are wired to Connect. New York: Broadway Books.
Buss D (2017). Evolutionary Psychology. 5th new ed. London: Psychology Press.
Cacioppo J, Patrick W (2008). Loneliness: Human Nature and the Need for Social Connection. New York: W. W. Norton & Company.
Caird R, Foley R (1994). Ape Man. The story of human evolution. London: Boxtree Limited.
Carnes JP (1983). Out of the Shadows: Understanding Sexual Addiction. Minneapolis: Hazelden.
Carnes JP (2009). Sexual Anorexia: Overcoming Sexual Self Hatred. Minneapolis: Hazelden.
Carnes JP (2013). Clinical Management of Sex Addiciton. London: Routledge.
Carnes P (1997) Sexual Anorexia. Minnesota: Hazelden.
Carpenter CR (1974). Behavioral Regulators of Behavior in Primates. Pennsylvania: Bucknell University Press.
Carter CS, Getz LL (1993). Monogamy and the prairie vole. Scientific American; 268: 100–106.
Carter CS, Ahnert L, Grossman K, Hardy SB, Lamb M, Porges SW, Sachser N (eds) (2005). Attachment and Bonding: A New Synthesis. Cambridge: MIT Press.
Casanova G (1969). Geschichte meines Lebens. Berlin: Deutsche Buchgemeinschaft.
Collins G (2011). Breaking the Cycle: Free yourself from Sex Addicition, Porn Obsession and Shame. Oakland: New Harbinger Publications.
Cooper A (2013). Cybersex: The Dark Side of the Force. London: Routledge.
Cosmides L, Tooby J (2008). Universal Minds: Explaining the new science of evolutionary psychology. London, Yale: Weidenfeld & Nicolson and Yale University Press.
Coughlin P (2016). Maximizing Effectiveness in Dynamic Psychotherapy. London: Routledge.
Cozolino LJ (2010). The Neuroscience of Psychotherapy. New York: W. W. Norton & Company.
Darwin C (1871). The Descent of Man and Selection in Relation to Sex. London: John Murray.
Darwin C (2012). Über die Entstehung der Arten. Altenmünster: Jazzybee Verlag.
Darwin C (2015). Die Abstammung des Menschen. BoD – Books on Demand.
De Waal FBM (1998). Bonobos – Die zärtlichen Menschenaffen. Basel: Birkhäuser Verlag.
De Waal FBM (2006). Bonobo: sex, society. Scientific America Special Edition; 16(2): 14–21.
Dearing R, Tangney JP (2011). Shame in the Therapy Hour. Washington, DC: American Psychological Association.
Declaire J, Gottman J (2001). The Relationship Cure. New York: Crown Publishers.
Diamond J (1997). Why is Sex Fun? The evolution of human sexuality. New York: Basic Books.
Diamond L (2008). Sexual Fluidity: Understanding Women's Love and Desire. Cambridge, MA: Harvard University Press.
Dines G (2011). Pornland: How Porn has Hijacked our Sexuality. Boston: Beacon Press.
Dines G, Jensen B, Russo A (1998). Pornography: The Production and Consumption of Inequality: The Production and Consumption of Male Supremacy. London: Routledge, Chapman & Hall.
Eichberger G (2017) Religion und Gewalt – ein Beitrag zu einer aktuellen Gesellschaftsproblematik. In: Riffer F, Kaiser E, Sprung M, Streibl L (Hrsg). Die Vielgestaltigkeit der Psychosomatik. Wien: Springer; 33–46.
Eigen M (2004). Psychic Deadness. London: Karnac Books.
Ekman P (2012). Emotions Revealed: Understandig Faces and Feelings. London: Hachette.

Ekman P, Davidson R (1994). Nature of Emotion – Series in Affective Science: Fundamental Questions. Oxford: Oxford University Press.
Ellis H (2016). Studies in the psychology of sex – the complete collection. Digital edition by Anna Ruggieri.
Fiedler P (2004). Sexuelle Orientierung und sexuelle Abweichung. Weinheim: Beltz.
Field T (2003). Streicheleinheiten. München: Droemer Knaur.
Field T (2014). Touch. Cambridge: MIT Press.
Fosha D (2000). The Transforming Power of Affect: A Modell for Accelerated Change. New York: Basic Books.
Fosha D (2006). Quantum Transformation in trauma and treatment: traversing the crisis of healing change. Journal of Clinical Psychology/In Session; 62(5): 569–583.
Fosha D (2008). Transformance, recognition of self by self and effective action. In: Schneider KJ (ed). Existential-integrative Psychotherapy: Guideposts in the Core of Practice. New York: Routledge; 290–320.
Fosha D, Siegel DJ, Solomon M (2009). The Healing Power of Emotion. New York: W. W. Norton & Company.
Fredrickson B (2013). Love 2.0: How Our Supreme Emotion Affects Everything We Feel, Think, Do and Become. New York: Hudson Street Press.
Freud S (2012). Gesammelte Werke. Bd. 4. Altenmünster: Jazzybee Verlag.
Freud S (2015). Gesammelte Werke über die Sexualität. Prag: E-artnow.
Friedman RC, Downey JI (2002). Sexual Orientation and Psychoanalysis. New York: Columbia University Press.
Gay P (1998). Freud: A Life for Our Time. London, New York: W. W. Norton & Company.
Gebhard P, Johnson AB (1979). The Kinsey Data. Philadelphia: Saunders.
Gilbert P (2010). Compassion Focused Therapy: Distinctive Features. London: Routledge.
Gilbert P, Leahy RL (2007). The Therapeutic Relationship in the Cognitive Behavioral Psychotherapies. London: Routledge.
Gilliland G et al. (2011). The roles of shame and guilt in hypersexual behavior. The Journal of Treatment & Prevention of Sexual Addicition & Compusivity; 18: 12–29.
Goldstein P, Weissman-Fogel I, Shamay-Tsoory SG (2017). The role of touch in regulating interpartner physiological coupling during empathy for pain. Scientific Reports; 7: 3252.
Goodman A (1998). Sexual Addiction: An Integrated Approach. Madison: International University Press.
Gottman J, Silver N (2012). What Makes Love Last. New York: Simon & Schuster.
Gottman J (2011). The Science of Trust: Emotional Attunement for Couples. New York: W. W. Norton & Company.
Gottwik G (2009). Intensive Psychodynamische Kurzzeitherapie nach Davanloo. Heidelberg: Springer.
Grant JE, Potenza MN (2011). The Oxford Handbook of Impulse Control Disorders. Oxford: Oxford University Press.
Grant JE, Donahue CB, Odlaug BL (2011). Treating Impulse Control Disorders: A Cognitive-Behavioral Therapy Program. New York: Oxford University Press.
Grawe K (2004). Neuropsychotherapie. Göttingen: Hogrefe.
Greenberg J, Mitchell SA (1983). Object Relations in Psychoanalytic Theory. Cambridge: Harvard University Press.
Hall P (2012). Understanding and Treating Sex Addiction: A comprehensive guide for people who struggle with sex addiction and those who want to help them. London: Routledge.
Hall P (2015). Sex Addiction: The Partner's Perspective. London: Routledge.
Hari J (2015). Drogen: Die Geschichte eines langen Krieges. Frankfurt a. M.: S. Fischer.
Harlow H (1958). The nature of love. American Psychologist; 13: 673–685.
Hayden D (2013). Total Sex Addiction Recovery – A Guide to Therapy. Bloomington: Xlibris.

Hayes SC, Strohsahl KD, Wilson KG (2016). Acceptance and Commitment Therapy. The process and practice of mindful change. 2nd ed. New York: Guilford Press.
Hayes SC, Strosahl KD, Wilson KG (2003). Acceptance and Commitment Therapy. New York: Guilford Press.
Hilgers M (2007). Scham – behandlungstechnische Aspekte. Vorlesung, 16.–20. April 2007, im Rahmen der 57. Lindauer Psychotherapiewochen 2007 (www.Lptw.de).
Hilgers M (2012). Scham: Gesichter eines Affekts. Göttingen: Vandenhoeck & Ruprecht.
Hirschfeld M (1906). Vom Wesen der Liebe. Zugleich ein Beitrag zur Lösung der Frage der Bisexualität. Leipzig: Verlag Max Sohr.
Hirschfeld M (1916–1920). Sexualpathologie. Ein Lehrbuch für Ärzte und Studierende. Bd. II: Sexuelle Zwischenstufen. Das männliche Weib und der weibliche Mann. Bonn.
Hüther G (2010). ADHS ist die Folge veränderter Sozialerfahrungen. Psychologie heute; 3.
James W (1901/02). Die Vielfalt Religiöser Erfahrung. Berlin: Insel Verlag 1997.
Johnson VE, Masters WH (1966). Human Sexual Response. Boston: Little Brown.
Johnson VE, Masters WH (1967). Die sexuelle Reaktion. Frankfurt a. M.: Akademische Verlagsgesellschaft.
Johnson VE, Masters WH (1970). Human sexual inadequacy. Boston: Little Brown.
Johnson VE, Masters WH (1973). Impotenz und Anorgasmie. Zur Therapie funktioneller Sexualstörungen. Frankfurt a. M.: Goverts Krüger Stahlberg.
Johnson VE, Masters WH, Kolodny RC (1994). Heterosexuality. New York, London: Harper Collins.
Kafka MP (1997). Hypersexual desire in men: an operational definition and clinical implications for males with paraphilias and paraphilia-related disorders. Archives of Sexual Behavior; 26(5): 505–526.
Kafka MP (2010). Hypersexual disorder: a proposed diagnosis for DSM-5. Archives of Sexual Behavior; 39(2): 377–400.
Kaplan HS (1974). The New Sex Therapy. New York: Brunner/Mazel.
Kaplan HS (1979). Disorders of Sexual Desire. New York: Brunner/Mazel.
Kaplan HS (1987). Sexual Aversion, Sexual Phobias and Panic Disorder. London: Routledge.
Kaplan HS (1995). The Sexual Desire Disorders: Dysfunctional Regulation of Sexual Motivation. New York: Brunner/Mazel.
Kaplan HS (2000). Sexualtherapie bei Störungen des sexuellen Verlangens. Stuttgart: Georg Thieme Verlag.
Katehakis A (2010). Erotic Intelligence. Deerfield Beach: Health Communications.
Katehakis A (2016). Sex Addiction as Affect Regulation. New York: W. W. Norton & Company.
Kearns Goodwin D (2005). Team of Rivals. New York: Simon & Schuster.
Kinsey A (1954). Das sexuelle Verhalten der Frau. Berlin: Fischer.
Kinsey A (1955). Das sexuelle Verhalten des Mannes. Berlin: Fischer.
Kinsey A, Pomeroy W, Martin CE (1948). Sexual Behavior in the Human Male. Philadelphia: Saunders.
Kinsey A, Pomeroy W, Martin CE, Gebhard PH (1953). Sexual Behavior in the Human Female. Philadelphia: Saunders.
Klein F (1978). The Bisexual Option. New York: Harringthon Park Press.
Klein V, Rettenberger M, Boom K-D, Briken P (2014). Eine Validierungsstudie der deutschen Version des Hypersexual Behavior Inventory (HBI). Psychother Psych Med; 64(3/4): 136–140.
Knapp C (1999). Drinking: A Love Story. London: Dial Press.
Koenig HG (1998). Handbook of Religion and Mental Health. Amsterdam: Elsevier.
Koenig HG, King DE, Carson VB (2012). Handbook of Religion and Health. 2nd ed. Oxford: Oxford University Press.
Kohlenberg R, Tsai M (2012). Functional Analytic Psychotherapy: Distinctive Features. London: Routledge.

Köhler T (2007). Freuds Psychoanalyse: Eine Einführung. Stuttgart: Kohlhammer.
Köhler T (2014). Das Werk Sigmund Freuds: Entstehung – Inhalt – Rezeption. 2. Aufl. Lengerich: Pabst Science Publishers.
Krafft-Ebing RF v (1886). Psychopathia Sexualis. Stuttgart: Ferdinand Enke.
Lajeunesse S-L, Deslauries J-M (2013). A masculine look at pornography – from fantasy to reality. Sexologies; 22(1): 32–41.
Lambert MJ (2013). Handbook of Psychotherapy and Behavior Change. 6th ed. Hoboken: John Wiley & Sons.
Langström N, Rahman Q, Carlström E, Lichtenstein P (2010). Genetic and environmental effects on same-sexual behavior: a population study of twins in Sweden. Arch Sex Behav; 39(1): 75–80.
Lauman EO, Gagnon JH, Michael RT, Michaels S (1994). The Social Organisation Of Sexuality. Chicago: The University of Chicago Press.
Leakey L (1960). Adam's Ancestors: The Evolution of Man and His Culture. New York: Harper Row.
Ley DJ (2012). The Myth of Sex Addiction. Lanham, Maryland: Rowman & Littlefield Publishers.
Ley DJ (2016). Ethical Porn for Dicks. Berkeley: Three L Media/Stone Bridge Press.
Lukas D, Huchard E (2014). The evolution of infanticide by males in mammalian societies. Science; 346: 841–844.
Mabit J (2007). Ayahuasca in the treatment of addictions. In: Winkelman MJ, Roberts TB (eds). Psychodelic Medicine. Vol. 2. Hallucinogens and Health. New evidence for hallucinogic substances as treatments. Westport: Greenwood Publishing Group; 87–105.
Malan D, Della Selva PC (2006). Lives Transformed: A Revolutionary Method of Dynamic Psychotherapy. London: Karnac Books.
Marlatt GA, Gordon JR (1985). Relapse Prevention: Maintenance Strategies in the Treatment of Addictive Behaviors. London: Guilford Press.
Maroda KJ (2013). The Power of Countertransference: Innovations in Analytic Technique. London: Routledge.
Mashek DJ, Aron A (2004). Handbook of Closeness and Intimacy. Hove: Psychology Press.
Maté G (2009). In the Realm of Hungry Ghosts. Toronto: Knopf Canada.
McCullough JP (2005a). Treating Chronic Depression with Disciplined Personal Involvement: CBASP. New York: Springer Press.
McCullough JP (2005b). Cognitive behavioral analysis system of psychotherapy: treatment for chronic depression. In: Norcross JC, Goldfried MR (eds). Handbook of Psychotherapy Integration. 2nd ed. London: Oxford University Press; 281–298.
McCullough JP (2011). Therapeutische Beziehung und die Behandlung chronischer Depressionen. Heidelberg: Springer
McCullough JP (2012). Treating Chronic Depression with Disciplined Personal Involvement. Heidelberg: Springer.
McCullough L, Kuhn N, Andrews S (2003). Treating Affect Phobia: A Manual for Short-Term Dynamic Psychotherapy. New York: Guilford Press.
McCullough Vaillant L (1997). Changing Character. New York: Basic Books.
McGonigal K (2011). The Willpower Instinct. London: Penguin.
McGonigal K (2012). Maximum Willpower: How to Master the New Science of Self-control. London: Macmillan.
Meyer G, Bachmann M (2005). Spielsucht: Ursachen und Therapie. Berlin, Heidelberg: Springer.
Mick I et al. (2014). Endogenous opioid release in pathological gamblers after an oral amphetamine challenge: a PET Study. European Neuropsychopharmacology; 24: 62–63.
Miller WR, C'de Baca J (2001). Quantum Change. New York, London: Guilford Press.
Miller WR, Rollnik S (2005). Motivationale Gesprächsführung. Freiburg i. Br.: Lambertus.
Miller WR, Rollnik S (2012). Motivational Interviewing: Helping People Change. New York, London: Guilford Press.

Mischel W (2014). The Marshmallow Test: Mastering Self Control. Boston: Little, Brown and Company.
Mischel W (2016). Der Marshmallow-Effekt. München: Pantheon Verlag.
Mitchell SA (2000). Relationality: From Attachment to Intersubjectivity. Hillsdale, NJ: The Analytic Press.
Mowrer OH (1960). Learning Theory and Behavior. New York: Wiley.
Muran JC (2010). The Therapeutic Alliance. New York: Guilford.
Norcross JC, Goldfried MR (eds) (2005). Handbook of Psychotherapy Integration. 2nd ed. Oxford/New York: Oxford University Press.
Ochs R (2005). Getting Bi. Boston: Bisexual Ressources Center.
Odas O, Gaddam S (2011) A Billion Wicked Thoughts: What the Internet Tells Us About Sexual Relationships. New York, Toronto, London: Penguin.
Panksepp J (1998). Affective Neuroscience: The Foundations of Human and Animal Emotions. Oxford: Oxford University Press.
Paris JW (2011). The End of Sexual Identity. Downwers Grove: IVP Books.
Pham MN, Shackelford TK (2013). Oral sex as mate retention behavior. Personality and Individual Differences; 3: 14.
Porges SW (2010). Die Polyvagal Theorie: Neurophysiologische Grundlagen der Therapie. Paderborn: Junfermann.
Porges SW (2011). The Polyvagal Theory: Neurophysiological Foundations of Emotions, Attachment, Communication and Self-Regulation. New York: W. W. Norton & Company.
Rado S (1933). The psychoanalysis of pharmacothymia (drug addiciton). Psychoanalytic Quarterly; 2: 1–23.
Rado S (1969). Adaptational Psychodynamics. Motivation and control. New York: Science House.
Rahman Q (2016). The biological basis of sexual orientation. In: Levine S (ed) Handbook of Clinical Sexology for Mental Health Professionals. 3rd ed. New York: Routledge; 287–293.
Rice WR, Friberg U, Gavrilets S (2012). Homosexuality as a consequence of epigenetically canalized sexual development. The Quarterly Review of Biology; 87.
Robinson M (2009). Cupid's Poisoned Arrow. Berkeley: North Atlantic Books.
Robinson M (2010). Das Gift an Amors Pfeil. Freiburg: Arbor Verlag.
Rouf K (2004). Oxford Guide to Behavioural Experiments in Cognitive Therapy. Oxford: Oxford University Press.
Rousmaniere T (2016). Deliberate Practice for Psychotherapists: A Guide to Improving Clinical Effectiveness. London: Routledge.
Sachse R, Sachse M (2011). Klärungsorientierte Psychotherapie der narzisstischen Persönlichkeitsstörung. Göttingen: Hogrefe.
Sachse R (1997). Persönlichkeitsstörungen. Göttingen: Hogrefe.
Sachse R (2017). Selbstverliebt – aber richtig. Paradoxe Ratschläge für das Leben mit Narzissten. Stuttgart: Klett-Cotta.
Safran JD, Muran JC (2003). Negotiating the Therapeutic Alliance: A Relational Treatment Guide. New York: Guilford.
Salmon C, Symons D (2003). Warrior Lovers. Yale: Yale University Press.
Savin-Williams RC, Vrangalova Z (2013). Mostly heterosexual as a distinct sexual orientation group: A systematic review of the empirical evidence. Developmental Review; 33: 58–88.
Savin-Williams RC, Rieger G, Rosenthal AM (2013). Physiological evidence for a mostly heterosexual orientation among men. Archives of Sexual Behavior; 42: 697–699.
Schore AN (2003). Affect Regulation and the Repair of the Self. New York: W. W. Norton & Company.
Schore AN (2015). Affect Regulation and the Origin of the Self. London: Routledge.
Schwartz Gottman J, Gottman J (2016). The Man's Guide to Women. Emmaus: Rodale.
Sheets SJ (2014). Group Work for Men in Sexual Recovery. Sudbury, MA: eBookIT.com.

Siegel D (2012). Pocket Guide to Interpersonal Neurobiology. New York: W. W. Norton & Company.
Siegel D (2015). Handbuch der Interpersonellen Neurobiologie. Freiburg: Arbor Verlag.
Siegel DJ (2010). The Mindful Therapist. New York: W. W. Norton & Company.
Siegel DJ, Solomon M (eds) (2013). Healing Moments in Psychotherapy. New York: W. W. Norton & Company.
Sigusch V (2009). Geschichte der Sexualwissenschaft. Frankfurt a. M.: Campus.
Singer Kaplan H (2014). Sexual Aversion, Sexual Phobias and Panic Disorder. London: Routledge.
Stauss K (2006). Bonding Psychotherapie. München: Kösel.
Stern DN (2010). The Present Moment in Psychotherapy and Everyday Life. New York: W. W. Norton & Company.
Stoller R (1975). Perversion: The erotic form of hatred. New York: Pantheon (dt.: Perversion: Die erotische Form von Hass. Reinbek b. Hamburg: Rowohlt 1979).
Strauß B, Mattke DM (2012). Gruppenpsychotherapie. Heidelberg: Springer.
Suomi SJ (1998). Psychobiology of intergenerational effects of trauma. Evidence from animal studies. In: Danieli Y (ed). International Handbook of Multigenerational Legacies of Trauma. New York: Plenum Press; 623–637.
Suomi SJ (1999). Attachment in rhesus monkeys. In: Cassidy J, Shaver PR (eds). Handbook of Attachment. New York: Guilford; 181–197.
Symons D (1979). The Evolution of Human Sexuality. New York: Oxford University Press.
Tang TZ, de Rubeis RJ (1999). Sudden gains and critical sessions in cognitive-behavioral therapy for depression. Journal of Consulting und Clinical Psychology; 67(6): 894–904.
Tang TZ, de Rubeis RJ, Beberman R, Pham T (2005). Cognitive changes, critical sessions and sudden gains in cognitive-behavioral therapy for depression. Journal of Consulting und Clinical Psychology; 73(1): 168–172.
Tangney JP, Dearing R (2003). Shame and Guilt. New York City: Guilford Press.
Tannov D (1999). Love and Limerence: The Experience of Being in Love. Durham, North Carolina: Scarborough House.
Tsai M et al. (2008). A Guide to Functional Analytic Psychotherapy: Awareness, Courage, Love and Behaviorism. Heidelberg: Springer.
Van Anders SM, Manley M, Diamond L (2015). Polyamory, monoamory and sexual fluidity: A longitudinal study of identity and sexual trajectories. Psychology of Sexual Orientation and Gender Diversity; 2: 168–180.
Voland E (2013). Soziobiologie: Die Evolution von Kooperation und Konkurrenz. Heidelberg: Springer.
Vrangalova Z, Savin-Williams RC (2012). Mostly heterosexual and mostly gay/lesbian: Evidence for new sexual orientation identities. Archives of Sexual Behavior; 41: 85–101.
Ward J (2015). Not Gay: Sex between Straight White Men. New York: New York University Press.
Weiss R (2013). Cruise Control: Understanding Sex Addiction in Gay Men. Carefree: Gentle Path Press.
Wilson EO (2013). Die soziale Eroberung der Erde: Die biologische Geschichte des Menschen. München: C. H. Beck.
Wilson G (2015). Your Brain on Porn. Margate: Commonwealth Publishing.
Wincze JP (2009). Enhancing Sexuality. Oxford: Oxford University Press.
Wlodarski R, Dunbar R (2014). What's in a kiss? The effect of romantic kissing on mating desirability. Evolutionary Psychology; 12: 178–199.
Wlodarski R, Manning J, Dunbar RIM (2015). Stay or stray? Evidence for alternative mating strategy phenotypes in both men and women. Biology Letters; 11: 20140977.
Young KS et al. (2000). Cybersex and infidelity online: implications for evaluation and treatment. Sexual Addiction and Compulsivity; 7(10): 59–74.

Internetadressen

American Society of Addiction Medicine – www.asam.org/resources/definition-of-addiction

Baklund Wasling H (2014). Fight off loneliness with touch. TEDxGöteborg: Youtube.

Baklund Wasling H (2015). Comforting, connecting touch. ScienceSlamAustria: Youtube.

Diamond L (2013). On sexual fluidity of men and women. Vorlesung: Cornell University/Youtube.

Fosha D (2016). On accelerated experiential dynamic psychotherapy (AEDP). Trusting vitality. Psychotherapy experts talk. Interviews by Alexandre Voz. Youtube.

Sachverzeichnis

A

Abstinenzverletzungseffekt 135
Accelerated Experiential Dynamic Psychotherapy (AEDP) 129, 160
- emotionale Arbeit, zyklische 163
- emotionaler Schmerz 166
- Entlastungs- und Bewältigungsaffekte 166
- Erfahrungen, erlebte, Empfänglichkeit, bewusste 164
- erfahrungsbasiertes Vorgehen 163
- Gefühlsregulation, dyadische 162
- Grundemotionen 161
- Heilungsaffekte 166
- Heilwirbel 166
- somatische Marker, Verstärkung 164
- therapeutische Beziehung 161 f.
- Wandlungsvorgänge, Fokussierung 164
- zitternde Affekte 166
Acceptance and Commitment Therapy (ACT) 123
Acting Out 135
Adams, Kenneth Dr. 124
Affective Neuroscience 68
AIDS 92
Ainsworth, Mary 61
Alexander, Bruce 79
Ambisexualität 30
ambisexuelle Konflikte 35
ambulante Gruppen für Männer 153
- Abschlussphase 154
- Einführungsphase 153
- Vertiefungsphasen 153
Amerikanische Gesellschaft für sexuelle Gesundheit 159
Anaesthesia sexualis 20
analerotische Obsession 112
Analverkehr ohne Kondom 30, 93
Angsthemmung 24, 34
Annäherung, Reize 78
Anonyme Alkoholike 82
Anonymous Sexaholics (AS) 151
Anti-Baby-Pille 50
Aphrodisiaka
- Cantharidin 4
- Pheromone 13
Arété – Mannestugenden 33
Arten, Entstehung 2
Artgenossen, variierende 3
AS (Anonymous Sexaholics) 151
asexuelles Verhalten von Ameisen 7
Atropa belladonna 82
Aufmerksamkeit, geteilte (shared attention) 102
Augustinus von Hippo Regius 82
Ausflüchte 156
Auslese
- gegengeschlechtliche 4
- gleichgeschlechtliche 4
- natürliche 6
- sexuelle 4
Autoerotik 50
Autoerotismus 21, 23
Aversion, sexuelle 77
Ayahuasca 85
Ayahuasca-Kirchen 85

B

Backlund Wasling, Helena 173
Baker, Robin 8
Barebacking 30, 93
Bauer, Joachim 76
Baumeister, Roy 56 f.
Begehren, dranghaftes 147
Beherrschen des Therapeuten 110
Beier, Klaus 173
Belohnungsaufschub 88
Belohnungsempfindlichkeit 69
Belohnungserleben 67, 73
Belohnungserwartung 68, 131
Belohnungssystem, Suchtgedächtnis 67
Berman, Louis 14
Beziehungen
- bedeutungsvolle 125
Beziehungen, bedeutungsvolle 182

Beziehungsschwierigkeiten
- sexuelle Süchtigkeit 145
- therapeutische Beziehung 128
Beziehungsverhalten 62
Bindung 63
- fixierte 42
Bindungserfahrungen 59 f.
- negative/traumatische 125
Bindungssystem 60
Bindungstheorie 176
Bindungstypologien 61
Bindungsverhaltensweisen 60
Bindungsverlust 124
Birchard, Thaddeus 122
Bisexualität 24, 30, 34
Bisexual Option 35
Bondage 58
Bonding-Psychotherapie 84
Borgia, Gerald 12
Bowlby, John 60
Buss, David 10

C

Cacioppo, John T. 181
Cantharidin 4
Carnes, Patrick 29, 130, 132
Carpenter, Clarence R. 15
Carter, C. Sue 13, 40, 177
Casanova, Giacomo 44
Casriel, Dan 84
CBASP (Cognitive Behavioral Analysis System of Psychotherapy) 129, 166
Chem-Sex-Partys 94
Cockolding 9
Collins, George 136
Coolidge-Effekt 177 f.
Cooper, Alvin 80
core states 165
Cosmides, Leda 9
Crystal Meth 94
Cunnilingus 10
Cybersexualität 81

D

Darwin, Charles 2, 13
Darwinfinken, Fortpflanzungswahrscheinlichkeit 3
Davanloo, Habib 129
Dearing, Ronda 91
DeltaFosB, Suchtverhalten 69
Denken, fehlerhaftes oder verzerrtes 150, 156
Denkfehler
- erkennen 149
- süchtige 156
Deprivation 84, 90
DeRubeis, Robert 83
desorganisiert gebundene Kinder 61
Diamond, Jared 16
Diamond, Lisa 37
Dildos 112 f.
- im alten Griechenland 49
Dines, Gail 52
Dirty Old Man 145, 181
Disciplined Personal Involvement 166
Dissexualität 127
Djerassi, Carl 50
Domina 56, 58
Dopamin XII, 42, 67, 173, 180
dopaminerges System 67

E

ehelicher Verkehr 40
Einsamkeit aufheben (undoing aloneness), therapeutische Beziehung 138
Einsamkeitsgefühl 182
Eintagsfliegen 5
Eisprung 15
- verborgener 7
Ejakulation 42
Ejakulationsverzicht 178
Ekstasetechniken, schamanistische 65
Ellis, Havelock 21
emotionale Bindungen 59
Endorphine 173
Enthemmung 88
Entheogene 85
Epikur 180 f.
epikureischer Hedonismus 180
Epiphanien (Offenbarungen) 82
Erektion 41
Erektionsprobleme 119
Erholungsphase, sexueller Reaktionszyklus 41
erogene Zonen 23
erotische Ostraka 51
erotisches Verlangen 41
Erregung, Neurobiologie 73

Erregungsphase 27
Erregungsstörungen 28
Erwachsenenleben, Entwicklung 182
Escort-Frauen 115
Essstörungen 132
Eunuchen 70
evolutionäre Psychologie 9
Evolutionspsychologie 10
Evolutionstheorie 2, 60
Evolution, Wirkmechanismen, zentrale 5
Exhibitionismus 55
Exposition
- mit Reaktionsverhinderung 148
- Suchtverhalten 146

F

Fallverständnis 126
familiäre Einheit 14
Familiarisierung des Menschen 14
Familie, inzestvulnerable 100
Fetischismus 26, 54
Feuerkäfer, Cantharidin 4
Field, Tiffany 173
Flitzer 55
Fortpflanzung 2
- einmalige 5
- Nutzen 9
- sexuelle 6, 10
- zweigeschlechtliche 6
Fortpflanzungswahrscheinlichkeit, Darwinfinken 3
Fosha, Diana 83, 107, 123, 129, 159, 161, 165
Foucault, Michel 57, 93
Fredrickson, Barbara 173
Freud, Sigmund 18, 22, 54
Functional Analytic Psychotherapy 166

G

Galen 49
Gaydar (Gay Radar) 102
Gay-Liberation-Bewegung 31
gedankliche Verzerrungen 155 f., 158
Gefühlsregulation, dyadische 162
gegengeschlechtliche Auslese 4
Gehirn, soziales 182
Genitalmassage, Hysterie 49
Genom 7
gerontophile Homosexualität 99
geschlechtliches Verhalten 2
Geschlechtsidentität 26
Geschlechtsverkehr, erster 40
Gesprächsführung, motivationale 82
Gesprächspsychotherapie 160
geteilte Aufmerksamkeit (shared attention) 102
Gilbert, Paul 159, 161
Gilliland, Randy 91
gleichgeschlechtliche Auslese 4
Glückserwartung 68
Glücksspiel, pathologisches 122
Goodman, Aviel 89
Gottman, John 62
Grant, Jon E. 73, 122 f., 130
Granville, Joseph Mortimer 49
Grundbedürfnisse, Erfüllung 174
Grundemotionen 161
Gruppentherapie
- ambulante Gruppen für Männer 153
- für Männer in Genesung 151
- offene Gruppe für Männer 152

H

Hall, Paula 157
Harlow, Harry 59 f.
Hassliebe 176
Hausbesuch 136
Havelock, Ellis 18
Hayden, Dorothy 131
Hedonismus, epikureischer 180
Heilung
- in der partnerschaftlichen Liebe 172
- sexuelle Süchte 121
- syndyastische Liebe 173
- therapeutische Beziehung, Güte 125
Hemmung 88
- bewusste 88
- Neurobiologie 73
Hermaphroditismus, psychischer 20, 24
Herrentiere, Primaten 13
Heteroflexibilität, sexuelle Orientierung 31 f.
Heterophobie 24, 112 f.
Heterosexualität 18, 24, 28, 30 f., 34, 38
- kulturbestimmte 38
High Functioning, sexsüchtige Männer 88
Hirschfeld, Magnus 18, 23
Hominiden 2

homoerotische Beziehungen in der Antike 32
homoerotische Obsession 112
Homoflexibilität, sexuelle Orientierung 31, 35
Homo habilis 13
Homo sapiens 13
Homosexualität 7, 10, 18, 21, 30, 34, 36
- angeborene 31
- Angsthemmung 24
- biologische Anlage 24
- Entwicklungspfade 37
- exklusive 31
- genetischer Einfluss 37
- gerontophile 99
- gesellschaftliche Anerkennung 18
- männliche 92, 94
- Recreational Sex 92
- sexuelle Entwicklung, Blockierung 36
- sexuelle Orientierung 36
- Stigmatisierung 24
Human Sexuality Program 29
Hüther, Gerald 102
Hüttengärtner, Paarungssystem 11
Hyperaesthesia sexualis 20
Hypersexual Behavior Inventory 19 (HBI 19) 87
Hypersexualität 86 f.
Hysterie, Genitalmassage 49

I

Identitätsscham 125
Illusionen, süchtige 136
Impulskontrollstörungen 73, 122
- Behandlung 130
- Gesprächsführung, motivierende 139
- Negative Mood Induction 73
- Verständnis 134
infantile Entwicklungsstufen 36
Infantizid (Kindstötungen) im Tierreich 46
Informationsvermittlung 134
Inkonsistenzspannungen 160
Internetpornografie 52
Intimität 63
- Störungen 172
Intimitätsscham 125
Inzest 10
Inzesttabus 10
inzestvulnerable Familie 100

J

James, William 9
Johnson, Virginia 27
Journal of Bisexuality 34
Jung, Carl Gustav 83
Jungfernzeugung 6

K

Kafka, Martin 86
Karezza 113, 178
Kastrationsangst 23
katastematische Lust 180
Katehakis, Alexandra 121
Kearns Goodwin, Doris 33
Kinderpornografie 108, 127
Kinsey, Alfred 18, 25, 40
Kinsey-Reports 25
Klassische Konditionierung 75
Klein, Fritz 34
Klonung 6
Knabenliebe 33
kognitive Dissonanzen 136
Kognitive Verhaltenstherapie 161
- ABC-Schema 149
Kohlenberg, Robert 166
Konditionierung, klassische/operante 75
Konfliktverhalten, partnerschaftliches 62
Konfrontationen, Suchtverhalten 146
Kontaktbehagen 173
Körperscham 125
Krafft-Ebing, Richard, Freiherr von 19
Kuscheln bis zum Umfallen 15
Küssen 173

L

Lajeunesse, Simon 53
Laubenvogel, Paarungssystem 11
Leakey, Louis 13
Lechler, Walther 84
Lernprozesse, Konditionierung, klassische/operante 74
Lerntheorie 78
Ley, David J. 52
Libido 134
- Testosteron 41

Liebe
- körperliche 172
- partnerschaftliche 172
- syndyastische 173
- und Sexualität 58
Liebeswahn 45
Liebeswanzen, Liebesrausch 1
limbisches System, Suchtverhalten 67
Limerence (intensive Verliebtheit) 44, 96
Loewit, Kurt 173
Lorenz, Konrad 60
Lukas, Dieter 8
Lusterleben 67
Lüsternheit 152
Lust, katastematische 180
Lustverzicht 87

M

Mabit, Jacques 85
Männlichkeit 33
- des Sohnes, Ablehnung, frühe, mütterliche 107
Marmosetten 15
Maroda, Karen 166
Marshmallow-Experiment 88
Masochismus 56 f.
Masters of Intimacy 59
Masters of Sex 17
Masters, William 27, 174
Masturbation 18, 21, 27, 48
- am Arbeitsplatz 115
- analerotische 112
- biologische/gesundheitliche Funktionen 49
- Formen 50
- kindliche 89
- therapeutische 49
Maté, Gabor 79, 85, 89
Mate Retention 10
McCullough, James 123, 129, 161, 166
McGonigal, Kelly 76, 136
metatherapeutischer Dialog 138
- Veränderungserfahrung 165
Miller, William R. 82
Minimierung 156
Mischel, Walter 88
Mitgefühl 136
Monogamie 12, 45, 177
Mood Induction 146
Motivation 136
Motivierende Gesprächsführung 140
Mutter-Kind-Beziehung 14
- frühe 60
Mutterschaft 59

N

narcotic elations (narkotische Hochgefühle) 25
Narziss 21
Narzissmus 23
narzisstische Männer 127
narzisstische Wunden, Sucht 74
Negative Mood Induction 147
- Impulskontrollstörungen 73
Neglect 84
Neurobiologie
- Erregung/Hemmung 73
- interpersonelle 84, 121, 129, 133, 159
- Suchtverhalten 69, 79
NoFap (Online-Bewegung) 49
Noradrenalin 72
Noradrenalin-System (noradrenerges System), Suchtverhalten 72
Nymphomanie 20

O

Obsession
- analerotische 112
- homoerotische 112
Ödipuskomplex 23
offene Gruppen für Männer
- in der Klinik 152
- Leitung 152
Olisboi (»die Gleitenden«), Dildos im alten Griechenland 49
One Night Stands 176
operante Konditionierung 75
Opioide, körpereigene 72
Opioid-System, Sucht 72
Oralsex 10
Orgasmus/Orgasmen 27, 42
- beim Mann 42, 48
- Belohnung 81
- Entwicklungsgeschichte 42
- masturbatorische 49
- mehrfache 27
- multiple, bei der Frau 42
- Testosteronspiegel 50

Orgasmus/Orgasmen
- verzögerte 28
- vorzeitige 28
Orgasmusphase 41
- beim Mann 41
Orgasmusreflex 179
Orgasmusverzicht 178
Ostraka, erotische 51
Oxytocin 12, 16, 41 f., 173, 177, 179
- Kontakt-/Bindungshormon 173
- Sexualverhalten, weibliches 68

P

Paarung
- Laubvogel bzw. Hüttengärtner 11
- Präriewühlmäuse 12
- See-Elefanten 11
Paarungsverhalten 63, 78
Pädophilie 55, 57
Panksepp, Jaak 68
Paraphilien 39, 53, 127
Paresthesia sexualis 20
Paris, Jenell 38
Partner
- Einbeziehung 154
- Traumatisierung 155
partnerschaftliche Effekte, Vagusnerv 172
partnerschaftliche Einbehaltung 10
partnerschaftliches Konfliktverhalten 62
PC-Nutzer, Anonymität 80
Penisgrößen 16
Penisneid 23
Permission 80
Perversionen 22, 39, 53
- Fixierungen 26, 54
- krankheitswertige 54
- Niedergang des Begriffs 56
- Verständnis 26
Phenylethylamine 173
Pheromone 13, 15, 78
Plateauphase 27
Polygamie 46 f.
Polyvagaltheorie 40, 129, 177
- Vagusnerv 172
Porges, Stephen 40, 172, 177
Pornografie 50
- Auswirkungen 53
- erotische Wirklichkeit, Übertreibung 78
- Fantasieprodukte 81
- Formen 53
- gewalttätige 53
- im Internet 48
- Intrusionen 133
- Konsum am Arbeitsplatz 109
- PC-Nutzer 80
- Reize, supernormale 78
- Wirkungen auf die Gesellschaft 52
Porn Wars 51
post-orgasmische Wirkungen, negative 179
Präferenzstörungen 127
Präriewühlmäuse
- Monogamie 177
- Paarung 12
Primaten
- Herrentiere 13
- Penisgrößen 16
- Sexualität 13
promiskuitives Suchtmuster 29
Proximate Separation 90
psychoaktive Substanzen, medizinischer Nutzen 85
Psychoanalyse
- interpersonelle 161
- rationale 161
psychodynamische Kurzzeittherapie 129
Psychoedukation 134
Psychologie, evolutionäre 9
Psychopathia Sexualis 19
Psychotherapie, Formen 126

Q

Quick Hits 102, 104, 176

R

Rado, Sandor 24
Rahman, Qazi 37
Rationalisierung 156
Rauschdrogen 65
Rechtfertigung 156
Recreational Sex 92
Refraktärphase 27
Reisach, Dr. Georg 84
Reize, Annäherung/Vermeidung 78
Resilienzen 160, 164
Ressourcen 160, 164
Restriktion 80
Rice, William R. 36

Robinson, Marnia 178
Rogers, Carl 160
romantische Verliebtheit 43, 96
Romanzen 176
Romanzensucht 45, 95, 119
Rückbildungsphase 27
Rückfallvermeidung, Suchtverhalten 150
RUN-Programm 157

S

Sachse, Rainer 127
Sadismus 56 f.
Sadomasochisten 57
Satyriasis 20
Savin-Williams, Ritch 32
Scham 130, 161
- Psychoedukation 125
- sexuelle Süchte 91, 124
schamanistische Ekstasetechniken 65
Schamerleben 136
Schematherapie 155
Schore, Alan 133, 159
Schramm, Elisabeth 129
Schuld 130
- Psychoedukation 125
- sexuelle Süchte 91
Schwartz Gottman, Julie 63
Selbstausdruck, Grundschablonen 161
Selbstbeobachtung 141
Selbstberuhigung, Möglichkeiten 89
Selbstbezogenheit, erotische 22
Selbsterleben 74
Selbsthilfegruppen 138
- Anonyme Alkoholiker 82
- AS (Anonyme Sexsüchtige) 69
- Sponsoren, soziales Netzwerk 144
- Teilnahme 158
Selbstmitgefühl 136
Selbstöffnung (self disclosure) 22, 129, 166
- umsichtige (disciplined personal involvement) 129
Selbstpsychologie 74
Selbststeuerung 76
Selbsttäuschungen 150, 158
Selbst, Ummantelung, bleierne 124
Selbstverurteilung 136
Selbstwirksamkeit 161
Semelparie 5
Sensate Focus 28 f., 113
Serotonin 42, 71
Serotoninmangel, sexuelle Süchte 71
Serotonin-System (serotonerges System), Sucht 71
Serotonin-Wiederaufnahmehemmer, selektive (SSRI) 71
Sex-Chats 119
Sexsucht 53
sexsüchtige Männer, High Functioning 88
Sexualängste 29, 134
Sexualdimorphismus 14
Sexualekel 175
Sexualethik 7
Sexualität 63
- abweichende 18
- Aufgabe 2 f.
- bei den Bonobos 43
- Coolidge-Effekt 178
- erwachsene 23
- Evolution 1
- Fortpflanzung 2
- gesunde 158
- Grundfragen 63
- Grundmuster 11
- Integration 175
- männliche 8
- menschliche 17
- normale 23
- partnerschaftliche 50, 178
- perverse 23
- Phasenentwicklung 23
- Primaten 13
- Sättigungs- und Überdrusseffekte 179
- sensuelle, nicht-orgasmische 42
- Sinn/Zweck 18
- solitäre 48, 50
- soziale 2
- soziobiologische Perspektive 7
- süchtige 18, 21, 26, 42, 68, 86
- syndyastische 176
- und Liebe 58
- Verhaltens- und Erlebensweisen 2
- weibliche 8
Sexualmoral 18, 21
Sexualpräferenz 39
Sexualtheorie, Freudsche Abhandlungen 23
Sexualwissenschaft 19
sexuelle Abneigung/Aversion 28, 77

sexuelle Abweichungen 53, 57
sexuelle Anorexie/Magersucht 21, 119, 132
– sexuelle Süchte 133
– Verhaltensdefizit, früh erworbenes 133
sexuelle Auslese 3
– Primaten 14
– See-Elefanten 11
sexuelle Drangzustände 86
sexuelle Ethik 18
sexuelle Fantasien 86
sexuelle Funktionsstörungen 174
sexuelle Gesundheit 159
sexuelle Gewalt 19
sexuelle Handlungen, ritualisierte/nicht ritualisierte 38
sexuelle Impulsmuster, unerwünschte 182
sexuelle Kontaktdichte 177
sexuelle Lust 134
sexuelle Orientierung 30, 34, 37
– bei Frauen 37
– Heteroflexibilität 31 f.
– Homoflexibilität 31, 35
– Unschärfen 38
– Veränderbarkeit 38
sexuelle Reaktion, Phasenmodell 27
sexuelle Reifungskrisen 35
sexuelle Revolution 50
sexueller Reaktionszyklus, Phasen 41
sexuelles Begehren, Störungen, primäre 76
sexuelle Schablonen 54
sexuelle Störungen 27
sexuelle Süchte 17, 20, 30, 65, 85
– Behandlungsperspektiven 123
– Bewältigung 87
– Beziehungsschwierigkeiten 145
– Deprivation/Vernachlässigung 90
– Gaetan Dougas 92
– Genesung bei vorliegender Abhängigkeit 122
– Heilung 121
– Homosexualität, männliche 92
– Konsequenzen 87
– Kontrolle 87
– Missbrauch in der Kindheit 89
– nicht-klinische Verläufe 121
– promiskuitive 144, 176
– Quick Hits 102
– Scham/Schuld 91
– Schamverringerung 124
– Scheintherapie 106
– schwule Männer 93
– sexuelle Anorexie/Magersucht 133
– suchtnahe oder kritische Verdichtungen 121
– syndyastische Sexualität 176
– Ursprünge 89
– Vignetten/Gestalten 94
sexuelles Unbehagen 28, 77
sexuelles Verhalten
– Erfassung 40
– impulshaftes 142
– lesbische Frauen 92
– obsessives 142
– Pick Up 116
– schwule Männer 92
sexuelle Unlust 76, 173
sexuell impulsive Handlung, Gedanken 149
sicher gebundene Kinder 61
Siegel, Daniel 159
Singer Kaplan, Helen 28, 76
Smith Holbrock, Robert 82
Sodomie 56
soziale Achse 79
soziale Phobien 112
soziales Gehirn 182
Soziobiologie 6
Spermienkonkurrenz 8
Spermienkooperation 9
spirituelle Erfahrungen/Phänomene, Suchtverhalten 82 f.
SSRI (selektive Serotonin-Wiederaufnahmehemmer) 71
stoffliche Süchte 86
Stoller, Robert 26
Stress- und Symptomverringerung 164
Sucht 65
– auslösende Reize, Verhaltensweisen zur Bewältigung 143
– Definition 66
– Entstehung 65
– nach Romanzen 95
– und Sexualität 26
Suchtdruck (Craving) 73
– sexueller Reiz 148
– Umgang/Verringerung 148
Suchtgedächtnis, Belohnungssystem 67

Suchtkreislauf, Verständnis 135
Suchtmittel 25
Suchtmuster, Erfassung 130 f.
Suchtverhalten
- Achtsamkeits- und Meditationstraditionen 142
- als körperliche Erkrankung 66
- als psychische Störung 73
- als soziale Störung 79
- als spirituelle Störung 82
- Belohnung 76
- Computer 137
- DeltaFosB 69
- Denkfehler erkennen und behandeln 149
- Denkgewohnheiten/gedankliche Verzerrungen 155
- Denk- oder Bewertungsfehler 149
- Dopamin 67
- Empathie des Therapeuten 140
- erkennen 141
- Erregung/Hemmung 73
- Exposition 137, 146
- Gruppentherapie für Männer in Genesung 151
- Handlungskontrolle 132
- Hassliebe 176
- Initiationsversuche, unreife/fehlgeschlagene 85
- Internetnutzer 80
- Konditionierung, klassische/operante 74
- Konfrontation 146
- Kumpel oder Buddys 144
- limbisches System 67 f.
- Mood Induction 146
- Motivierende Gesprächsführung 140
- narzisstische Wunden 74
- nicht-süchtige Strukturen 157
- Noradrenalin-System 72
- Opioid-System 72
- Oxytocin 68
- Partner, Einbeziehung 154
- Permission 80
- psychoaktive Substanzen 85
- Rat-Park-Untersuchungen 79
- Reize, supernormale 78
- Reiz- oder Stimuluskontrolle 137
- Restriktion 80
- Rückfallbewältigung 157
- Rückfallvermeidung 150, 157
- RUN-Programm 157
- Selbstbeobachtung 141
- Selbsthilfegruppen 138
- Serotonin-System 71
- Smartphone 137
- spirituelle Erfahrungen 83
- Testosteron 70
- Umgang mit Auslösern 141
- Unterlassungslernen 139
- unvereinbares 145
- Vasopressin 68
- Willensschwäche 75
Sugar Daddies 145
Suomi, Steven 60
Symons, Donald 10
syndyastische Liebe 173, 177
- Erfahrung 175
syndyastische Sexualität, sexuelle Sucht 176

T

Tangney, June Price 91
Tang, Tony 83
Tannov, Dorothy 44
Taoismus 49
Telefonsex 119
tense depression 25, 74
Testosteron 41
- Aggressivität 70
- Schwankungen, tageszeitliche 70
- Spiegel nach Orgasmen 50
- Wirkungen 70
Therapeut
- Beherrschensmotiv 110
- empathische Haltung 140
therapeutische Beziehung 124
- Accelerated Experiential Dynamic Psychotherapy (AEDP) 161 f.
- Behandlungsansätze 128
- Beziehungsbrüche 128
- Beziehungsschwierigkeiten 128
- Einfluss auf die Heilung 125
- Einsamkeit aufheben (undoing aloneness) 138
- Güte 126
- somatische Marker 161
- Wiedergutmachung 128

Tierpornografie 53
Titis 15
Tooby, John 9
Transformation 161
Transsexualität 18
Transvestitismus 54
Trauma 84
Trieblehre 22
Trieb, sexueller 77
Triebverzicht 87
Tsai, Mavis 166

U

Überleben 10
unsicher-ambivalente Kinder 61
unsicher-vermeidende Kinder 61
Unterlassungslernen, Suchtverhalten 139
Urteilsverzerrungen 126

V

Vagusnerv
- partnerschaftliche Effekte 172
- Polyvagaltheorie 172
- sozialer 179
Vasopressin 12, 177
- Sexualverhalten, männliches 68
Vaterschaft, genetische bzw. biologische 7
Venus vom Hohle Fels 49 f.
Veränderungserfahrung, metatherapeutischer Dialog 165
Verhaltensbiologie 6, 60
Verhaltensstörungen 60
Verhaltenssüchte 86
- Abhängigkeit 122
- Grundfiguren 131
- Verständnis 134
Verleugnung 156, 158
Verliebtheit
- intensive (Limerence) 44, 96
- romantische 43, 96
- schwärmerische 43
- Vortäuschung, digitale Variante 44
Verlust-Aversion 87
Vermeidung, Reize 78
Vernachlässigung 61, 90
Verwandlung 161
verzerrte Gedanken 156
Verzerrungen, süchtige 136
Voyeurismus 55

W

Wahrnehmungsverzerrung 150
Waldinger, Robert 182
Ward, Jane 33, 38
Weiss, Robert 30, 93
Widerstand, psychischer 162
Widerstandskräfte 160
Willensschwäche, Suchtverhalten 75
Wilson, Edward O. 6, 25
Wilson, Gary 52
Wissensvermittlung 134
Wlodarski, Rafael 47

Y

Young, Jeffrey 155
Your Brain on Porn - Website 52

Z

Zoophilie 56
Zustandslust 180
zwischenmenschliche Erfahrungen, heilsame 163